சந்தியா
பதிப்பகம்

வெ.நீலகண்டன்

தஞ்சாவூர் மாவட்டம் பேராவூரணிக்கு அருகில் உள்ள முடச்சிக்காட்டைச் சேர்ந்தவர். 20 ஆண்டுகளுக்கும் மேலாக இதழியல் துறையில் பணியாற்றிவரும் இவர், தற்போது ஆனந்த விகடனில் துணை நிர்வாக ஆசிரியராக உள்ளார். பண்பாடு, உணவு, மரபு, இசை, கலை, வாழ்வியல் சார்ந்து 25க்கும் மேற்பட்ட நூல்களை எழுதியுள்ளார். சந்தியா பதிப்பக வெளியீடாக வந்துள்ளன இவரது ஊர்க்கதைகள், உறங்காநகரம், அந்தர மனிதர்கள், தமிழர் வாழ்வு ஆகிய நூல்கள் வாசகர்கள் மத்தியில் பெரும் வரவேற்பைப் பெற்றுள்ளன.

தென்னிந்திய வட்டார உணவுகள்

கர்நாடகா – கேரளா

இரண்டாம் பாகம்

வெ.நீலகண்டன்

சந்தியா பதிப்பகம்
சென்னை - 83

தென்னிந்திய வட்டார உணவுகள்
கர்நாடகா - கேரளா
இரண்டாம் பாகம்

© வெ.நீலகண்டன்

முதற்பதிப்பு: 2022

அளவு: டெமி | தாள்: 60gms | பக்கம்: 324
அச்சு அளவு: 11 புள்ளி | விலை: ரூ.340/-
அச்சாக்கம்: அருணா எண்டர்பிரைஸஸ்
சென்னை - 40

சந்தியா பதிப்பகம்
புதிய எண்: 77, 53வது தெரு, 9வது அவென்யூ
அசோக் நகர், சென்னை - 600 083.
தொலைபேசி: 044-24896979

ISBN:978-93-95442-30-5

Thenninthiya Vattara Unavukal Karnadaka - Kerala
Part 2

© Ve. Neelakandan

Printed at A S X Pvt. Ltd.,
Chennai - 40.

Published by
Sandhya Publications
New No. 77, 53rd Street, 9th Avenue,
Ashok Nagar, Chennai - 600 083.
Ph: 044-24896979

Price Rs.340/-

sandhyapublications@yahoo.com
sandhyapathippagam@gmail.com
www.sandhyapublications.com

SAN-1027

சமர்ப்பணம்

எங்கள் வாழ்வின்
எல்லாத் தருணங்களிலும் நிறைந்திருக்கும்
மாமியார் **மீ.சங்குவதி** அவர்களுக்கு...

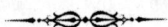

அறுசுவையல்ல... 64 சுவை!

இந்தியாவில் உணவை உணர்வுப்பூர்வமாகக் கொண்டாடுகிற ஒரே மாநிலம் கேரளாதான்... அவர்கள் அளவுக்கு ரசனையாக சமைக்கவோ சாப்பிடவோ முடியாது. இலையை விரித்துப் பரிமாறினால் வகை வகையாக, வண்ண வண்ணமாக நிரப்பி திகைக்க வைத்துவிடுவார்கள்.

பண்டிகைகளை கேரள மக்கள் அளவுக்கு உணர்வுப்பூர்வமாக கொண்டாட முடியாது. அவர்களின் ரசனைக்கு ஓணம் ஒன்றே சான்று. பூக்கோலம், புத்தாடை என அந்த பத்து நாள்களும் கேரளமே வண்ணம் தரித்துக்கொள்கிறது. குறிப்பாக ஓண ஸத்ய... அறுசுவைகளையெல்லாம் கடந்து கிட்டதட்ட 64 வகை உணவுகளை ஸத்யாவில் இணைத்து மிரள வைக்கிறார்கள் கேரளத்து மக்கள். இருப்போர், இல்லாதோர் என்ற வேறுபாடெல்லாம் இல்லை. 'கானம் விற்றேனும் ஓணம் உண்' என்று ஒரு பழமொழியே இருக்கிறது.

ஓண ஸத்ய ஒரு பண்பாட்டு அடையாளம். செரிக்க, ருசிக்க, பசிக்க என ஒவ்வொரு பதார்த்ததுக்கும் ஒரு காரணம். சிவப்பு, மஞ்சள், பச்சையென வகைவகைப் பதார்த்தங்களால் இலையில் ஒரு வானவில்லையே வரைந்துவிடுகிறார்கள். பார்த்தாலே வயிறும் மனமும் நிறைந்துவிடும்.

கேரள உணவைப் பொறுத்தவரை பாலக்காடு, மலபார், கொங்கணி என மூன்று தனித்தன்மை கொண்ட பிரிவுகள்

உண்டு. பாலக்காடு சைவத்துக்குப் பெயர் பெற்றது. மலபார் கடலுணவுக்கு உலகம் முழுவதும் ரசிகர்கள் உண்டு. கொங்கணியைப் பொறுத்தவரை அது கேரளாவோடு தொடர்பற்ற தனியிழை. பாலக்காட்டு உணவுக்கும் மலபார் உணவுக்கும் இருக்கும் பொதுத்தன்மை தேங்காய். குறிப்பாக பாலக்காட்டு உணவின் சிறப்புக்குக் காரணமே தேங்காயும் நெய்யும்தான். அதிலும் அவர்கள் தேங்காயை சக்கையாகப் பயன்படுத்துவதில்லை. பாலாகவே பயன்படுத்துவர். மூன்றுவிதமாக பாலெடுத்து தனித்தனி பக்குவத்தில் உணவுகளில் சேர்ப்பார்கள். முதல் பிழியலில் கிடைக்கும் பால் முதல்தரப்பால். சக்கையில் சற்று தண்ணீர் விட்டு இரண்டாம் முறை பிழியும்போது கிடைப்பது இரண்டாம் தரப்பால். மூன்றாவது பிழியலில் கிடைக்கும் நீர்த்துப்போன பால், மூன்றாம் தரம். காய்கறிகளைப் பெரும்பாலும் மூன்றாம் தரப்பாலை ஊற்றியே வேகவைக்கிறார்கள். இனிப்புகள், தொடுகறிகள் செய்யும்போது முதலில் இரண்டாம் தரப்பாலை விட்டுக் கொதிக்கவிட்டு இறக்கும் தருவாயில் முதல்தரப்பாலை ஊற்றுகிறார்கள். மலபார் உணவிலும் தேங்காய் பிரதானமாக இருக்கிறது. தவிர, கடலை, கப்பக்கிழங்கு பயன்பாடும் அதிகம். கொங்கணியைப் பொறுத்தவைர தேங்காயை மிகவும் குறைவாகவே பயன்படுத்துவார்கள். மிளகின் பயன்பாடு அங்கு அதிகம்.

கர்நாடகத்தைப் பொறுத்தவரை, அங்கு மிகப்பழமையான உணவுப்பண்பாடு இன்னும் உயிர்ப்போடு இருக்கிறது. தலைமுறையாக சிறுதானியங்களை உணவுக்குப் பயன்படுத்திய பழங்குடிகள்கூட அவற்றைக் கைவிட்டு வரும் நிலையில், கர்நாடக மக்கள் இன்னும் அவற்றை தங்கள் பிராதன உணவாகக் கொண்டிருக்கிறார்கள்.

வடகர்நாடகா, தென்கர்நாடகா, உடுப்பி, சரஸ்வத், குடகு, மங்களூர் என கர்நாடகத்தில் தனித்தன்மை வாய்ந்த உணவுப்பண்பாடுகள் உண்டு. வட கர்நாடகாவில் சைவமே பிரதானம். சித்திரபுரா, ஷிமோகா, மங்களூர் வட்டாரத்தில் கடலுணவுகள் பேர் போனவை. குடகு பகுதியில் கொடாவா மக்களின் பாரம்பர்ய உணவுகள் வாழ்நாள் முழுவதும் நினைவில் ஒட்டியிருக்கும், கடம்புட்டு, நூல்புட்டு, அக்கிரொட்டி, நெய்ச்சோறு போன்றவை இந்த மண்ணின் தனித்தன்மை வாய்ந்த உணவுகள். இங்கு பன்றி இறைச்சிதான் பிரதானம்.

இந்தியாவின் முன்னணி எலெக்ட்ரானிக்ஸ் நகரமாக வளர்ந்திருக்கும் பெங்களூருவில் சாலையோர உணவகங்கள் முதல் நட்சத்திர உணவகங்கள் வரை எல்லா இடங்களிலும் ராகிக்களி கிடைக்கிறது. அகன்ற தட்டில் பெரிய களி உருண்டைகளை உருட்டி வைத்து பஸ்ஸாரு என்ற கீரைச்சாற்றை ஊற்றித் தருகிறார்கள். அக்கி ரொட்டிக்கும் கேப்பை ரொட்டிக்கும் வரிசையில் நிற்கிறார்கள் சாப்ட்வேர் இளைஞர்கள். ஹல்லி திண்டி, ஹல்லி மனே என பாரம்பர்ய உணவுகளை விற்பனை செய்யும் ஏராளமான உணவகங்கள் பெங்களூருவில் இருக்கின்றன.

பாண்டவாபுரா கோதி அல்வா, சாம்ராஜ் நகர் போண்டா சூப், ஸ்ரீரங்கப்பட்டணம் அக்கிரொட்டி, பெல்காம் குந்தா, மத்தூர் வடா, தாவணகெரே பென்னாதோசை, மைசூர் பாகு, மங்களூர் கப் இட்லி, கார்வார் பலா இலை இட்லி, பிடதி தட்டே இட்லி, தார்வார் பேடா என கர்நாடகத்தின் ஒவ்வொரு பகுதிக்கும் ஒவ்வொரு பாரம்பர்ய உணவு உண்டு. வரலாறு, அவற்றின் செய்முறை, சேர்மானம், சுவை என எல்லாத் தகவல்களும் இந்த நூலில் இடம்பெற்றுள்ளன.

கேரள, கர்நாடக உணவுகளின் முழுமையான தொகுப்பென இந்நூலைக் கொள்ளவியலாது. இந்த இரு மாநிலங்களின் உணவுப் பண்பாடுகளும் அசைவ உணவுகளால் நிரம்பியவை. கேரள உணவின் அடையாளமே மாட்டிறைச்சியும் கடலுணவுகளும்தான். இந்த நூல் சைவ உணவுகளை மட்டுமே ஆவணப்படுத்துகிறது.

உணவு நாடிய. என் மிக நீண்ட பயணத்திற்கு பலர் துணை நின்றிருக்கிறார்கள். எப்போதும் என் நலனில் அக்கறை கொண்ட தி.முருகன் சார், வள்ளிதாசன் சார், கே.என். சிவராமன் சார் மூவருக்கும் இத்தருணத்தில் மனமார்ந்த நன்றிகள். இந்நூலை வெளியிடும் சந்தியா பதிப்பகத்துக்கும் நன்றிகள் உரித்தாகும். இந்நூல் வாசிப்புக்குள் நுழையும் உங்களையும் நன்றியோடு கரம் பற்றுகிறேன்.

என்றும் அன்புடன்

வெ.நீலகண்டன்
ilamurasu@gmail.com

உள்ளே...

கர்நாடக உணவு வகைகள்

அறுசுவையல்ல... 64 சுவை! 6

1. அக்கிரொட்டி 13 2. அவரைக்காய் தோசை 16

3. பாலக் முறுக்கு 19 4 போண்டா சூப் 21

5. கப் இட்லி 24 6. கோலி போண்டா 27

7. ஹால்பாய் 29 8. ஜோலதா ரொட்டி 32

9. காய்ஹோளிகே 35

10. கோசம்பரி 38 11. கோதி அல்வா 41

12. கோதிக்கடி 44 13. கொட்டே கடுபு 47

14. குந்தா 50 15. மத்தூர் வடை 53

16. மைசூர்பாகு 55 17. பெண்ணே தோசை 58

18. பிஸ்குட் ரொட்டி 61 19. பிசிபேளாபாத் 64

20. ராகிமுத்தே-பஸ்சாரு 67

21. ராகி தோசை 70 22. ரவா இட்லி 73

23. ரவாவடை 76 24. செட்மசாலா 79

25. சிரோட்டி 82 26. சௌசௌபாத் 85

27. சுக்கிணுன்டே 88 28. தார்வார் பேடா 90

29. தட்டே இட்லி 93

கேரள உணவு வகைகள்

1. இலை இட்லி 99 ❦ 2. இளநீர் பாயசம் 103
3. இஞ்சிப்புளி 106 ❦ 4. கடலைப் பாயசம் 110
5. கப்பாக்கறி 114 ❦ 6. கருப்பட்டி தோசை 117
7. கருத்த அல்வா 121 ❦ 8. கான சம்மந்தி 124
9. கேப்பேஜ் அடா 127 ❦ 10. மலபார் இட்லி ஃப்ரை 131
11. கொல்லம் கடலைக்குருமா 134
12. அடைப் பிரதமன் 137
13. அம்பலப்புழா பாயசம் 140
14. ஆப்பம் 143 ❦ 15 கோதுமை பாயசம் 146
16. அரி உருண்டை 149 ❦ 17. அவியல் 153
18. அன்னாசி அல்வா 157
19. மிளகு நேந்திரம் 161 ❦ 20. நெய்யப்பம் 165
21. ஓலன் 168 ❦ 22. ஓம முறுக்கு 171
23. நேந்திரம் பாயசம் 175
24. ஓரட்டி 178 ❦ 25. கொத்துக்கறி 182
26. ஓடப்பம் 185 ❦ 27. பால் அல்வா 188
28. அரிசி வடா 191 ❦ 29. மலபார் பத்திரி 195
30. பட்டாம்பி பரோட்டா 198
31. பழ மிக்சர் 202 ❦ 32. பெருவிளங்காய் 205
33. பெசன் உண்டா 209
34. பைனாப்பிள் கிச்சடி 212

35. சக்கை வரட்டி 215   36. கூழ் கொழுக்கட்டை 218
37. பழம் பொரி 222   38. கோதுமைப் புட்டு 224
39. சர்க்கரை வரட்டி 227   40. ஸத்ய 230
41. சொதி 233   42. தடியங்காய் தாளிதம் 237
43. கோழிக்கோடு அல்வா 240   44. மாலாடு 243
45. மப்பாஸ் 246   46. மூதிரா உண்டா 250
47. கொங்கணி பழ கேக் 254
48. பருப்பு பாயசம் 257
49. பழ மோதகம் 260   50. சக்கை வற்றல் 264
51. தக்காளி புளிச்சல் 266
52. தயிர் இட்லி 269
53. தேங்காய் லட்டு 272
54. தோரன் 275   55. உள்ளித் தீயல் 278
56. உளுந்தங்களி 281   57. உண்ணக்காய் 284
58. உண்ணியப்பம் 287   59. வல்சியம் 290
60. உளுந்தங்கஞ்சி 294   61. சக்கப் புழுக்கு 297
62. இடிச்சுப் பிழிஞ்ச பாயசம் 300
63. பருப்பு தோசை 303   64. மலபார் அப்பம் 306
65. மாம்பழ புளிசேரி 310
66. மலபார் பரோட்டா - ஆலப்பி கறி 313
67. புட்டு+பழம்+பயறு+பப்படம் 316
68. ராமசேரி இட்லி 319

கர்நாடகா

1
அக்கிரொட்டி

தலைக்காவிரி தொடங்கி முடிக்காவிரி வரைக்கும் ஆதிரெங்கா, மத்தியரெங்கா, அந்தியரெங்கா என மூன்று திவ்விய தேசங்கள் உண்டு. அதில் ஆதிரெங்கா குடியிருக்கும் இடம் தான் ஸ்ரீரங்கப்பட்டினம். பெங்களூருக்கும், மைசூருக்கும் இடையில் உள்ள இவ்வூரில் விழிபடும் இடமெல்லாம் பசுமை. இப்பகுதியை ஆளும் ஆதி ரெங்கநாதன் உலகுக்கெல்லாம் படியளந்தவன். அதற்கொப்ப, இன்றளவும் நெல்லும், வாழையும், கரும்பும் விளைந்து குவிகின்றன இந்த மண்ணில். இந்த பசுமை நகரத்துக்கே உரித்தான உணவுதான் அக்கிரொட்டி.

அக்கி என்றால் அரிசி. அரிசியால் செய்யப்படும் ரொட்டி தான் அக்கிரொட்டி.

அரிசி, உலகத்தின் பொதுவான அம்சங்களில் ஒன்று. ஒரைஸா (லத்தீன்), அருஜ் (அரபி), அரோஜ் (ஸ்பானிஷ்), ஒரிஜா (கிரேக்கம்), ரயிஸோ (இத்தாலி), ரிஜ் (பிரெஞ்ச்), ரியிஸ் (ஜெர்மன்), ரிஸ் (ரஷ்யா), வ்ரிஹி (சமஸ்கிருதம்), வாரி (மடகஸ்கர்), ப்ரின்ஜ் (பார்ஸி) என அரிசிக்கு மொழிக்கொரு பெயர். ஆனாலும் மிகப்பழமையான பாரம்பரிய அரிசிவகைகளின் உற்பத்தித் தலம் தமிழகம் தான். ஒவ்வொரு அரிசிக்கும் ஒவ்வொரு குணம். கார்அரிசி உடலை உறுதி செய்யும். தசைகளை வலிமைப்படுத்தும்.

குண்டுசம்பா நாவறட்சியைத் தீர்க்கும். குன்றுமணிச் சம்மா வாதக்குறைபாடுகளை நீக்கும். பாலியல் குறைபாட்டைப் போக்கும். சீரகச்சம்பா சிறுவாத நோய்களை நீக்கி, பசியைத் தூண்டும். கோடைச்சம்பா சிலோத்தும நோய்களைப் போக்கும். உடலுக்கு குளிர்ச்சி தரும். ஈர்க்குச்சம்பா பார்வைக்குறைபாட்டை நீக்கும். இப்படி அரிசியையே மருந்தாக விளைவித்தார்கள் நம் மூதாதைகள். இன்றைக்கு அப்படிப்பட்ட பல பாரம்பரிய அரிசிவகைகள் நம்மிடமிருந்து கொள்ளை போய்விட்டன. அது ஒரு சோகக்கதை.

ஆனால், கர்நாடகம் இன்னும் பழமையான அரிசிவகைகளை தக்க வைத்துக் கொண்டிருக்கிறது. குறிப்பாக ஸ்ரீரங்கப்பட்டினத்தில் பாசுமதி, சோனாரி, சம்ருதி போன்ற சுவையான மரபு அரிசி ரகங்கள் விளைகின்றன.

அக்கிரொட்டி பச்சையரிசி மாவில் செய்யப்படுகிறது. மாவை முதலில் பதப்படுத்த வேண்டும். அரிசியை ஒருமணி நேரம் ஊறவைத்து, பின்னர், தண்ணீரை வடித்துவிட்டு வெயிலில் காயவைக்க வேண்டும். உலர்ந்தபின், மெஷின் அல்லது மிக்ஸியில் அரைத்துக்கொள்ள வேண்டும். அரைத்த மாவை மீண்டும் உலர்த்தி, காற்றுப்புகாத பாத்திரத்தில் அடைத்து வைத்துக்கொண்டு அவ்வப்போது அக்கிரொட்டி செய்து ருசிக்கலாம்.

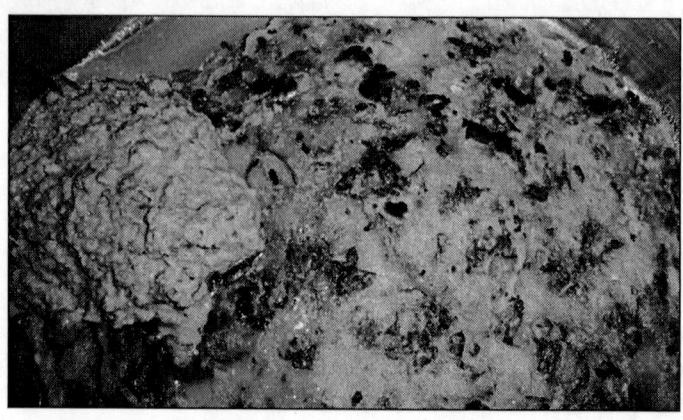

ஒரு கிலோ மாவுக்கு கால்கிலோ வெங்காயம். 50 கிராம் பச்சைமிளகாய். 200 மில்லி தயிர், கொஞ்சம் இஞ்சி, உப்பு, கொத்தமல்லி, நெய் தேவை. விரும்பினால் கேரட் தூவல், தேங்காய் சேர்த்துக்கொள்ளலாம்.

வெங்காயம், கொத்தமல்லி, இஞ்சி, மிளகாயை பொடியாக நறுக்கி, அதோடு தயிர், உப்பு சேர்த்து கலக்க வேண்டும். அதில் அரிசிமாவைக் கொட்டி சிறிது நெய்விட்டு நன்கு பிசைய வேண்டும். தேவைப்பட்டால் வெந்நீர் தெளித்துப் பிசையலாம். சப்பாத்தி மாவைப்போல, தட்டும்பதம் வரும்வரை பிசைந்து, பின் நடுத்தர சைசில் உருண்டைகளாக பிடித்துக்கொள்ள வேண்டும். தோசைக்கல்லை காயவைத்து, ஒவ்வொரு மாவுப்பந்தையும் அக்கல்லில் வைத்து ரொட்டியாகத் தட்டி பரப்பிவிட வேண்டும். ரொட்டியைச் சுற்றிலும் நெய்யை விசிறிவிட்டு வேகவைத்தால் வாசனை ஈர்க்கும். முறுகல் பதத்தில் எடுத்து, கொஞ்சம் காரச்சட்னியைத் தொட்டுக்கொண்டு சாப்பிட்டால், வயிறு குளிர்ந்து மனம் தானாக அந்த ஆதிரெங்கனைச் சேவிக்கும்.

2

அவரைக்காய் தோசை

பெங்களூரை ஒட்டியுள்ள ராம்நகருக்கு 'கர்நாடகத்தின் பட்டுமாவட்டம்' என்றொரு சிறப்புப்பெயர் உண்டு. பட்டுப்பூச்சி வளர்ப்பே இம்மாவட்ட மக்களின் பிரதான தொழில். இந்த வெம்மைக்காட்டின் முக்கிய விளைபொருள் அவரைக்காய்.

ராம்நகர் மாவட்டத்தில் அடங்கிய மாகடி வட்டாரத்தில் ஏராளமான விவசாயிகள் அவரைக்காய் சாகுபடி செய்கிறார்கள். அதனால் ராம்நகர் மக்களின் உணவில் அவரை முதன்மை பெற்று விளங்குகிறது.

அவரைக்காய் சக்திமிகுந்த காய்கறி. சுண்ணாம்புச் சத்து, வைட்டமின்கள் அடங்கிய இக்காய் செரிமானத்தை ஊக்குவிக்க வல்லது. மன அமைதியை பெருக்கி சிந்தனையை தூண்டக்கூடிய திறன் அவரைப் பிஞ்சுக்கு உண்டு. பித்தக்குறைகளைப் போக்கி பார்வைத்திறனை மேம்படுத்தவும், இரத்த நாளங்களில் படிந்திருக்கும் கொழுப்பை போக்கவும் இயற்கை மருத்துவர்கள் அவரைக்காயைத் தான் பரிந்துரைக்கிறார்கள். இதயநோய், இரத்த அழுத்தம், நீரிழிவு உள்ளவர்களுக்கும் இது அருமருந்து. இரவில் அவரைக்காய் சாப்பிட்டால் சுகமான தூக்கம்வரும். பாலியல் உணர்வைத் தூண்டும் வல்லமையும் அவரைக்கு உண்டு.

அவரைக்காயை வைத்து ஏகப்பட்ட சித்துவேலைகளை செய்கிறார்கள் கர்நாடக மக்கள். பெங்களூர் பசவனக்குடியில் 'அவரை மேளா' என்று தனியாக ஒரு திருவிழாவையே நடத்துகிறார்கள். தைமாதம் முதல்சனிக்கிழமை ராம்நகர் பகுதி அவரை சாகுபடியாளர்கள் அனைவரும் அறுவடை செய்த காய்களோடு பசவனக்குடியில் உள்ள வெங்கட்ரமணர், ஆஞ்சநேயர் கோவில்களில் சங்கமிக்கிறார்கள். அவரையை சமைத்து இறவனுக்குப் படையலிட்டு 'அவரை மேளா'வைத் தொடங்குகிறார்கள். இந்த மேளா பத்துநாட்கள் நடைபெறும். அவரையை மூலமாக வைத்து லட்டு, பாதுஷா, மில்க்கேக், சோன்பப்டி, மைசூர்பாகு, பெங்காலி ஸ்வீட் என முப்பதுக்கும் மேற்பட்ட பதார்த்தங்களை செய்து அசத்துகிறார்கள். இந்த மேளா வருஷத்துக்கு பத்துநாள் என்றால், பெங்களூர் வி.வி. சஜ்ஜன்ராவ் சர்க்குலர் சாலையில் உள்ள வாசவி காண்டினெண்டல் இனிப்பகத்தில் வருடம் முழுவதும் அவரைமேளா தான். இதன் உரிமையாளர் கீதா, அவரையில் விதவித பதார்த்தங்களை செய்து லிம்கா சாதனை செய்தவர்.

அவரைக்காய் தோசை ராம்நகரின் ஸ்பெஷல் உணவு. அங்குள்ள எல்லா உணவகங்களிலும் கிடைக்கிறது. நம்மூர் பருப்பு அடையை ஒத்திருக்கும் இந்த தோசை, ஈர்க்கும் சுவை கொண்டது.

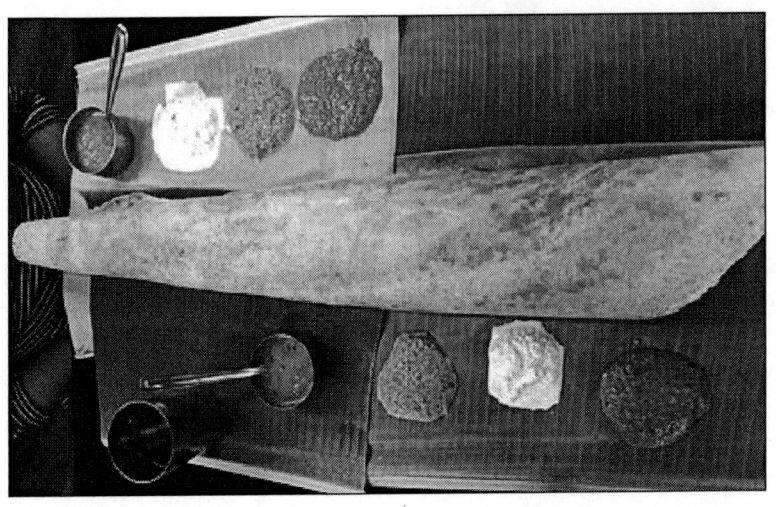

வெ. நீலகண்டன்

அவரைக்காயை உறித்து விதையை தனியே எடுத்து மஞ்சள்தூள், உப்பு சேர்த்து அவித்துக் கொள்ள வேண்டும். சீரகம், தேங்காய்துருவல், வெங்காயத்தோடு மசாலாத்தூள் சேர்த்து லேசாக தண்ணீர் விட்டு வதக்கி அவித்த அவரை விதையைக் கொட்டி கிளறி சற்று வேகவிட்டு இறக்க வேண்டும்.

வழக்கமான தோசைமாவை கனமாக ஊற்றி, மேலே இந்த மசாலாக் கலவையை கொஞ்சம் அள்ளிவைத்து மாவு முழுவதும் பரப்பவேண்டும். பின், லேசாக நெய்யை விரவி திருப்பிப் போட்டு நன்றாக வேக விடவேண்டும். நெய்யும், மசாலாவும் ஒன்றுகலந்து வாசனை பரவும்போது எடுத்துவிடலாம்.

ராம்நகர் பகுதியில் மிளகாய் சட்னி, புதினா சட்னி, அவரைக் குருமா என மூன்று சைடிஷ்கள் தருகிறார்கள். அவரையை பொறியலும், துவட்டலுமாக சாப்பிட்டு பழகிய நமக்கு அதையே தோசையாக வார்த்துச் சாப்பிடுவது வித்தியாசமான அனுபவமாக இருக்கிறது.

3
பாலக் முறுக்கு

உணவுப்பழக்கம், வாழ்க்கைமுறை பற்றி நடத்தப்பட்ட ஒருஆய்வில், உலகம் மெல்ல, மெல்ல சைவ உணவுக்கு மாறிவருவது தெரியவந்துள்ளது.

உணவு உலகளாவிய அம்சமாக மாறிப்போனபிறகு சைவத்தை இனமறிந்து சாப்பிடுவதே சவாலான விஷயமாக மாறிவிட்டது. காய்கறிகளில் விலங்குகளின் ஜீனை புகுத்தி விளைவிக்கிறார்கள். தவளை ஜீன் புகுத்தப்பட்ட தக்காளி பத்தடி மேலிருந்து போட்டாலும் உடையாமல் துள்ளிக் குதிக்குமாம். பழங்கள் சீக்கிரம் கெடாமல் இருக்க மாட்டுக்கொழுப்பை உருக்கி பூசுவதாகவும் சொல்கிறார்கள். சைவமாகச் சொல்லப்படுகிற விரைவுணவுகள் ஏதாவது ஒரு விதத்தில் அசைவத்தில் நனைந்தே விற்பனைக்கு வருகின்றன.

நம்மூரைப் பொறுத்தவரை, கிராமப்புறங்களில் மட்டும் இன்னும் மரபுணவுக் கலாச்சாரம் ஒட்டியிருப்பது ஆறுதல். கர்நாடக கிராமங்கள் தமிழகத்தை விட இதில் முன்நிற்கின்றன. கீரையும், தானியங்களும் இல்லாமல் அங்கு அன்றாட உணவுகள் இல்லை. துவட்டல், பொறியல் என தனியாக மட்டுமின்றி முறுக்கு, வடை, போண்டா என சிற்றுணவுப் பதார்த்தங்களிலும் கீரைகள் நிறைந்திருக்கின்றன. பாலக் முறுக்கு அப்படியான ஒரு பதார்த்தம் தான். மைசூர் நகரின் அனைத்துக் கடைகளிலும்

வெ. நீலகண்டன்

இம்முறுக்கு கிடைக்கிறது. சாதாரண முறுக்கை விட பலமடங்கு சுவையானது. பசுமை நிறத்தில், மெல்லிய கீரை வாசனையோடு இருப்பதால் குழந்தைகளை ஈர்க்கிறது.

பாலக்கீரை இரும்புச்சத்து பொதிந்தது. குளிர்ச்சியானது. இதயத்தை வலுவாக்க வல்லது. மலச்சிக்கல் உள்பட உடம்பில் உண்டாகும் பல சிக்கலையும் போக்கக்கூடியது.

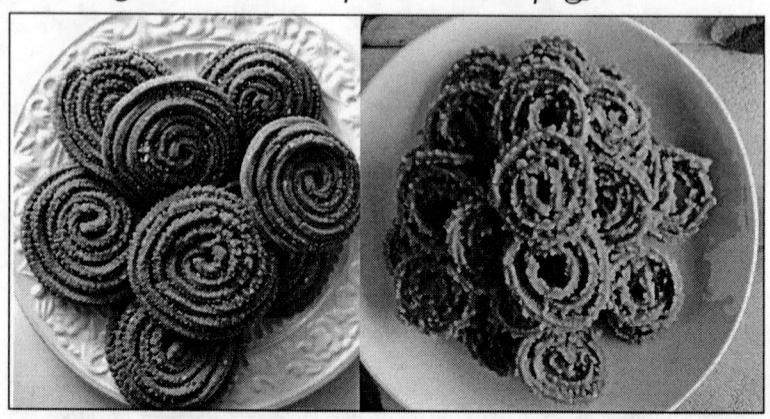

1 கிலோ அரிசிக்கு பசுமை மாறாத நான்கு பாலக்கீரைக்கட்டு. உளுந்து கால்கிலோ. உளுந்தையும், அரிசியையும் தனித்தனியாக வறுத்து ஒன்றாக்கி அரைத்துக் கொள்ள வேண்டும். பாலக்கீரையை அரைத்து அந்த மாவோடு கலந்து, உணவுக்கு உகந்த பச்சை வண்ணப்பொடி கொஞ்சம் சேர்த்து அனைத்தையும் பிசைந்து, முறுக்குக் கட்டையில் பிழிந்து, எண்ணெயில் பொறித்தெடுக்கவேண்டும். முடிந்தது.

உடம்புக்கு உகந்த பதார்த்தம். இம்முருக்கை வாங்க மைசூருக்குப் போகத் தேவையில்லை. பாலக்கீரை எங்கும் கிடைக்கிறது. வீட்டிலேயே செய்து, குழந்தைகளின் கோடை விடுமுறையை குதூகலப்படுத்தலாம்.

4
போண்டா சூப்

கர்நாடகத்திற்குள் இருக்கும் குட்டிதமிழகம், சாம்ராஜ்நகர். தமிழக-கர்நாடக எல்லைப்பகுதியில் இருக்கும் இந்நகரம், அடர்வனத்தாலும், தொடர்மலையாலும் சூழப்பட்டது. சாரலும், தூறலுமாக இதமான சூழல் நிலவும் இந்நகரில் கிடைக்கும் வித்தியாசமான சிற்றுண்டி தான் போண்டா சூப்.

சூப் மேற்குலக நாடுகளில் இருந்து இந்தியாவுக்குள் ஊடுருவிய நீர்ம உணவு. அநேகமாக பிரான்ஸ் நாட்டில் இது உதித்திருக்கலாம் என்பது ஆய்வாளர்களின் கணிப்பு. கி.மு ஆறாயிரத்திலேயே சூப்பு போன்ற நீர்ம உணவுகளை அம்மக்கள் பயன்படுத்தியுள்ளார்கள்.

1742ல் அமெரிக்காவில் வெளிவந்த சமையல்நூல்களிலும் சூப்பைப் பற்றிய குறிப்புகள் இடம்பெற்றுள்ளன. சீனாவின் பழமையான சியான் நகருக்கு அருகே விமான நிலையம் அமைப்பதற்காக பள்ளம் தோண்டியபோது 2400 வருடங்கள் பழமையான சூப் குடிக்கும் சொம்பு ஒன்றை கண்டெடுத்துள்ளார்கள். அப்பாத்திரத்தில், சூப்பின் மீதமானது உறைந்த நிலையில் இருந்துள்ளது. அதைவைத்து அக்கால மக்களின் உணவுப்பழக்கத்தை அறிந்து கொள்ள விஞ்ஞானிகள் முயற்சித்து வருகிறார்கள்.

இப்போது சூப் உலக பொதுவுணவாகி விட்டது. குறிப்பாக சீனா, ஜப்பான் நாடுகளில் மூவேளையும் சூப் குடிக்கும் வழக்கம்

இருக்கிறது. மெல்ல, மெல்ல நமது நாவும் சூப்புக்கு அடிமையாகி விட்ட காலக்கட்டம் இது. சூப்பின் இன்னொரு பரிணாமம் தான் ரசம். இது நம் பாரம்பரிய மருந்துணவு.

நம் தென்மாவட்டங்களில் வடையை ரசத்தில் போட்டு சாப்பிடும் வழக்கம் உண்டு. கிட்டதட்ட அதையொத்தது தான் போண்டா சூப்பும். ஆனால் செய்முறை வேறானது. போண்டா சூப்பின் மேலான சுவைக்கு அதன் செய்நேர்த்தியும் முக்கியக்காரணம்.

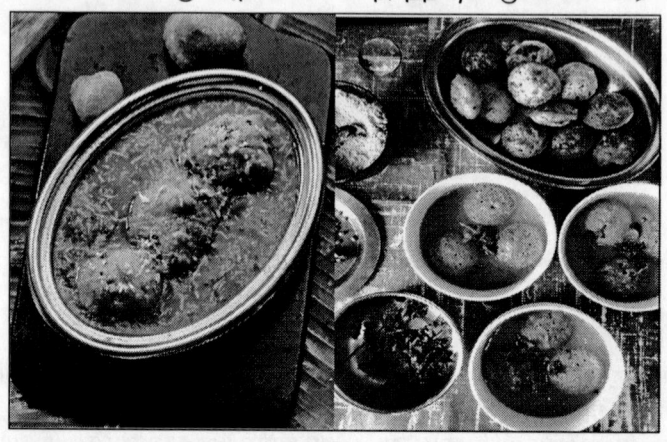

தேவையான அளவு துவரம்பருப்பை தண்ணீர்விட்டு வேகவைத்து, வெந்ததும் மசித்து வைத்துக்கொள்ள வேண்டும். ஒரு பாத்திரத்தில் எண்ணெய்விட்டு மிளகு, வரமிளகாய், தனியா, கொஞ்சம் கடலைப்பருப்பைப் போட்டு வறுக்கவேண்டும். செந்நிறத்தில் வரும்போது இறக்கி ஆறவைத்து பொடியாக மிக்ஸியில் அரைத்துக் கொள்ளவேண்டும்.

மற்றொரு பாத்திரத்தில் கொஞ்சம் புளியைக் கரைத்து உப்பு, பெருங்காயம் சேர்த்து கொதிக்கவிடவும். கொதிக்கும் தருணத்தில் அரைத்த பொடியையும், மசித்த பருப்பையும் கொட்டி கலக்கவேண்டும். லேசாக வாசனை படரும்போது இறக்கிவிடவேண்டும். மற்றொரு பாத்திரத்தில் சிறிது எண்ணெய்விட்டு தாளித்து. மேற்கண்ட கலவையை ஊற்றி கலக்கி இறக்கவேண்டும். தேவைப்பட்டால் கொஞ்சம் தேங்காய்ப்பூ போட்டுக்கொள்ளலாம். சூப் ரெடி.

போண்டாவுக்கு உளுந்து, கடலைப்பருப்பு, துவரம்பருப்பு, பயத்தம்பருப்பு நான்கையும் சமஅளவு எடுத்து ஊறவைக்க வேண்டும். இஞ்சி, பச்சைமிளகாயை சிறுதுண்டுகளாக்கி அதில் போட்டு மிக்சியில் அரைக்க வேண்டும். நற்நற பதத்தில் அரைத்து, அதில் கொத்தமல்லி

கருவேப்பிலை சேர்த்து சிறிய உருண்டைகளாக உருட்டிக்கொள்ள வேண்டும். இந்த உருண்டைகளை லேசாக தட்டி சப்பட்டை சைசில் எண்ணெயில் பொறித்தெடுத்தால் போண்டா ரெடி.

போண்டா சூப் ஆர்டர் செய்தால், 10நிமிடம் கழித்து மிதக்க, மிதக்க டேபிளுக்கு வரும். போண்டாவும், சூப்பும் இரண்டற கலந்தபிறகு சாப்பிடவேண்டும். சாம்ராஜ் நகரில் எப்போதும் வீசுகிற சாரலுக்கு மிகவும் உகந்த இதமான டிஷ் போண்டா சூப்.

5
கப் இட்லி

கிராமங்களில் 'சூடு, சொரணை இல்லாதவனே..' என்று எதிராளியைப் பார்த்து திட்டுவார்கள். சூடு தான் உயிரிகளின் இயக்கத்தைத் தீர்மானிக்கும் முக்கிய சக்தி. மனிதன் உள்பட எல்லா உயிரினங்களுக்குமே உடம்பில் மிதமான 'சூடு' இருக்க வேண்டும். 'சூடு' இல்லாவிட்டால் உடம்பில் உயிர் இல்லை என்று பொருள். ஆனால் இந்த சூடு மிதமிஞ்சினாலும் பிரச்னை தான். உடம்பின் இயல்பு மாறிவிடும். சூட்டை குறைத்து சமநிலைப்படுத்த நம் சமையற்கட்டிலேயே ஏராளமான மருந்துகள் இருக்கின்றன. அவற்றில் முக்கியமானது உளுந்து.

உளுந்தின் பூர்வீகம் தெற்காசியா தான். இந்தியர்கள் அரிசிக்கு அடுத்தபடியாக உளுந்தைத் தான் அதிகம் பயன்படுத்துகிறார்கள். நரம்புகளைப் பலப்படுத்தி, உடல் உறுப்புகளை தளர்ச்சியில் இருந்து மீட்கும் சக்தி உளுந்துக்கு இருக்கிறது. புரதம், சுண்ணாம்புச் சத்து, பாஸ்பரஸ், மாவுச்சத்து என 'தம்மாத்துண்டு' உளுந்துக்குள் ஏகப்பட்ட சக்திகள் புதைந்துள்ளன. கிராமங்களில், பருவம் அடைந்த பெண்கள், கர்ப்பிணிகளுக்கு உளுந்தில் களி கிண்டி கொடுப்பது வழக்கம். பாலியல் குறைபாடுகளுக்கும் உளுந்து அருமருந்து என்கிறது ஆயுர்வேதம்.

தென்னகத்தில் உள்ள எந்த உணவகத்துக்குச் சென்றாலும், இட்லியோடு சேர்த்து உளுந்து வடையும் கொண்டு வந்து வைப்பார்கள். ஆரோக்கியத்தைக் கூட்டும் விருந்தோம்பல் குணம் அது. குறைந்தபட்சம் காலை, மாலை உணவுகளில் மட்டுமாவது உளுந்தை சேர்த்துக் கொள்வது நம் உணவுமரபுகளில் ஒன்றாக இருந்துள்ளது.

கப் இட்லியின் பிரதான அங்கம் உளுந்துதான். கப் இட்லியின் ஸ்பெஷல் அதன் மென்மை. 'பஞ்சு போன்ற மென்மை என்பார்களே.. அதைவிட ஒருபடி. மங்களூரில் அனைத்து உணவகங்களிலும் கப் இட்லி கிடைக்கிறது. இதற்கென பெயர்போன சில உணவகங்கள் உண்டு. அங்கு போனால் காத்திருந்து தான் சாப்பிட வேண்டும்.

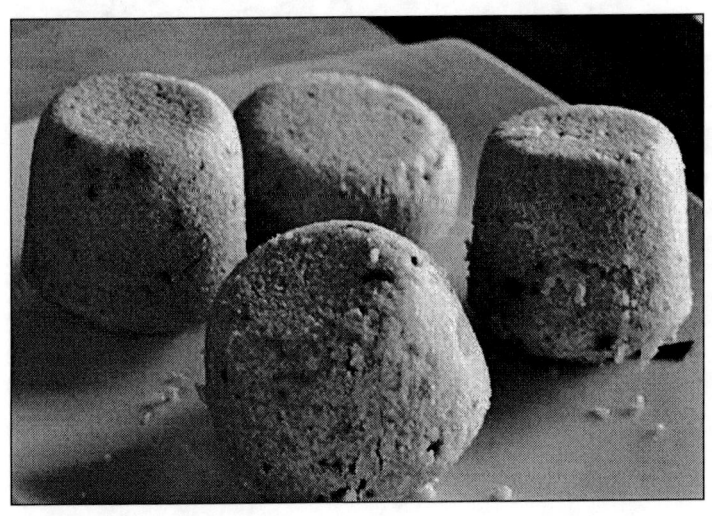

உளுந்தின் சேர்மான அளவே கப் இட்லியின் மென்மையைத் தீர்மானிக்கிறது. 1 கிலோ அரிசிக்கு கால்கிலோ உளுந்து. காவிரியின் புண்ணியத்தில் மைசூர், மாண்டியா வட்டாரத்தில் விளையும் தரம்மிகுந்த உளுந்து. கைபிடியளவு வெந்தயம் வேறு சேர்க்கிறார்கள்.

அரிசியை 8 மணிநேரமும், உளுந்தை மூன்றுமணி நேரமும் ஊறவைக்கிறார்கள். முதல்நாள் இரவே இரண்டையும் தனித்தனியே அரைத்து, உப்புப்போட்டு கலக்கி வைக்கிறார்கள. மறுநாள் ஒரே அளவிலான கப்களின் உட்புறத்தில் நெய்யைத் தடவி, கழுத்தளவுக்கு மாவை ஊற்றி குக்கருக்குள் வைத்து அவிக்கிறார்கள். வெந்துவிட்ட அறிவிப்பு வந்ததும்,

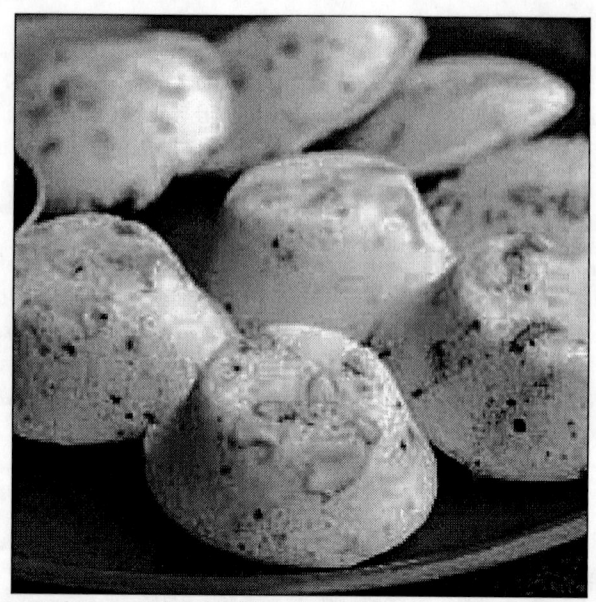

கப்பை எடுத்து தட்டில் கவிழ்த்தால் வழுக்கி விழுகிறது இட்லி. கூடவே நெய்யின் வாசனை பரவுகிறது. தேங்காய் சட்னி, சாம்பார் சைடிஷ். சில உணவகங்களில் உருளைக்கிழங்கு குருமாவும் கொடுக்கிறார்கள். அற்புதமான சிற்றுண்டி.

6
கோலி போண்டா

கர்நாடக மாநிலத்தின் வட்டார உணவுகளில், மங்களூர் பகுதி உணவுகளுக்கு ஏராளமான சிறப்புகள் உண்டு. தென்னிந்தியாவின் பிற பகுதிகளில் வழக்கொழிந்து விட்ட பழமையான தானியங்கள், சத்துள்ள நாட்டுக்காய்கறி வகைகள், அரிசி ரகங்களை இப்போதும் மங்களூரில் பார்க்கலாம். களி, ரொட்டி போன்ற சத்துச் சிதையாத உணவு வகைகளையும் ருசிக்கலாம். கோலி போண்டா அப்படியான ஒரு வித்தியாசமான, ருசிமிகுந்த பதார்த்தம் தான்.

தென்னிந்திய மக்களின் உணவுகளில் வடிவம் முக்கியத்துவம் பெறுவதில்லை. சுவையும், சத்துமே பிராதன இடம்பிடிக்கும். நாயக்கர்கள் ஆதிக்கம் தொடங்கிய பிறகே தெற்கு பிராந்திய உணவுகள் கலப்படைந்தன. வடிவம் முக்கியத்துவம் பெற்றது. போண்டா, பஜ்ஜி வகையறாக்களை தென்னகத்துக்கு அறிமுகம் செய்தவர்கள் நாயக்கர்கள் தான். காலம், அவற்றை இன்று நம் பண்பாட்டுக் கூறுகளில் ஒன்றாக்கிவிட்டது. பெண் பார்க்கச் செல்லும்போது, பஜ்ஜி செய்துதந்து மாப்பிள்ளை வீட்டாரை உபசரிக்க வேண்டும் என்பது பல சமூகங்களில் நடைமுறையாக இருக்கிறது.

நம்மூரில் பஜ்ஜி செய்து உபசரிப்பதைப் போல மங்களூர் வட்டாரத்தில் வீட்டுக்கு வரும் முக்கிய விருந்தினர்களுக்கு கோலிபோண்டா செய்து கொடுத்து உபசரிக்கிறார்கள். கோலி போண்டா, அன்பின் அடையாளம். மரியாதையின் வெளிப்பாடு.

கோலி போண்டாவின் வண்ணமும், வடிவமுமே ஆசையைத் தூண்டுகிறது. செஞ்சிவப்பு நிறத்தில் நேர்த்தி குலையாத உருண்டை வடிவில் குவிந்திருக்கும் கோலிபோண்டா, மங்களூரில் உள்ள சிறிய டீக்கடைகள் முதல், பெரிய உணவகங்கள் வரை ருசிக்கக் கிடைக்கிறது.

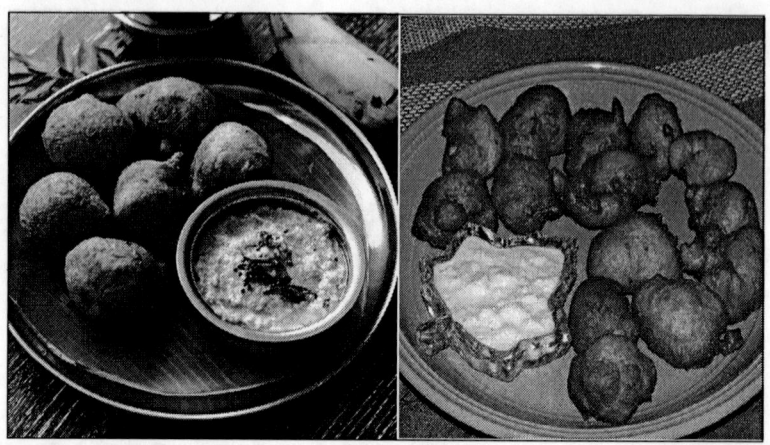

கோலிபோண்டாவுக்கு தேவையானவை, 1 கிலோ மைதா, 50 கிராம் கடலைமாவு, 50 கிராம் அரிசி மாவு, 25 கிராம் உளுந்து மாவு, தயிர் 1 லிட்டர், பச்சை மிளகாய், தேங்காய், இஞ்சி தலா 25 கிராம், கொஞ்சம் கறிவேப்பிலை, உப்பு, பெருங்காயம், மிளகாய், தேங்காய், இஞ்சி, கறிவேப்பிலையை சிறுசிறு துண்டுகளாக வெட்டிக்கொள்ள வேண்டும்.

அனைத்து மாவுகளையும் ஒன்றாகக் கலந்து, தயிரை ஊற்றி பிசைய வேண்டும். தேவைப்பட்டால் தண்ணீர் ஊற்றிக்கொள்ளலாம். பஜ்ஜி மாவு பதத்துக்கு வந்ததும் வெட்டி வைத்திருக்கும் மிளகாய், இஞ்சி வகையறாக்களை கலந்து, 1 மணி நேரம் ஊறவைக்க வேண்டும். பின், மிதமான சூட்டில் எண்ணெயைக் கொதிக்கச் செய்து மாவை சிறுசிறு உருண்டைகளாக பிடித்துப் போட்டு பொறித்தெடுக்க வேண்டும். பொன்னிறமாக சிவந்து வரும்போது எடுத்துவிடலாம்.

சூடாகச் சாப்பிட்டால் எண்ணிக்கை மறந்து இறங்கும். தேங்காய் சட்னி, கோலி போண்டாவின் சுவையை இன்னொரு மடங்கு கூட்டுகிறது. மங்களூர் என்றாலே போண்டா தான் நினைவுக்கு வருகிறது.

7
ஹால்பாய்

நமக்கு செட்டிநாடு போல, கர்நாடகத்துக்கு மங்களூர். சைவ சமையலுக்கு உடுப்பி என்றால் அசைவத்துக்கு பெயர்போனது, மங்களூர். இந்நகரின் கடல் உணவுகள் சர்வதேசப் புகழ்பெற்றவை. கர்நாடகத்தின் உணவுப்பண்பாட்டை முழுமையாக அறிந்து ருசிக்க விரும்புபவர்கள் மங்களூருக்குத் தான் செல்ல வேண்டும். நெய்தல், முல்லை, குறிஞ்சி கலந்த அபூர்வ புவியியல் சூழலைக்கொண்ட இந்த துறைமுக நகரத்தின் பிரபலமான இனிப்புப் பதார்த்தங்களில் ஒன்றுதான் ஹால்பாய். மங்களூர் மட்டுமின்றி கர்நாடகம் முழுமையும் கொண்டாட்டக் கால இனிப்பாக இடம்பிடிக்கும் ஹால்பாய், பாலாடைக் கட்டியைப் போன்ற பதம் கொண்டது. தேங்காய்ப்பால் வாசனை நாசியைச் சீண்ட, நாவில் பட்டதும் சிதறிக்கரையும் இந்த இனிப்பு ருசிப்போரை மயக்கிவிடுகிறது.

ஹாலு என்றால் பால். தேங்காய்ப் பால், அரிசி, வெல்லம், நெய்... இவைதான் ஹால்பாயின் மூலங்கள். நம் தென்மாவட்டங்களில் பனைவெல்லம் காய்ச்சுவதைப் போல, கர்நாடகத்தில் மண்டியா, மங்களூர் வட்டாரங்களில் வீட்டுக்கு வீடு வெல்லம் காய்ச்சுகிறார்கள். வெல்லம் காய்ச்சுவது என்றால், கரும்புச்சாறை பாகாகக் காய்ச்சி அச்சில் வார்ப்பது. தரமான, சுத்தமான மண்டியா, மங்களூர் வெல்லங்கள் கர்நாடகம் கடந்து உலகெங்கும் பயணிக்கின்றன.

வெ. நீலகண்டன் 29

வெல்லம் தென்னிந்தியர்களின் மிகப்பழமையான உணவுப்பொருள். சுமார் 2500 ஆண்டுகளுக்கு முன்பிருந்தே பயன்பாட்டில் இருப்பதாகச் சொல்கிறார்கள். ஆயுர்வேத மருத்துவம் வெல்லத்தை 'சர்வரோக நிவாரணி' என்று கொண்டாடுகிறது. 'சுஸ்ருத சம்ஹிதம்' என்ற ஆயுர்வேத நூல், வெல்லத்துக்கு வாதம் மற்றும் செரிமான நோய்களைக் குணமாக்கும் சக்தி உள்ளதாகச் சொல்கிறது. புரோட்டின், தாதுச்சத்து, கால்சியம், பாஸ்பரஸ் என உடலுக்குத் தேவையான அத்தனை சத்துக்களும் வெல்லத்தில் மிகுந்திருக்கிறது. புகைபிடிப்பதால் நுரையீரலில் படியும் புகைப்படிமத்தை துடைத்து சுத்தமாக்கும் சக்திகூட வெல்லத்துக்கு உண்டு என்று கண்டறிந்துள்ளார்கள்.

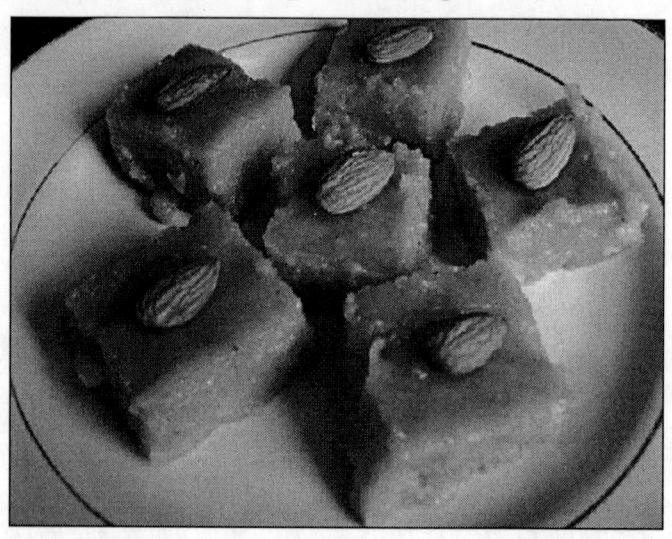

1 கிலோ பச்சரிசிக்கு 1 கிலோ வெல்லம், 1 கிலோ நெய் தேவை. இவை தவிர 50 கிராம் ஏலக்காய், 100கிராம் தேங்காய்ப்பூ. முதலில், ஊறவைத்த பச்சரிசி, ஏலக்காய், தேங்காய்ப்பூவை நன்கு அரைத்துக்கொள்ள வேண்டும். வெல்லத்தில் 6 லிட்டர் தண்ணீர் ஊற்றி, வற்றக்காய்ச்சி பாகு செய்யவேண்டும். பாகு சுண்டிவரும் போது, நெய்யைப் போட்டு, அதன்மேல் அரைத்த மாவுக்கலவையை சிறிது, சிறிதாகப் போட்டு கிளறவேண்டும். நன்கு கலந்து, கையில் ஒட்டாத பதத்திற்கு வந்ததும் அகலமான பாத்திரத்தில் ஊற்றி வைக்கவேண்டும். கெட்டியாகும் வரைக்கும் வைத்திருந்து, தேவையான அளவுக்கு பீஸ் போட்டால் ஹால்பாய் தயார். வெல்லமும், தேங்காயும் கலந்த வாசனை ஊருக்கே சேதி சொல்லும்.

கர்நாடகத்தின் நவீன இளைஞர்களின் பார்ட்டிகளில் கூட ஹால்பாய்க்கு முக்கிய இடமுண்டு. சுபகாரிய விருந்துகளில் ஹால்பாய்க்கே முதலிடம். பச்சரிசிக்குப் பதில் ராகிமாவு உபயோகித்தும் ஹால்பாய் செய்யப்படுகிறது. அரிசி ஹால்பாயைவிட சுவையானது இது. மங்களூர் தவிர கர்நாடகாவின் பிற நகரங்களில் உள்ள பாரம்பரிய உணவகங்களில் ஹால்பாயை ருசிக்க முடியும். குறிப்பாக, பெங்களூரு பசவன்னக்குடியில் இருக்கும் 'ஹல்லி திண்டி' என்ற கிராமிய உணவகத்தில் மங்களூர் சுவையில் அரிசி ஹால்பாய், ராகி ஹால்பாய் கிடைக்கிறது. ஹால்பாய் சத்தான, மென்மையான, சுத்தமான இனிப்பு.

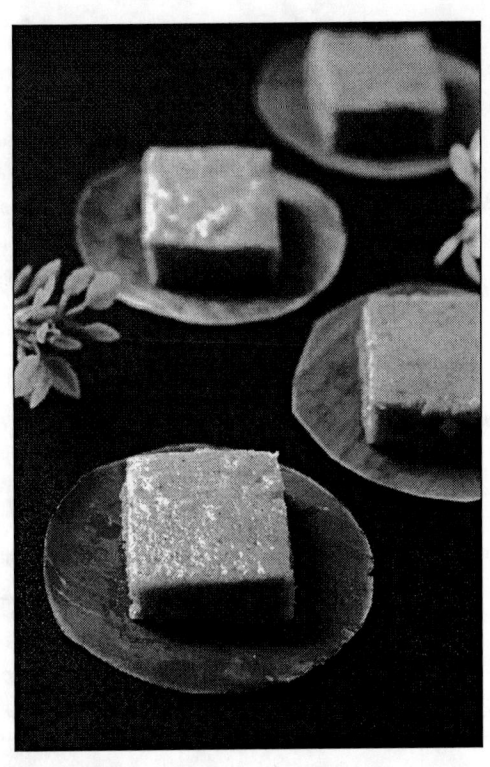

வெ. நீலகண்டன்

8
ஜோலதா ரொட்டி

அமிலத்தை உண்டாக்குவது, காரத்தை உண்டாக்குவது என உணவை இரண்டு வகையாக பிரிக்கிறார்கள். பொதுவாக மனித உடம்பில் ஓடித்திரியும் ரத்தத்தில், அமில, கார விகிதமானது 20:80 என்ற அளவில் இருக்கவேண்டும். ஆனால், தற்போதைய உலகளாவிய உணவுப்பழக்கம் அமிலத்துக்கே முதன்மையளிக்கிறது. பதப்படுத்தப்பட்ட பாலுணவு, பருப்புணவு, கொழுப்புணவு, டீ, காபி போன்றவை ரத்தத்தில் அமிலத்தன்மையை மிகச்செய்து விடுகின்றன. அமிலம் அதிகமானால் முதுமை முந்திவிடும்.

உலகமே ஒன்றுபட்டு இயங்கும் இந்த தருணத்திலும் கூட கர்நாடக மக்கள் தங்கள் மரபுணவுகளில் சமரசம் செய்துகொள்ளவில்லை என்பது நமக்கெல்லாம் பாடம். குறிப்பாக, வடகர்நாடக மக்களின் உணவுகள் மிகச் சரிவிகிதமானவை. எளிதான ஜீரணத்தன்மை கொண்ட, கொழுப்பு சமாச்சாரங்கள் அண்டாத இம்மக்களின் உணவுகள் தானிய வகையிலானவை. ஜோலதா ரொட்டியும் அவ்விதமான ஒரு சத்துணவே. 'ஐதாராபாத் கர்நாடகா' என்று அழைக்கப்படும் ஆந்திர எல்லையோர நகரான பீதர் நகரத்து ஸ்பெஷல் இது.

துங்கபத்ரா நதிக்கரையில் அமர்ந்திருக்கும் அழகிய நகரான பீதருக்கு ஏகப்பட்ட அடையாளங்கள். ராகவேந்திரரின் தலைமை

மந்த்ராலயம், தங்கத்தைச் சுரந்துகொண்டே இருக்கும் ஹட்டி தங்கச்சுரங்கம் போன்ற முக்கியத்துவம் மிகுந்த பல அம்சங்கள் இங்குண்டு.

சோளம், கம்பு, பயறு என தானியவகைகளை விளைவித்துத் தள்ளுகிறது பீதர் மண். உணவென்பது வாழும் சூழலையும், மண்ணின் தன்மையையும் பொறுத்தது என்பதால் இயல்பாகவே இம்மக்களுக்கு சத்துணவும், சரிவிகித உணவும் சாத்தியமாகிறது.

ஜோலதா ரொட்டிக்கு சோளம் தான் மூலம். அதுவும் 'வெண்சாமரச் சோளம்' என்றொரு வெள்ளைச்சோள வகை இங்கே விளைகிறது. மென்மையான இனிப்புச் சுவை கொண்ட இந்த தம்மாத்துண்டு சோளத்துக்குள் மனிதனுக்குத் தேவையான அத்தனை சத்துக்களும் மிகுந்திருக்கிறது.

சோளம் மேற்குலக நாடுகளில் இருந்து இந்தியாவுக்கு வந்தது என்றொரு கருத்துண்டு. சோளத்தை முதன்மைப்படுத்தி அமெரிக்கா போன்ற நாடுகள் பல தொழில்களைச் செய்கின்றன. ஆனாலும் நம் இமயமலைக் காடுகளில் ஆதியில் முளைத்த காட்டுச்சோளமே இன்றைய சோளவகைகளுக்கெல்லாம் தாய் என்கிறார்கள் ஆய்வாளர்கள்.

பார்க்க, சப்பாத்தியைப் போலுள்ள ஜோலதா ரொட்டி, சுவையில் வித்தியாசமாக இருக்கிறது. பீதார், பெல்லாரி, குல்பர்ஹா, ராய்ச்சூர் உள்ளிட்ட ஆந்திர எல்லையோர மாவட்டங்களில் அனைத்து உணவகங்களிலும் அன்றாட உணவாகக் கிடைக்கிறது.

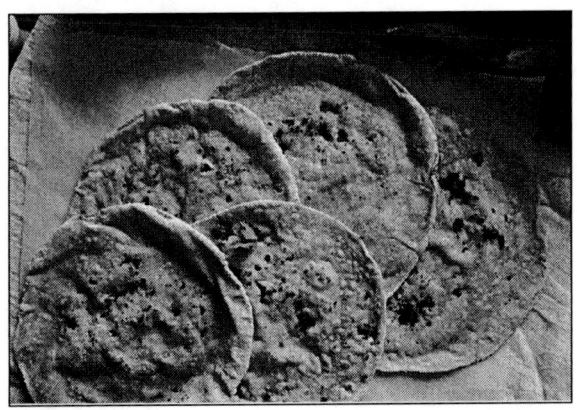

வெ. நீலகண்டன்

வெறும் வெண்சாமரச் சோளமாவு. சுடுதண்ணீரை ஊற்றி கட்டிபட்டுவிடாமல் சப்பாத்தி மாவு பதத்துக்கு பிசையவேண்டும். நன்கு அடித்து பிசைந்தபிறகு, சிறுசிறு உருண்டைகளாக்கி, தோசைக்கல்லில் அகலதட்டி வேகவிட்டு எடுக்கவேண்டும்.

உப்பு, எண்ணெய் உள்ளிட்ட அமிலப்பொருட்கள் எதற்கும் அனுமதியில்லை. அதற்காக, இதைப் பத்திய உணவென்றும் சொல்வதற்கில்லை.

ஜோலதா ரொட்டியின் சிறப்பே அதன் சைடிஷ் தான். பச்சை மாறாத கத்திரிக்காய் பொறியல். முளைகட்டிய பயறு.

ரொட்டியைப் பிய்த்து, நடுவில் இவற்றை அள்ளிவைத்து மடித்துத் திணித்தால் அடுத்தவாய்க்கு ஏங்கும் நாக்கு.

9
காய்ஹோளிகே

'உகாதி', கர்நாடகத்தின் மிகமுக்கிய பண்பாட்டு விழா. அச்சமயம் இல்லத்துக்கு வரும் விருந்தாளிகளை கர்நாடக சகோதரர்கள் உபசரிக்கும் விதமே சிலிர்க்கச் செய்யும். வீட்டுக்குள் நுழைந்ததும் சிறிது வேப்பங்கொழுந்தைத் தந்து சாப்பிடச் செய்வர். அக்கசப்பு நாவில் படரும்முன்னே ஒரு வெல்லத்துண்டை தந்து சுவைக்கச் சொல்வர். 'கசப்புகளைக் கடந்து நம் உறவு எக்காலமும் இனிக்க வேண்டும் என்பதே அந்த உபசரிப்பின் உள்ளடக்கம்.

உகாதி கொண்டாட்டத்தின் இன்னொரு அம்சம் காய்ஹோளிகே. இதன் தாயகம் மைசூர். உகாதியின் அங்கமாக இருந்த இந்த பதார்த்தம், அண்மைக்காலங்களில் அன்றாட சிற்றுணவாக மாறிவிட்டது. பெங்களூர் உள்ளிட்ட பிற நகரங்களில் இது கிடைத்தாலும், அடர்ந்த நெய்மணம், தெவிட்டாத இனிப்பு, நாவை உறுத்தாத பதம் கொண்ட மைசூர் நகரத்து காய்ஹோளிகேவை ருசிப்பது தனி அனுபவம்.

நம்மூரில் கிடைக்கும் தேங்காய் போளியை ஒத்த பதார்த்தம் தான் இது. எல்லைப்பகுதியில் 'ஒப்பட்டு' என்ற பெயரில் இந்த பதார்த்தம் கிடைக்கிறது. ஆனால், சேர்மானம், செய்முறையில் மற்றவைகளோடு ஒப்பிடமுடியாததாக இருக்கிறது.

வெ. நீலகண்டன்

காயி என்றால் தேங்காய். தேங்காயும் அச்சுவெல்லமுமே காய்ஹோலிகேயின் முக்கிய சேர்மானம். மண்டியாவில் இருந்து அச்சுவெல்லமும், கடலோரப் பகுதிகளில் இருந்து தேங்காயும் வண்டி, வண்டியாக மைசூருக்கு வந்து இறங்குகின்றன. அதே அளவுக்கு அங்கிருந்து தயாராகிச் செல்கிறது காய்ஹோளிகே. குடிசைத் தொழிலாக வீட்டுக்கு வீடு செய்து வெளிநகரங்களுக்கு அனுப்புகிறார்கள்.

மைசூர் திவான்ஸ் சாலையில் உள்ள அனந்தைய்யாவின் தயாரிப்புக்கு கர்நாடகம் முழுமையும் நல்ல பெயர். நாலைந்து பேர் அனந்தைய்யாவிடம் வேலை செய்கிறார்கள். 'ஸ்ரீதேவி காண்டிமெண்ட்ஸ்' என்று ஒரு ஹோளிகே கடையும் நடத்துகிறார். நெல்லையில் இருட்டுக்கடை போல மைசூரில் ஸ்ரீதேவி.

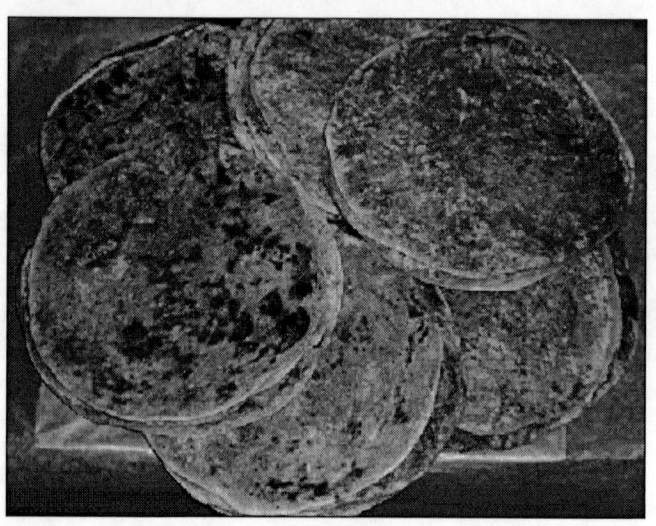

காய்ஹோளிகேவுக்குத் தேவை, நடுத்தரமான ஒரு தேங்காய். 300கி வெல்லம். சன்னரவா அரைக்கிலோ. தேவைக்கேற்ப நெய். இதுதவிர, கசகசா, ஜாதிக்காய், ஏலக்காய், தேங்காய்ப்பவுடர்.

தேங்காயைத் துருவி அரைத்துக்கொள்ள வேண்டும். வெல்லத்தைப் பாகு காய்ச்சி, அதில் தேங்காய்ப் 'பேஸ்ட்'டைக் கொட்டி கொஞ்சம் வேகவிட வேண்டும். தேங்காய் பேஸ்ட் வெந்து சிதையும் தருணத்தில், மசாலாக்கள், தேங்காய்பவுடர், ரவாவில் பாதியைக் கொட்டி, கிண்டி இறக்கி ஆறவைத்து சிறுசிறு உருண்டைகளாகப் பிடித்துக் கொள்ளவேண்டும். பூரணம் தயார்.

அடுத்து, மிச்சமுள்ள ரவாவோடு மைதா, சிறிது மஞ்சள்தூள், உப்பு கலந்து சப்பாத்தி மாவு பதத்துக்கு பிசைந்து 10 நிமிடம் ஊறவிட வேண்டும். பின், பூரணம் அளவுக்கு இதையும் உருண்டை பிடித்து, தட்டிவிரவி இதன்மேல் பூரண உருண்டையை வைத்து இரண்டையும் இணைபிரியா அளவில் பூரிக்கட்டையால் தேய்த்து தோசைக்கல்லில் போட்டு வேகச் செய்யவேண்டும். வெல்லமும், தேங்காயும் இணைந்து நாசியைத் தீண்டும்போது பதம்பார்த்து எடுத்து விடவேண்டும். சூடாகச் சாப்பிடுவது தனிச்சுவை.

தேங்காய்க்குப் பதிலாக துவரம்பருப்பு, கடலைப்பருப்பு பூரணம் வைத்தும் ஹோளிகே செய்கிறார்கள். ஆனால் காய்ஹோளிகே அளவுக்கு அவற்றை வைத்துச் சாப்பிடவோ, சுவைத்துச் சாப்பிடவோ முடியவில்லை.

வெ. நீலகண்டன்

10

கோசம்பரி

குனிகல், மலைகள் அடர்ந்த கரிசல்காடு. தும்கூரை ஒட்டியிருக்கும் பழமையான நகரம். கன்னடத்துக்கு சமமாக தமிழும் ஒலிக்கும் இந்நகரில் நேத்ராவதி நதி தவழ்ந்தோடுகிறது. அந்நதியின் புண்ணியத்தில் பலநூறு ஏக்கரில் தென்னையும், காய்கறிகளும் விளைந்து குவிகின்றன. சென்னை, கோயம்பேடு மார்க்கெட்டில் விற்பனையாகும் காய்கறிகளில் கணிசமானவை குனிகல் மண்ணில் விளைபவை தான். பழமை மாறாத வாழ்க்கையும், சிதைந்து போகாத விவசாயப் பண்பாடும், நேசம்மாறாத விருந்தோம்பல் பண்பும் குனிகலை தனித்து அடையாளம் காட்டுகின்றன.

குனிகலில் உருவாகி, கர்நாடக மக்களின் உணவுப்பட்டியலில் தவிர்க்கமுடியாத இடத்தைப் பிடித்துவிட்ட உணவுதான் கோசம்பரி.

தஞ்சையை ஒட்டியுள்ள டெல்டா பகுதிகளில், வீட்டை ஒட்டி வாழை, தென்னை மரங்களை வளர்ப்பார்கள். வீட்டுக்கு திடீரென வந்து நிற்கும் விருந்தாளிகளை உபசரிக்க வாழைக்காய் துவையல், வாழைத்தண்டு மோர்ப்பச்சடி, பச்சைமிளகாய் கொரடா, தேங்காய் தயிர் குளப்பி என அவற்றில் விளைந்து கிடப்பதை வைத்தே உடனடி உணவுகளை தயார் செய்வார்கள்.

அதைப்போல குனிகல் மக்கள் தயார்செய்யும் இன்ஸ்டண்ட் சாலட் வகை உணவுதான் கோசம்பரி. காய்கறிகள், தேங்காய், பருப்பு

இணைந்த சத்தான உணவு. சாப்பாட்டுடன் தொட்டுக்கையாக சேர்த்துச் சாப்பிடலாம். தனித்து ஸ்னாக்ஸாகவும் சாப்பிடலாம்.

கர்நாடகாவின் கடைக்கோடி நகர உணவகங்களில் கூட சாப்பாட்டோடு சேர்த்து கோசம்பரி பரிமாறுவார்கள். வீட்டு விஷேசங்களிலும் தவறாமல் இடம்பெறுகிறது. குறிப்பாக திருமண விருந்துகளில் வாழை இலையின் வலது மேற்புறத்தில் இதை பரிமாற வேண்டும் என்பது ஐதீகம். ராமநவமி மற்றும் மங்கள கௌரி நோன்புகளில் கோசம்பரி நைவேத்தியமாக படைக்கப்படுகிறது.

காய்கறிகளை சமைக்காமல் சாப்பிட்டால் அனைத்துச் சத்துக்களும் சேதாரம் இல்லாமல் உடம்பில் சேரும் என்கிறார்கள் மருத்துவர்கள். பச்சைக் காய்கறிகளில் புற்றுநோயைத் தடுக்கும் பீட்டா கரோட்டின் என்ற எதிர்ப்புச்சத்து உள்ளது. இது புற்றுநோயைத் தடுக்கவல்லது. மென்று சாப்பிட நேரமில்லாத பரபரப்பான அவசர உலகத்தில் உழன்று தவிப்பவர்கள் வாரம் ஒருமுறையாவது கோசம்பரியை உணவில் சேர்த்துக் கொள்வது நல்லது. மிக எளிதான செய்முறை தான்.

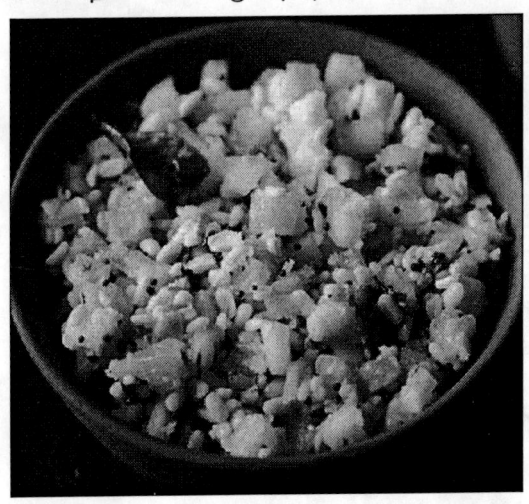

கோசம்பரிக்குத் தேவை 1 கப் பாசிப்பருப்பு. கால்மூடி தேங்காய் துருவல். இரண்டு கேரட், வெள்ளரி. (விரும்பினால் முட்டைகோஸ், பீட்ரூட், முள்ளங்கியையும் சேர்த்துக் கொள்ளலாம்.) தேவைக்கேற்ப கொத்தமல்லி, பச்சை மிளகாய், இஞ்சி, உப்பு, பெருங்காயம், 1 எலுமிச்சைப்பழம்.

பாசிப்பருப்பை தண்ணீர் ஊற்றி ஊறவைக்க வேண்டும். கேரட்டை துருவவேண்டும். பச்சை மிளகாய், வெள்ளரி, இஞ்சியை சிறுசிறு துண்டுகளாக வெட்டிக்கொள்ள வேண்டும்.

பருப்பு நன்கு ஊறியதும் தண்ணீர் இல்லாமல் வடிகட்டி, அதில் கேரட், வெள்ளரி, கொத்தமல்லி, இஞ்சியைப் போட்டு கிளறவேண்டும். ஒரு சட்டியை அடுப்பில் வைத்து சிறிதளவு எண்ணெய்விட்டு, கடுகு போட்டுத்தாளித்து வெடிக்கும் தருணத்தில், பச்சைமிளகாய், பெருங்காயத்தைப் போட்டு வதக்க வேண்டும். வதங்கியதும் அதைப் பருப்புக்கலவையில் கொட்டி தேவையான அளவு உப்பு, கொத்தமல்லியைப் போட்டு கிளறி, எலுமிச்சைப்பழத்தைப் பிழிந்துவிட்டால் கோசம்பரி ரெடி.

பாசிப்பருப்புக்கு பதில் சில உணவகங்களில் கடலைப் பருப்பு போட்டும் செய்கிறார்கள். எதுவாகினும், கர்நாடக சமையலின் மீதே மரியாதையை உருவாக்குகிறது கோசம்பரி.

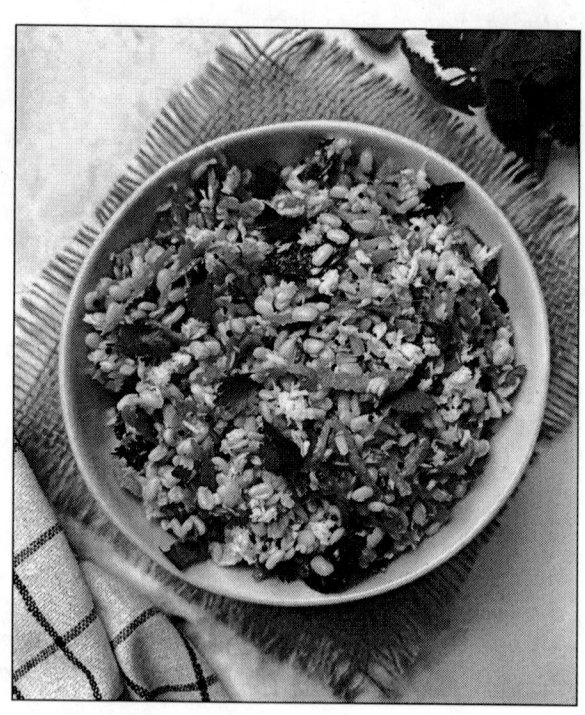

11
கோதி அல்வா

பால்கன் டாஹினி... இதுதான் உலகிலேயே அதிக மக்களால் விரும்பப்படும் அல்வா. தென்கிழக்கு ஐரோப்பிய நாடுகளில் வசிக்கும் பால்கன் இன மக்களின் பாரம்பரிய இனிப்பான இது, எள், வெண்ணெய், பதப்படுத்தப்பட்ட பருப்புகள், சர்க்கரை கொண்டு தயாரிக்கப்படுகிறது.

அல்வா என்ற இனிப்பு எந்த நாட்டில் தோன்றியதோ தெரியவில்லை. ஆனால் அத்தனை இனக்குழுக்களிடமும் அல்வாவைப் போன்றதொரு பதார்த்தம் புழக்கத்தில் இருக்கிறது. அல்பேனியாவில் சாக்லெட் அல்வா, அர்ஜெண்டினாவில் மேன்டஹால் அல்வா, பங்களாதேஷில் சுஜீர் அல்வா, எகிப்தில் தாஹிரியா அல்வா, ஈரானில் ரோள் அல்வா, பராகுவே நாட்டில் ஷோயித்தா... இப்படி நாட்டுக்கு நாடு சேர்மானம், செய்முறையில் சிறுசிறு வேறுபாட்டோடு பலவித அல்வாக்கள் மக்களின் கொண்டாட்டங்களை சுவாரஸ்யமாக்குகின்றன.

இந்தியாவிலும் மாநிலத்துக்கு ஒரு அல்வாவகை உண்டு. வட கர்நாடகத்தில் பூசணியில் செய்யப்படும் காசிஅல்வா. பெங்களூரில் தேன்அல்வா பிரபலம். கேரளாவில் நேந்திரம் பழத்தால் செய்யப்படும் அல்வா. கோழிக்கோடு பகுதியில், அரிசிமாவால் செய்யப்படும் 'கறுத்தஅல்வா.' தமிழகத்திலும்

வட்டாரத்துக்கு ஒரு அல்வாவகை. சேலம் மாவட்ட பழங்குடிகள் ராகியால் அல்வா செய்கிறார்கள். திருநெல்வேலியில் இருட்டுக்கடை. திசையன்விளையில் மஸ்கோத் அல்வா. இராமநாதபுரத்தில் தொதல். ஸ்ரீவில்லிபுத்தூரில் பால்அல்வா.

இதைப்போல, மைசூர் அருகேயுள்ள ஆன்மிகத்தலமான பாண்டவபுராவின் ஸ்பெஷல்தான் கோதி அல்வா.

பாண்டவபுரா, கர்நாடகத்தின் முக்கிய ஆன்மிகத் தலம். ராமானுஜர் தங்கியிருந்த புனிதமண் இது. அவர் ஸ்தாபித்த செல்வநாராயண சுவாமி கோவில் 108 வைணவத் திருத்தலங்களில் ஒன்றாக விளங்குகிறது. அக்கோவிலை ஒட்டி ராமானுஜர் வெட்டிவைத்த தீர்த்தக்குளம், எக்காலத்திலும் வற்றாமல் பக்தர்களின் தாகத்தைத் தீர்க்கிறது. திருப்பதிக்குப் போனால் லட்டு வாங்குவதைப் போல, பாண்டவபுரா போனால் கோதிஅல்வா வாங்காமல் வருவதில்லை பக்தர்கள்.

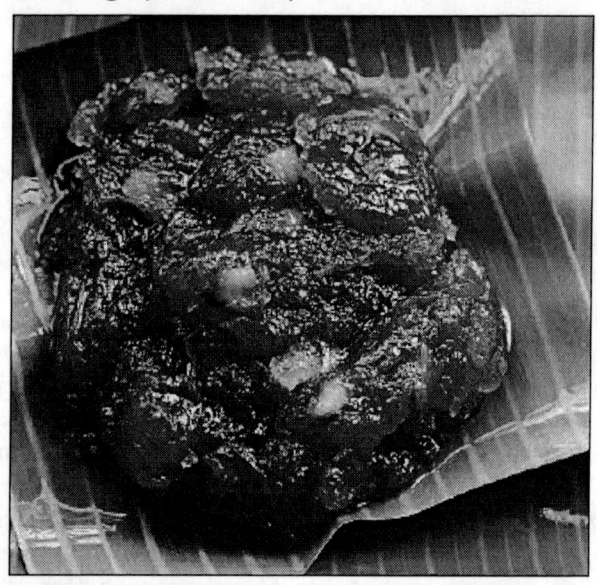

கோதிஅல்வா கோதுமையால் தான் செய்யப்படுகிறது. அரைக்கிலோ கோதுமைக்கு 2 கிலோ சர்க்கரை. ஒன்னேகால் கிலோ நெய்... முந்திரி 200கிராம். இதுதவிர ஏலக்காய், பாதாம்பருப்பு.

கோதுமையை மூன்றுநாள் ஊறவைக்கிறார்கள். 4ம்நாள் காலை, அதை ஆட்டுரலில் இட்டு மாவாக்கி, அந்தமாவை வெள்ளை துணியில்

வைத்து பிழிந்து பால் எடுக்கிறார்கள். அந்தப்பாலை 2 நாள் புளிக்க வைக்கிறார்கள். அதன்பிறகு, அந்தப்பாலில் சர்க்கரையைக் கலந்து, அடுப்பில் வைத்து, நெய்யை சிறிது, சிறிதாக ஊற்றி 2 மணி நேரத்துக்கும் மேலாக கிண்டுகிறார்கள். நீர்த்தன்மை சுண்டி, கெட்டிப்பதம் வரும்போது நெய்யில் வறுத்த முந்திரி, பாதாம் பருப்பையும், உதிர்த்த ஏலக்காய் விதைகளையும் போட்டு இறக்கினால், கமகம ஏலவாசனையோடு கோதிஅல்வா ரெடி.

கோதண்டரின் திருவுருவை தரிசித்த உணர்வால் மனது இனிக்க, கோதி அல்வாவால் நாவினிக்க, பாண்டவபுரா பயணம் மறக்கமுடியாத அனுபவமாக இருக்கிறது.

12
கோதிக்கடி

ஆந்திராவை ஒட்டியுள்ள கர்நாடக எல்லைநகரம் கொப்பல். எல்லாத் திசைகளிலும் பசுமை படர்ந்து கிடக்கும் இந்நகரை கோதாவரி, கிருஷ்ணா, துங்கபத்ரா ஆகிய மூன்று நதிகள் தழுவிச்செல்கின்றன. கர்நாடக மக்களின் உணவுத்தேவையில் பாதியை இம்மண் தான் நிறைவு செய்கிறது. நெல், ராஹிக்கு இணையாக கோதுமையும் விளையும் ஒரே கர்நாடக மாவட்டம் கொப்பல் தான்.

உள்ளூர் வயலிலேயே விளைவதால் இப்பகுதி மக்களின் உணவில் நெல்லுக்கு இணையாக இடம் பிடித்திருக்கிறது கோதுமை. வழக்கமான பூரி, சப்பாத்தி என்று போரடிக்காமல், பாயாசம், அடை, வடை என்று கோதுமையை கொண்டாட்ட பண்டமாக மாற்றி வைத்திருக்கிறார்கள் கொப்பல் மக்கள்.

கோதிக்கடி, பாயசம் பதத்தில் கோதுமையால் செய்யப்படும் இனிப்பு. தித்திப்பும், வாசனையும் கோதிக்கடியையும், கொப்பல் நகரத்தையும் மறக்கமுடியாமல் செய்கின்றன.

கொப்பல் நகரத்து உணவகங்களில் உணவோடு சேர்த்து கோதிக்கடியை பரிமாறுகிறார்கள். வீடுகளுக்கு வரும் விருந்தினர்களுக்கு செய்து கொடுத்து நாவோடு சேர்த்து உள்ளத்தையும் இனிக்கச் செய்கிறார்கள் இப்பகுதி மக்கள்.

கோதுமை சத்துள்ள தானியம். உடல்பலத்தையும், ஆன்ம பலத்தையும் மேம்படுத்தவல்ல உணவு. காசநோய், பாலியல் குறைபாடுகளுக்கு கோதுமைப் பால் மருந்துதான். கோதுமை மட்டுமின்றி, கோதுமைப் புல்லும் அருமருந்து. கோதுமைப்புல் ஜூஸை பச்சைரத்தம் என்கிறார்கள். வெறும் வயிற்றில் பருகினால் புற்றுநோய் தாக்கமே குறையுமாம். சென்னையில் உள்ள பல மெஹாமால்களில் 100 மில்லி 30 ரூபாய்க்கு கோதுமை ஜூஸ் கிடைக்கிறது. இயற்கை உணவுப்பொருள் விற்பனை மையங்களில் பச்சைப்பசேல் புற்களை விற்கிறார்கள்.

கோதுமையின் பூர்வீகம் தென்மேற்கு ஆசியா. மெல்ல மெல்ல உலகத்தை ஆக்கிரமித்த இந்த தானியம், இன்று, சோளத்துக்கு அடுத்தபடியாக உலகில் அதிகம் பயிரிடப்படும் உணவுப்பொருளாக மாறியிருக்கிறது. கோதுமையில் முதன்மையான மூன்றுவகைகள் உண்டு. ரொட்டிகோதுமை, மக்ரோனி கோதுமை, சம்பாக்கோதுமை. கொப்பலில் விளைவது சம்பாக்கோதுமை. தமிழகத்தில் நீலகிரி, பொள்ளாச்சிப் பகுதிகளில் கொஞ்சமாக இக்கோதுமை பயிரிடப்படுகிறது.

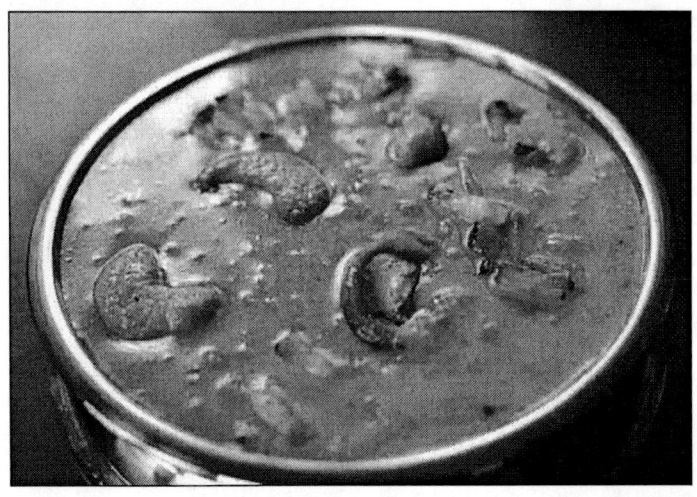

கோதிக்கடி சம்பா கோதுமையில் செய்யப்படுகிறது. 1 கிலோ கோதுமையை மிக்சியில் போட்டு ஒன்றிரண்டாக உடைத்து தண்ணீரில் ஊறவைக்க வேண்டும். 100 கிராம் பச்சரிசியை ஊறவைத்து, அதோடு அதே அளவு தேங்காய்த்துருவல், கொஞ்சம் ஏலக்காய் சேர்த்து மாவாக அரைத்துக்கொள்ள வேண்டும். ஊறவைத்த கோதுமையை வேகவைக்க

வெ. நீலகண்டன்

வேண்டும். நன்கு வெந்ததும், 300கிராம் அச்சு வெல்லத்தைப் போட்டு கிளறவேண்டும். வெல்லம் கரையும் தருணத்தில், உலர்திராட்சை, முந்திரி, லவங்கத்தோடு, அரைத்து வைத்த மாவுக்கலவையைக் கொட்டி அடிப்பிடிக்காமல் கிண்ட வேண்டும். வெந்து வாசனை பரவும் பதத்தில், கால் லிட்டர் பால், 50கிராம் பாதாம்பருப்பு சேர்த்து கொதிக்க விடவேண்டும். கோதிக்கடி ரெடி.

வாசனையை ரசனையாக இருக்கிறது. பார்த்தால், பசிக்கான சுரப்பிகள் கட்டில்லாமல் சுரக்கின்றன. ருசித்தால், கொப்பல் நகர மக்கள் மீதே மரியாதை பிறக்கிறது.

13
கொட்டே கடுபு

கர்நாடகாவின் முக்கிய துறைமுக நகரங்களில் கார்வார் முதன்மையானது. உத்தர கர்நாடகாவின் தலைநகரான கார்வார், கற்கோவில்கள் நிறைந்த பழமையான நகரம். கோவாவை ஒட்டி அமைந்துள்ள இந்நகரில் நடந்தாலே மூலிகை படர்ந்த வாசனை நாசியை ஈர்க்கிறது. காரணம் கொட்டே கடுபு. இங்கு எந்த உணவகத்தில் நுழைந்தாலும் கொட்டே கடுபுவை ஒரு பிடி பிடிக்கலாம்.

கடுபு என்பது கொளுக்கட்டையின் பொதுப்பெயர். ஆனால் 'கொட்டே கடுபு' என்பது கொளுக்கட்டை இல்லை. பலாஇலையில் வார்க்கப்படும் இட்லி.

வாழையைப் போலவே பலாவும். வேரில் இருந்து இலை வரை எல்லாமும் பயன்படு பொருட்கள் தான். பலாவுக்கும் தென்னிந்தியர்களுக்கும் நெடுங்கால பந்தமுண்டு. குறிப்பாக நம் குற்றாலக்குறவஞ்சி பலாவைப் பற்றி பாடுகிறது. இலங்கை, பிரேசில், மலேசியா நாடுகளில் பலா விவசாயம் பிரதானமாக இருந்தாலும் இதன் தோற்றுவாய் நம் இந்தியா தான். உலகின் முதல் பலாமரம் நம் மேற்கு தொடர்ச்சி மலையில் தான் தோன்றியிருக்கிறது. இந்தியாவுக்கு வந்த யாத்ரீகர்கள் வழியாக இது பிறநாடுகளுக்குப் பரவியது. ஏகாரவல்லி, சக்கை, பலவு, பலாசம், வருக்கை, பனசம் என்றெல்லாம் பலாவைக் கொண்டாடுகிறது வட்டாரத் தமிழ்.

வெ. நீலகண்டன்

பழங்களின் அரசன் என்று போற்றப்படும் பலாப்பழம் மிகுந்த சத்து நிறைந்தது. 'சத்துக்களின் பேழை' என்கிறார்கள் சித்த மருத்துவர்கள். இதுபற்றிய ஆய்வுகள் நடந்து வருகின்றன. பழம் மட்டுமின்றி, பலா இலையும் ஏகப்பட்ட மருத்துவ அம்சங்களை தன்னுள்ளே பதுக்கி வைத்திருக்கிறது. இந்த இலைகளைக் கோர்த்து, அதில் உணவு உட்கொண்டால், வயிற்றுப் பிரச்னை அத்தனையும் சொல்லாமல், கொள்ளாமல் ஓடிவிடுமாம். குறிப்பாக அல்சருக்கு அருமருந்து. இலையில் சாப்பிட்டாலே இவ்வளவு பலன் என்றால், இலையிலேயே உணவு சமைத்தால்..?

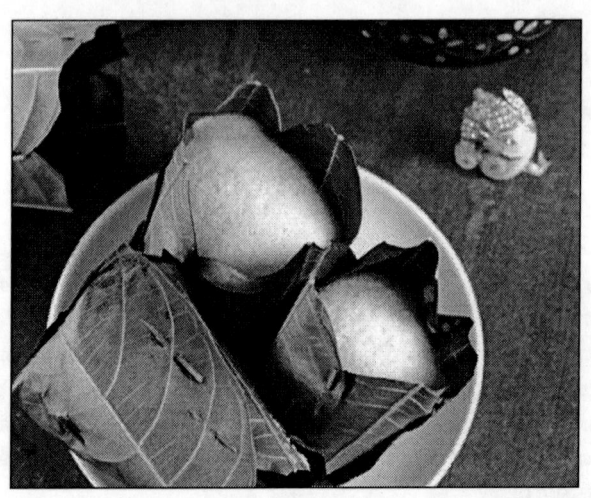

ஆமாம். 'கொட்டே கடுபு' என்பது பலாப்பழ இலையில் வார்க்கப்படும் இட்லி தான். நான்கைந்து இலைகளை கோர்த்து, மாவு ஒழுகாவண்ணம் தொன்னைகளை போல செய்துகொள்ள வேண்டும். 1 கப் பச்சரிசி, 1 கப் தேங்காய் துருவல், அரை கப் உளுந்து. உளுந்தையும், அரிசியையும் ஊறவைத்து, தனித்தனியாக அரைத்துக்கொள்ள வேண்டும். தேங்காய்ப்பூவை கரகரப்பாக அரைத்து மூன்றையும் ஒன்றாக கலக்கி, குறைந்தது 6மணி நேரம் புளிக்க வைக்கவேண்டும். பின்னர் இந்த மாவை, கோர்த்து வைத்துள்ள பலா இலைத் தொன்னைகளில் ஊற்றி இட்லித்தட்டில் வேக வைக்க வேண்டும். பலா இலை கறுத்து, மெல்லிய மூலிகை வாசனை பரவும்போது இறக்கினால் கொட்டே கடுபு ரெடி. இதற்கு சிறந்த சைடிஷ், தேங்காய் சட்னி.

பலா இலை வாசனை சொட்டச் சொட்ட, கொட்டே கடுபுவை சாப்பிட மிகச்சுவையாக இருக்கிறது. அதேநேரம்,

பித்தம் மிகுந்தவர்கள் இதை அளவோடு சாப்பிட வேண்டும். உணவகங்களிலேயே இதைச் சொல்லித்தான் கொடுக்கிறார்கள்.

கார்வார் தவிர, கர்நாடக மாநிலத்தின் பிற நகரங்களிலும் கொட்டே கடுபு கிடைக்கிறது. குறிப்பாக பெங்களூர், பசவனக்குடியில் உள்ள ஹல்லி திண்டி உணவகத்தில் கிடைக்கும் கொட்டே கடுபுவில் கார்வார் சுவை. இதுதவிர தமிழக-கர்நாடக எல்லைப் பகுதிகளிலும் இதை ருசிக்க முடிகிறது.

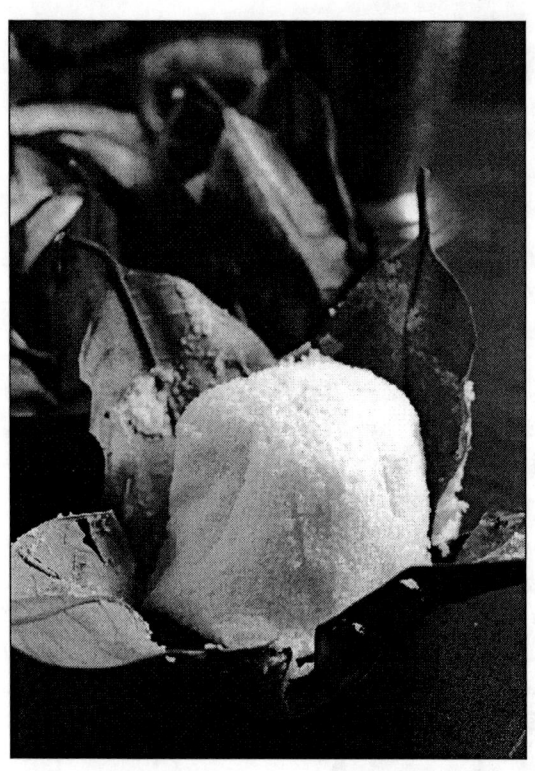

வெ. நீலகண்டன்

14

குந்தா

தென்னிந்தியாவின் முதல் பெண் விடுதலைப் போராளியை தந்த மண் பெல்காம். ஆயுதம் தரித்து போராடிய வீரமங்கை சித்தூர் ராணி சென்னம்மா தான், பிற்காலத்தில் சுதந்திரக்காக களமாடிய எல்லாப் பெண்களுக்கும் முன்னோடி. அந்தவகையில், புனிமான மண் பெல்காம்.

நம்மூரில் குமரிக்கு ஏற்பட்டுள்ள நெருக்கடி, கர்நாடகாவில் பெல்காமுக்கு. கேரளக்கரையோரம் இருப்பதால், குமரி இரட்டைப் பண்பாட்டில் ஊடாடுவது போல, மகாராஷ்டிரத்துக்கு பக்கம் இருப்பதால் பெல்காமில் உணவு, உடை தொடங்கி எல்லாவற்றிலும் அம்மக்களின் சாயல். கோதுமை ரொட்டி, எள்ளுச் சட்னி, தேங்காய்ப் பிரட்டல் என மகாராஷ்டிர உணவுகளே இங்கே முக்கியத்துவம் பெறுகின்றன. விவசாயமும், மேய்ச்சலும் தான் இம்மக்களின் பிரதான தொழில்கள்.

கால்நடை வளர்ப்பு மிகுந்திருப்பதால் பால்உற்பத்தி அதிகம். கர்நாடகா மட்டுமின்றி மகாராஷ்டிராவின் பால்தேவையில் பாதியை பெல்காமே தீர்த்து வைக்கிறது. தேவைக்கும் மேலாகவே உற்பத்தியாவதால் பாலை மதிப்பூட்டியும் விற்கிறார்கள். அவ்விதம், மதிப்பூட்டித் தயாரிக்கப்படும் இனிப்பு தான் குந்தா. உலகத்தையே வசீகரிக்கிற இனிப்பு.

பால், நெடுங்காலமாக சர்ச்சைக்குரிய உணவாகவே இருந்து வருகிறது. பால்குடிப்பது நல்லதா? கெட்டதா? என்ற கேள்விக்கு இருவிதமாகவும் பதில்கள் உலவுகின்றன. அமெரிக்கா, இங்கிலாந்து நாடுகளில் சுமார் 3000 பேரை வைத்து நடத்தப்பட்ட ஒரு ஆய்வில், தினமும் ஒரு குவளையேனும் பால் அருந்துபவர்கள் சர்க்கரை, இதயநோய்களை வெல்கிறார்கள் என்றும், மனஅழுத்தம் போன்ற உளவியல் பிரச்னைகளுக்கு பால் நிவாரணியாக இருக்கிறது என்றும் கண்டறிந்துள்ளார்கள். நம்மூரில் சில மருத்துவர்கள் பால் தேவையற்ற புரதங்களை உடலில் சேமிக்கிறது. எனவே அது தேவையில்லை என்கிறார்கள். ஆயுர்வேதமோ பால், வாதம், பித்தம், கபம் உள்ளிட்ட மூன்று தோஷங்களையும் சமப்படுத்தும் முழுமையான, செறிவான சக்திகள் அடங்கிய பானம் என்று கொண்டாடுகிறது.

இந்த சர்ச்சை ஒருபுறம் இருக்க, நம்மூரில் சிலர்செய்யும் கலப்படம் இருக்கிறதே, விபரீதமானது. பால் நெடுநேரம் கெட்டுப்போகாமல் இருக்க யூரியா போன்ற ரசாயனங்களை கலக்கிறார்களாம்.

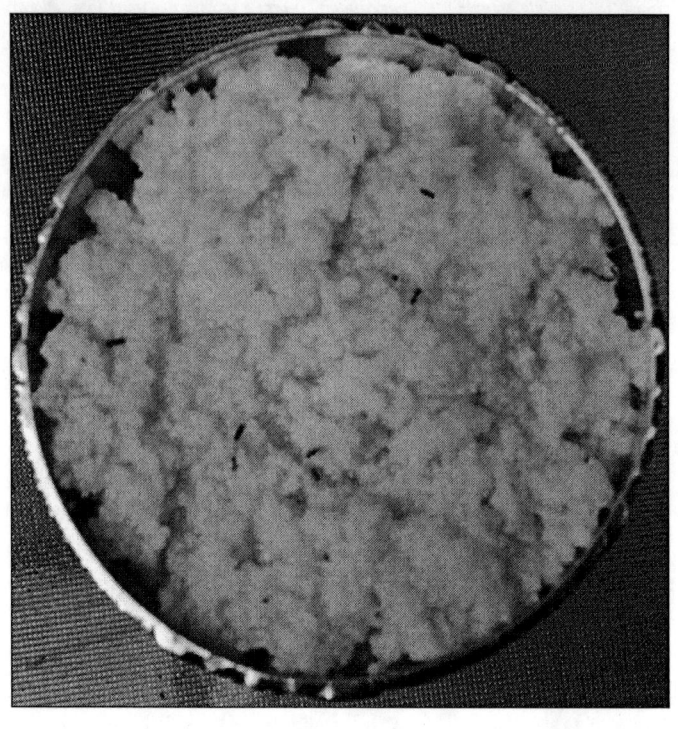

வெ. நீலகண்டன்

பாலை கெட்டியாக்க ஜவ்வரிசி மாவைச் சேர்க்கிறார்களாம். அந்தப்பாலைக் குடித்தால் சிறுநீரகம் பாதிக்குமாம். மாட்டின் மடுவில் ஊறும் கடைசிச்சொட்டு பாலையும் கறந்துவிடும் வேட்கையில் 'ஆக்சிடோசின்' என்ற ஊசியை மாட்டின் மடுவில் போடுவதாகவும் ஒரு தகவலுண்டு. இது பெண்பிள்ளைகளின் இயல்பை சிதைத்துவிடும்.

ஆனால், பெல்காம் பாலில் இந்த விவகாரங்கள் ஏதும் இல்லை என்கிறார்கள். அங்கு தயாரிக்கப்படும் குந்தா போன்ற பால்பொருட்கள் உலகம் முழுவதும் அனுப்பப்படுகின்றன. ஏற்றுமதிக்கு தரக்கட்டுப்பாடுகள் இருப்பதால் அங்கே கலப்படத்துக்கு இடமில்லை.

பால், பழங்கள், பருப்புகள். இவற்றின் கலவை தான் குந்தா. நம்மூர் பால் அல்வாவைப் போன்ற பதத்தில் இருக்கிறது. சுவை அதைவிட மேலானது. பாலை நன்குகாய்ச்சி கோவா பதத்தில் வரும்போது, 1 கிலோ கோவாவுக்கு முக்கால் கிலோ வீதம் வெல்லம் போட்டு, கெட்டியும் அற்ற, திரவமும் அற்ற ஒரு நடுத்தரப் பதத்தில் இறக்குகிறார்கள். அதன்மேல், முந்திரி, திராட்சை உள்ளிட்ட பதப்படுத்தப்பட்ட பழங்கள், பருப்புகளை கொட்டிக் கிளறினால், முடிந்தது. சூடாகப் பரிமாறினால் திகட்டல் இல்லாமல் சாப்பிடலாம்.

15
மத்தூர் வடை

மண்டியா என்றாலே கர்நாடக மக்களின் வாய்கள் இனிக்கும். 'கர்நாடகத்தின் சர்க்கரை மாவட்டம்' என்று சொல்லும் அளவுக்கு இங்கே கரும்பு விளைகிறது. மண்டியா மாவட்டத்தில் இருக்கும் குட்டி நகரான மத்தூரை 'கர்நாடகத்தின் தஞ்சாவூர்' என்பார்கள். எங்கு பார்த்தாலும் பசுமை படர்ந்து கிடக்கும் இந்நகரை ஒட்டித்தான் தமிழகத்துக் காவிரியின் தலையெழுத்தைத் தீர்மானிக்கும் கிருஷ்ணசாகர் அணை இருக்கிறது. ராமானுஜர் ஸ்தாபித்த செல்வநாராயண சுவாமி கோவில் இந்நகரின் ஆன்மீக அடையாளம். மற்றபடி, 'திருப்பதி சென்றேன்' என்றால் எப்படி லட்டு வாங்கினாயா என்பார்களோ அதுபோல மத்தூர் போனேன் என்றால் 'வடை வாங்கினாயா' என்று வாய்மாறாமல் கேட்பார்கள். அந்த அளவுக்கு அவ்வூரோடு கலந்த பதார்த்தம் மத்தூர் வடை.

இது ஒக்காலிகர் சமூகத்தின் பண்பாட்டு பலகாரம். ஒக்காலிகர்கள் மிகுந்த ஆச்சாரம் மிக்கவர்கள். இவர்களின் உணவுகள் ரசனையானவை. நம்மூரின் செட்டிநாட்டு உணவுக்கு ஒப்பானது ஒக்காலிகர்களின் அசைவஉணவுகள். இம்மக்களின் எல்லா விருந்துகளிலும் தவறாமல் இடம்பிடிக்கும் அம்சங்களில் மத்தூர் வடையும் ஒன்று.

மத்தூரின் பசுமை தஞ்சையை நினைவூட்டுகிறது என்றால்,

வெ. நீலகண்டன்

அந்நகரின் கடைத்தெருக்கள் மதுரையை நினைவூட்டுகின்றன. வீதிக்கு 10 போண்டா-வடை கடைகள். சுவையான பதார்த்தங்கள். எல்லாக் கடைகளிலும் தட்டுத்தட்டாக மத்தூர் வடை.

பார்க்க, ஆஞ்சநேயருக்குச் சாத்தும் மிளகுவடையைப் போல இருக்கிறது மத்தூர் வடை. பார்க்க, சற்று கடினமாகத் தெரிந்தாலும் பற்களில் பட்டவுடன் இலகுவாகி கரைகிறது. மத்தூர் தாண்டி வேறு எங்கு சாப்பிட்டாலும் அசல்சுவை இருக்காது என்பது இதன் சிறப்புகளில் ஒன்று. அந்தச் சுவைக்கு காவிரி ஆற்றுத் தண்ணீரே காரணம் என்கிறார்கள்.

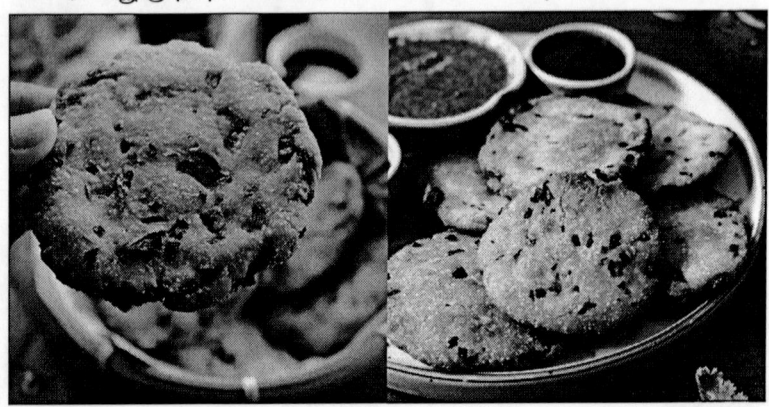

அரிசி மாவு, மைதா மாவு, ரவா மூன்றும் சமஅளவு. வெங்காயம், கொஞ்சம் நெய், கசகசா, எண்ணெய், உப்பு. காரத்துக்கு ஏற்றவாறு பச்சைமிளகாய். கறிவேப்பிலை, கொத்தமல்லி... இவைகளின் மொத்தவடிவமே மத்தூர் வடை.

அரிசிமாவு, மைதா, ரவையை ஒன்றாகக் கலக்கவேண்டும். வெங்காயம், பச்சைமிளகாய், கறிவேப்பிலை, கொத்தமல்லியை சிறிய துண்டுகளாக வெட்டி இந்த மாவில் சேர்த்து, நெய்யை உருக்கி ஊற்றி, தண்ணீர், உப்பு சேர்த்து கெட்டியான பதத்தில் பிசைந்துகொள்ள வேண்டும். இந்தமாவை பெரிய தட்டுவடை அளவுக்கு தட்டி எண்ணெயில் பொன்னிறமாக பொறித்தெடுத்தால் மத்தூர் வடை ரெடி. மொறு மொறு பதம் விரும்பினால் ரவையைக் கூடுதலாகச் சேர்த்துக்கொள்ளலாம்.

மசாலா பாலோடு சேர்த்துச் சாப்பிட்டால் எண்ணிக்கை மறந்து சாப்பிடலாம். சும்மா சாப்பிடவே சுகம் தான். கொஞ்சம் தேங்காய் சட்னியும், புதினா சட்னியும் கிடைத்தால் பிரமாதம். மத்தூரை மறக்கவே மாட்டீர்கள்.

16
மைசூர்பாகு

சரித்திரம் ஏராளமான யுத்தங்களைப் பற்றி பதிவுசெய்து வைத்திருக்கிறது. அவற்றில் மைசூர் மன்னர் கந்தர்வநரசரின் மூக்கறுப்பு யுத்தம் சுவாரஸ்யமானது. எதிரிநாட்டு வீரர்களின் மூக்கை குறிவைத்துத் தான் போரிடுவார்களாம் கந்தர்வனின் வீரர்கள். அறுக்கும் மூக்குகளை சேகரித்து மன்னருக்கு அனுப்புவார்களாம். மீசையோடு சேர்த்து மூக்கறுக்கும் வீரர்களுக்கு எண்ணிக்கை அடிப்படையில் சிறப்புப் பரிசுகளை வாரிவழங்குவாராம் மன்னர். மூக்குகளை அறுப்பதற்கென்று பிரத்யேக கருவிகளை தயாரித்துள்ளது மைசூர்நாடு. திருமலை நாயக்கர் காலத்தில் நம் மதுரை, மூக்கறுப்புப் போரை சந்தித்திருக்கிறது. மைசூரை அடையாளப்படுத்த இதுபோல ஏகப்பட்ட தனித்துவங்கள் உண்டு. அரண்மனைகளின் நகரம். வாணிவிலாஸ், ஜெகன்மோகன் விலாஸ், மைசூர் பேலஸ், உடையார் பேலஸ் என கண்படும் இடமெல்லாம் அழகுமிளிரும் அரண்மனைகள், கோட்டைகள், கொத்தளங்கள். இப்பேறுபெற்ற மைசூரின் கண்டுபிடிப்புகளில் ஒன்றுதான் மைசூர்பாகு. தென்னிந்திய மக்களின் விருந்தோம்பல்களில் இரண்டறக் கலந்துவிட்ட இனிப்பு.

காவிரி கரையோரம் இருப்பதால் மைசூர்மண் எப்போதும் ஈரம் தோய்ந்ததாகவே இருக்கிறது. காவிரி நீரும், மைசூர்மண்ணும்

இரண்டறக் கலந்து, விளையும் பொருட்களில் சுவையும், தரமும் தூக்கலாகவே இருக்கிறது. மசூர் ரக கடலைப்பருப்பும் அந்த ரகம்தான். மசூர்பருப்பில் தயாராவதே மைசூர்பாகு. மசூர்பாகு தான் காலப்போக்கில் மைசூர்பாகானது.

மைசூரை ஒட்டிய காவிரிக் கரைப்பகுதியில் ஏராளமாக கரும்பு பயிராகிறது. உருவம் பருத்தும் கணுக்கள் நீண்டும் அவற்றின் வடிவமே வித்தியாசமாக உள்ளது. மைசூர்பாகின் சுவைக்கு அக்கரும்பில் உருவாகும் சர்க்கரையும் காரணம் என்கிறார்கள்.

மைசூரில் இரண்டு தரங்களில் மைசூர்பாகு கிடைக்கிறது. இரண்டுமே நாவில் பட்டால் உருகியோடுகிறது.

மைசூரைச் சேர்ந்த பிரபல சமையல்காரர், மார்க்கண்டேய பட்டர் தான் மைசூர்பாகு நுட்பத்தை கண்டறிந்தாராம். அவரின் சந்ததிகள் பலர் தற்போது வெளிநாட்டில் பிரபல சமையல்காரர்களாக இருக்கிறார்களாம். தென்னிந்தியா முழுவதும் மைசூர்பாகு கிடைத்தாலும் மைசூரில் கிடைப்பது பலமடங்கு வித்தியாசமானது. காரணம், சேர்மானங்கள்.

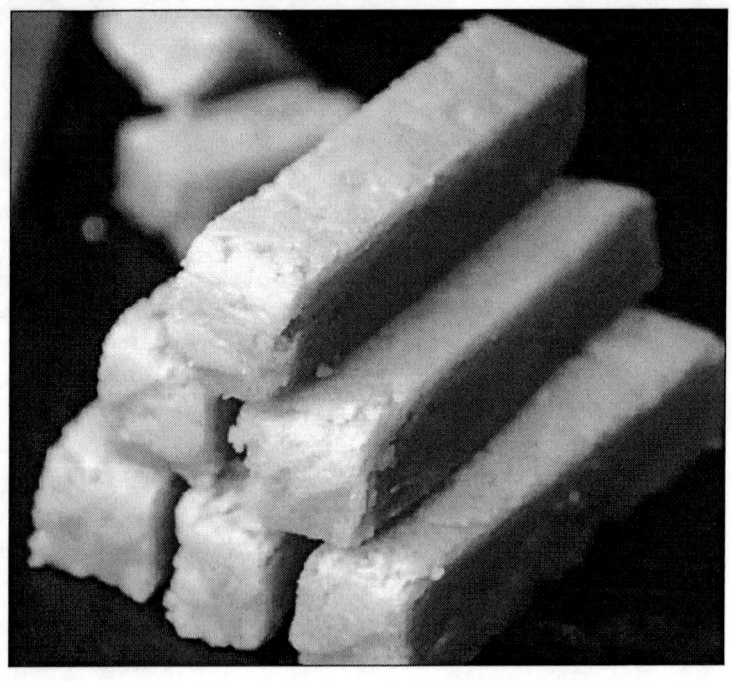

1 கிலோ கடலைமாவுக்கு ஐந்தரை லிட்டர் நெய்தேவை. தவிர, அரைகிலோ பால்கோவா, 2 கிலோ சர்க்கரை, சிறிதளவு ஏலக்காய், ஜாதிக்காய், பட்டை, லவங்கம், அன்னாசிப்பூ, வெந்தயம், கசகசா, ஏலக்காய் தொடங்கி கசகசா வரை அனைத்தையும் சேர்த்து, லேசாக வறுத்து, அரைத்து பவுடராக்கி வைத்துக்கொள்ள வேண்டும். நெய்யைக் கொதிக்கவைத்து அதில் சர்க்கரையை கலந்து பாகாக ஆக்கி, அதே சூட்டில் கடலைமாவு, பால்கோவாவை கலந்து நன்கு கிளற வேண்டும். எல்லாம் மிக்ஸாகி திரண்டு வரும் தருணத்தில் அரைத்து வைத்த பவுடரைக் கொட்டி நன்கு கிளறி இறக்கினால் மைசூர்பாகு ரெடி. அகன்றதட்டில் ஊற்றி சற்று ஆறவைத்து துண்டு போட்டு ருசிக்கலாம்.

சாதா மைசூர்பாகுக்கு நெய்க்குப் பதிலாக டால்டாவும், சன்பிளவர் ஆயிலும் சேர்க்கிறார்கள்.

மைசூர்பாகின் சுவையை தீர்மானிப்பது செய்முறை தான். குறிப்பாக கைப்பக்குவம். ஒருநொடி கிண்டாமல் விட்டாலும் அடிப்பிடித்துவிடும். முழுக்கவனமும் அடுப்பில் தான் இருக்கவேண்டும்.

மைசூர் பழைய அக்ரஹாரம், எம்.ஜி.சாலையில் உள்ள வரலட்சுமி இனிப்பகத்தில் மைசூர்பாகு சாப்பிடுவது நல்ல அனுபவம். மார்க்கண்டேய பட்டரின் சந்ததியினர் கைமணம்.

வெ. நீலகண்டன்

17
பெண்ணே தோசை

எப்படித்தான் யோசிப்பார்களோ கர்நாடக மக்கள். எந்த ஊருக்குப்போனாலும் அந்த ஊரின் அடையாளத்துடன் ஒரு தோசை. மற்ற தோசை வகைகளில் இல்லாத சிறப்பம்சம். அரிசி தொடங்கி ஜவ்வரிசி எல்லா மாவுகளையும் கலக்கி வார்த்துவிடுகிறார்கள். பெண்ணே தோசை அப்படியான ஒரு 'வெரைட்டி' தான். தாவணகெரே நகரின் ஸ்பெஷல்.

பெங்களூருவில் இருந்து 265கி.மீ தொலைவில் இருக்கிறது இந்நகரம். கர்நாடகாவின் 'காட்டன்சிட்டி' என்று சொல்லும் வகையில் ஏராளமான பருத்திமில்களைக் கொண்ட இந்நகரத்தின் பெருமைக்குரிய அடையாளங்களில் ஒன்று பெண்ணே தோசை. 'தாவணகெரே பெண்ணேதோசை' என்றால் கர்நாடக மக்கள் வாயில் தேனூரும். அந்த அளவுக்கு சுவையும், சுகந்தமான மணமும் கொண்டது.

'பெண்ணே' என்றால் வெண்ணை. மாவுக்கு இணையாக வெண்ணெயையும் தோய்த்து வார்க்கும் தோசை தான் பெண்ணே தோசை. வெண்ணெய், கர்நாடக மக்களின் சமையலில் மிகுந்த ஆதிக்கம் செலுத்தும் பொருள். அதிலும், மேய்ச்சல் தொழில் மிகுந்த தாவணகெரே பகுதியில் கிடைக்கும் வெண்ணெய் முதல்தரமானது. இப்பகுதியில் இருந்து கர்நாடகம் முழுமைக்கும் வெண்ணெய் அனுப்பப்படுகிறது.

பாலில் இருந்து வெண்ணெய் தயாரிக்கும் நுட்பம் வெகு பழமையானது. உலகெங்கும் பலமுறைகளில் வெண்ணெய் தயாரிக்கப்படுகிறது. ஆப்பிரிக்க பழங்குடி மக்கள், வெள்ளாட்டுத்தோலில் பாலைக்கொட்டி மரங்களில் கட்டிவைத்து வெண்ணெய் தயாரிக்கிறார்கள். பல ஐரோப்பிய நாடுகளில் இப்போதும் பெரிய பீப்பாய்களில் பாலைக்கொட்டி வெண்ணெய் திரளும் வரை அப்படியே வைத்து விடுகிறார்கள். நம் பெண்கள் தயிரை மத்து கொண்டு கடைந்து வெண்ணெய் எடுக்கிறார்கள். சுவையைக் கூட்டுவதற்காக ஈரப்பதமும், மென்மையும் கொண்ட நிலத்தில் மண்ணால் ஆன வெண்ணெய் பீப்பாய்களை குழிதோண்டிப் புதைக்கும் வழக்கமும் இருந்துள்ளது.

வெண்ணெயில் வைட்டமின் ஏ மிகுந்திருக்கிறது. அயோடின் இழப்பை ஈடுகட்ட மிகச்சிறந்த சத்துணவு.

உலகிலேயே இயற்கை வெண்ணையை அதிகம் பயன்படுத்துவது தென்னிந்தியர்கள் தான். குறிப்பாக, தாவணகெரேயில் எண்ணெய்க்குப் பதிலாக பெரும்பாலும் வெண்ணெய் பயன்படுத்தும் வழக்கம் இருக்கிறது. அவ்விதமே பெண்ணே தோசை தோன்றியதாகச் சொல்கிறார்கள்.

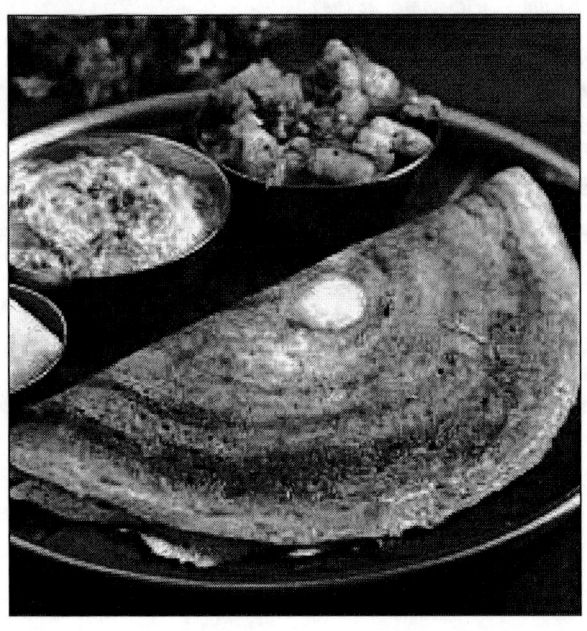

வெ. நீலகண்டன்

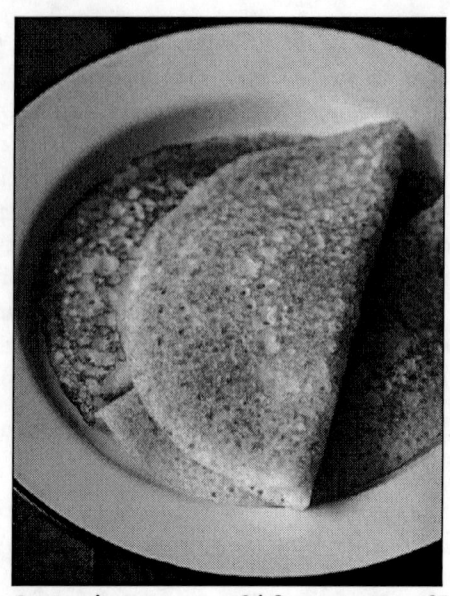

பெண்ணே தோசைக்கான மாவு வித்தியாசமானது. 1கிலோ பச்சரிசிக்கு, 150கிராம் உளுந்து. 25கிராம் வெந்தயம். இவைகளோடு 1 லிட்டர் அரிசிப்பொறி. 150கிராம் மைதா.

அரிசி, வெந்தயம், பொறி வகையறாக்களை ஒன்றாகவும், உளுந்தை தனியாகவும் முதல்நாள் இரவே அரைத்து, அதோடு மைதாவையும் சேர்த்துக் கரைத்துக்கொள்ள வேண்டும். மறுநாள் காலை, தண்ணீர் பதத்துக்கு மாவை கலக்கி அள்ளி கல்லில் ஊற்றுகிறார்கள். தெரித்துச் சிதறும் மாவை கரண்டியால் ஒழுங்குபடுத்தி வட்ட வடிமாக்கி, மேலே கரண்டி நிறைய வெண்ணெயை அள்ளித் தடவுகிறார்கள். வெண்ணெய் கொதித்து, நெய்யாகப் பரவும்வரை வேகவைக்கிறார்கள். வேகும்போது பரவும் வாசனையே ஆர்வத்தைத் தூண்டுகிறது.

உருளைக்கிழங்கு மசாலா இதற்கு உகந்த சைடிஷ். அதோடு தேங்காய்சட்னியும் சேர்ந்தால் உன்னதம் தான். கர்நாடாகாவின் முக்கிய நகரங்களில் இந்த பெண்ணே தோசையை ருசிக்கமுடியும். ஆனால் எங்கே கிடைத்தாலும் அது, 'தாவணகெரே பெண்ணே தோசை' என்ற அடையாளத்துடன் தான் கிடைக்கும். அந்தப் பெயரே தோசையின் ருசிக்கு உத்திரவாதமாக இருக்கிறது.

18
பிஸ்குட் ரொட்டி

ஆயுர்வேதம், உணவை மூன்று பிரிவாக பிரிக்கிறது. 'சாத்வீக' உணவு, 'ரஜோகுண' உணவு, 'தமோகுண' உணவு. 'சாத்வீக' உணவில் உப்பு, காரம், புளிப்புச்சுவைகள் சமநிலையில் இருக்கும். பழங்கள், காய்கறிகள், முளை கட்டிய தானியங்கள், பசும்பால், தேன், வெண்ணெய்... இதெல்லாம் 'சாத்வீக' உணவு. 'ரஜோகுண' உணவுகள் ஜீரணிக்க கடினமானவை. உழைக்கும் மக்களுக்கு உகந்த உணவு. மனதையும், உடலையும் சுறுசுறுப்பாக இயங்கச் செய்யும். இறைச்சி, மீன், முட்டை, மிளகாய், வெங்காயம், பூண்டு... இவையெல்லாம் 'ரஜோகுண' உணவுகள். 'தமோகுண' உணவுகள் மனதை இருண்மை கொள்ளச் செய்பவை. புலன்களை தூண்டச் செய்பவை. டின்உணவுகள், பாட்டில் பானங்கள் மற்றும் சில இறைச்சி வகைகள் இந்தவகையில் அடக்கம்.

மனிதர்களின் மாறுபட்ட குணாதிசயங்களுக்கு உணவும் ஒரு காரணம் என்கிறது ஆயுர்வேதம். உணவே ஐம்புலன்களையும் இயக்குகிறது. நம்மரபு சார்ந்த உணவுகள், 'சாத்வீக'த்தைத் தான் முன்னிறுத்துகின்றன. ஆனால் வலுவான உழைப்புக்குத் தேவையான சக்தி 'ரஜோகுண' உணவுகளில் தான் நிறைந்திருக்கிறது. அதனால் அதையும் நம் பண்பாடு அங்கீகரிக்கிறது. 'தமோகுண' உணவுகள் நம் தட்பவெப்பத்துக்கு தகுந்ததில்லை. ஆனால், வருத்தமான உண்மை என்னவென்றால், நம் இளைஞர்களை வசீகரிப்பது அவ்வகை உணவுகள் தான்.

வெ. நீலகண்டன்

கர்நாடக உணவுகளைப் பொறுத்தவரை, சாத்வீகத்துக்கும், ரஜோகுணத்துக்குமே பிரதான இடம். பெங்களூர் போன்ற கார்பரேட் நகரங்களில் கூட பர்கர், பீட்சாவை விட உள்ளூர் உணவுகளையே இளைஞர்கள் அதிகம் விரும்புகிறார்கள். பிஸ்குட் ரொட்டி, கார்பரேட் இளசுகளை வளைத்துப் போட்டிருக்கும் ஒரு 'ரஜோகுண' உணவு. இதன் பிறப்பிடம் உத்திர கர்நாடகா எனப்படும் வடகர்நாடக மாவட்டம். தற்போது பெங்களூர் உள்ளிட்ட அனைத்து நகரங்களிலும் கிடைக்கிறது.

பிஸ்குட் ரொட்டி, பார்க்க பூரியைப் போல இருக்கிறது. இனிப்பு, காரம் என இரண்டு சுவைகளில் கிடைக்கிறது. இனிப்பு பிஸ்குட் ரொட்டி, நம்மூர் 'சோமாஸை' ஒத்திருக்கிறது. இதை 'சஞ்சீரா ஸ்வீட்' என்கிறார்கள்.

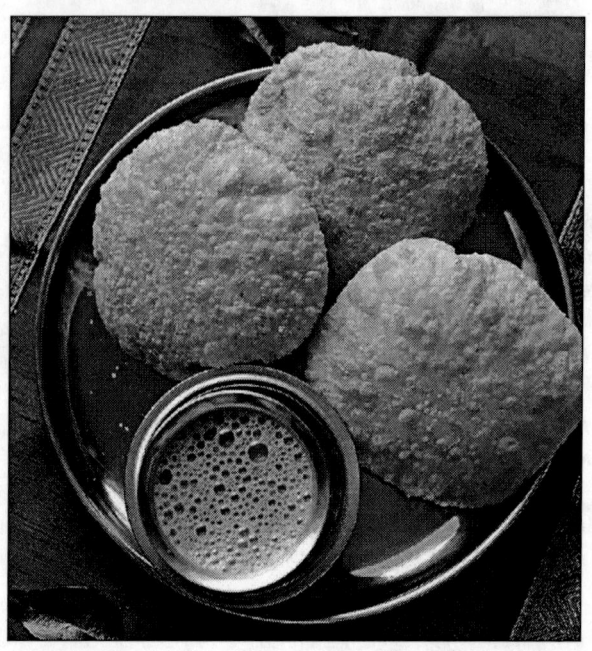

மைதா, சன்னரவா. இரண்டையும் கலந்து, தேவையான உப்பைப் போட்டு கொஞ்சம் எண்ணெய் சேர்த்து சப்பாத்தி மாவு பதத்துக்கு பிசைந்து வைத்துக்கொள்ள வேண்டும். பூரணத்துக்கு, தேவையான அளவு பச்சைமிளகாய், இஞ்சி, மஞ்சள் தூள், கறிவேப்பிலையோடு ரவா, தேங்காய்ப்பூ, கொஞ்சம் சர்க்கரை சேர்த்து கடுகு, உளுந்து போட்டு தாளிக்க வேண்டும். மாவை சிறு உருண்டைகளாக்கி, சப்பாத்திக்கட்டையில்

தேய்த்து, நடுவில் தாளித்த மசாலாவை அள்ளிவைத்து மூடி எண்ணெயில் பொறித்தெடுக்க வேண்டும். நடுத்தர வேக்காட்டில் எடுத்தால் மிகுதி சுவை. இனிப்பு பூரணத்துக்கு, எள், ரவா, சர்க்கரையோடு ஏலக்காய், தேங்காய், உப்பு சேர்க்கிறார்கள்.

பிஸ்குட் ரொட்டிக்கு சைடிஷ் தேவையில்லை. ஒரு ஸ்வீட் பிஸ்குட் ரொட்டியும், பாதாம் பாலும் சாப்பிட்டால் அன்று முழுவதும் தித்திப்பு நாக்கில் நிற்கிறது.

19
பிசிபேளாபாத்

நமது நாக்கு இருக்கிறதே, அதில் 9 ஆயிரத்துக்கும் மேற்பட்ட சுவை மொட்டுக்கள் இருக்கின்றன. இனிப்பு, புளிப்பு, கசப்பு, கரிப்பு, துவர்ப்பு உள்ளிட்ட சுவைகளை இனம்பகுத்து மூளைக்குச் உணர்த்தும் அளப்பரிய பணியை நாக்கு செய்கிறது. அறுசுவை என்பது நம் பாரம்பரியம். ஆனால் உலகில் 25வகை சுவைகள் இருப்பதாகச் சொல்கிறார்கள். நாக்கு தான் மனிதனின் வேட்கையை விரைவுப்படுத்துகிறது. நாக்கு மட்டும் இல்லாவிட்டால் மனித வாழ்க்கை சுவாரஸ்யமற்றுப் போயிருக்கும்.

உணவுகளைச் சாப்பிடும்போது நிதானமாகச் சுவைத்துச் சாப்பிட வேண்டும். அப்போது தான் நாக்கின் உணர்வு மொட்டுக்கள் அந்த உணவை கிரகித்து பிற உறுப்புகளுக்கு அதன் சத்தை அனுப்பமுடியும். இல்லாவிட்டால் எல்லாச் சத்துக்களும் கிட்னிக்குத் தான் செல்லும். எல்லாவற்றையும் சேமித்து வைத்துக்கொள்ள கிட்னி கிடங்கா, என்ன? ஒரு அளவுக்கு மேல் அதுவும் நிராகரித்து விட, சத்துக்கள் கொழுப்பாகி விடுகின்றன. விளைவு, உடம்பு குண்டாகிவிடுகிறது.

எனவே, என்ன சாப்பிடுகிறோம் என்பதை விட எப்படிச் சாப்பிடுகிறோம் என்பது தான் முக்கியமானது.

பிசிபேளாபாத்தை நீங்கள் விரும்பினாலும் அவசர, அவசரமாக சாப்பிடமுடியாது. காரணம், சொக்கவைக்கும் அதன்சுவை. நாக்கின் அத்தனை சுவைமொட்டுக்களிலும் கலந்துறவாடி, நிதானமாகவே வயிற்றுக்குள் இறங்குகிறது பிசிபேளாபாத்.

கர்நாடகாவின் பாரம்பரிய உணவு இது. கொஞ்சம் பழமையான, பாரம்பரியம் உள்ள உணவகங்களில் இதைச் சாப்பிட்டால் உன்னதத்தை உணரலாம். பெங்களூரில் ஹல்லிமனே, ஹல்லிதிண்டி, சௌத் திண்டி, மாதப்பா மெஸ், மாவெலி ஃடிபன் ரூம் ஆகியவை பெஸ்ட் சாய்ஸ்.

கன்னடத்தில் 'பிஸி' என்றால் சூடான என்று பொருள். 'பேளே' என்றால் பருப்பு. 'பாத்' என்றால் சாதம். சூடான பருப்பு சாதம். அவ்வளவு தான். நம்மூர் சாம்பார்சாதத்தை ஒத்திருந்தாலும் சுவையில் அதைவிட முன்னால் நிற்கிறது பிசிபேளாபாத்.

மிகவும் சத்தான உணவு. நாவையும், வயிறையும் வதைக்காத உணவு. எந்தச்சூழலிலும் சாப்பிடத் தகுந்த உணவு.

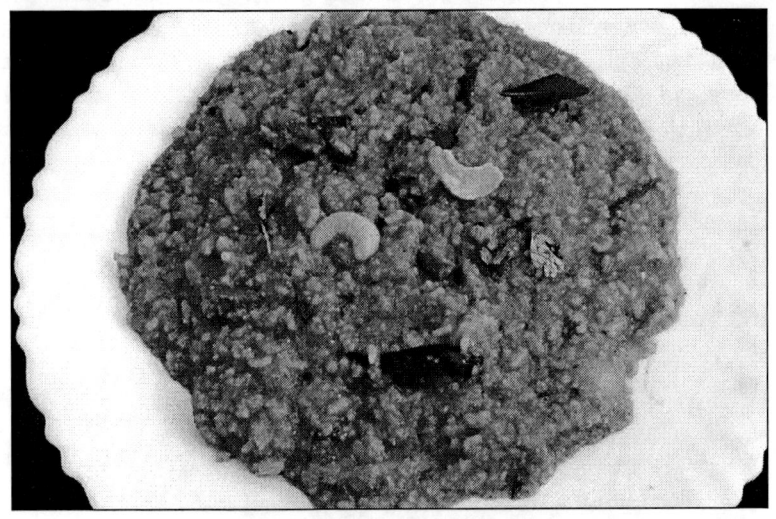

பச்சரிசி, அதில் பாதி துவரம்பருப்பு. தேங்காய்த்துருவல், கேரட், உருளை, பீன்ஸ், பட்டாணி உள்பட விருப்பத்திற்கேற்ற காய்கறிகள்... இவைதவிர மசாலாப் பொருட்கள். நிதானமாகவும், ரசனையோடும் இதை செய்ய வேண்டும்.

காய்ந்தமிளகாய், தனியா, சீரகம், கடுகு, கடலைப்பருப்பு, உளுந்தம்பருப்பு, வெந்தயம், கசகசா, பட்டை, கிராம்பு, ஏலக்காய் வகையறாக்களை தேவைக்கேற்ப எடுத்து தனித்தனியாக வறுத்து, தேங்காயைச் சேர்த்து அரைக்க வேண்டும். காய்களை சற்று பெரிய துண்டுகளாக நறுக்கி உப்பு, மஞ்சள்தூள் சேர்த்து அரைவேக்காட்டில் வேகவைத்து எடுத்துக்கொள்ள வேண்டும். முருங்கைக்காய், மொச்சை சேர்ப்பதாக இருந்தால் அவற்றை தனியாக வேகவைக்கவும்.

அரிசி, பருப்பு இரண்டையும் ஒன்றாக்கி சிறிது உப்புப் போட்டு ஐந்து, அல்லது ஆறு விசில் வரும்வரைக்கும் வேகவைக்க வேண்டும். குழைந்த சாதமே சுவையாக இருக்கும்.

ஒரு பாத்திரத்தில் எண்ணெய் அல்லது நெய்யை ஊற்றி கடுகு, வெந்தயம், காய்ந்த மிளகாய், கருவேப்பிலைப் போட்டுத் தாளித்து, அதோடு சின்ன வெங்காயத்தைச் சேர்த்து வதக்க வேண்டும். வதங்கியதும், அதில் தகுந்த அளவுக்கு புளிக்கரைசலை கொட்டி கொதிக்க விடவேண்டும். நன்கு கொதிக்கும்போது, அரைத்த மசாலா வகையறாக்களை கொட்டிக் கிளற வேண்டும்.

இதெல்லாம் முடிந்தபிறகு, வேகவைத்த சாதத்தில், அரைவேக்காடாக வெந்த காய்கறிகள், தாளித்த கலவையைப் போட்டு கிளறி முடித்தால் பிசிபேளாபாத் ரெடி. தேவைப்பட்டால் முந்திரி துண்டுகளை நெய்யில் வறுத்துப் போட்டுக்கொள்ளலாம். பெங்களூர் உணவகங்களில் சைடிஷ்சாக காராப்பூந்தி கொடுக்கிறார்கள். வடகம், சிப்ஸ்சும் கூட பிசிபேளாபாத்தின் சுவையைக் கூட்டும்.

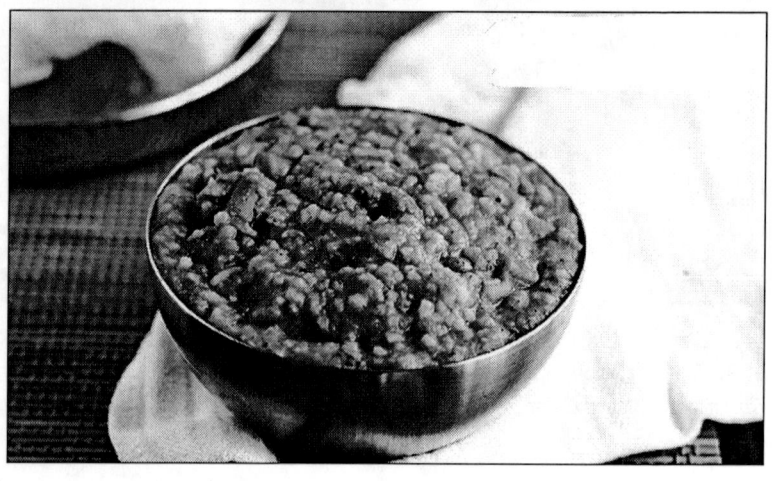

20

ராகிமுத்தே-பஸ்சாரு

பழமையான பழக்கவழக்கங்களில் பற்றுள்ளவர்களை 'சுத்த கர்நாடகம்' என்பார்கள். இது கர்நாடகத்தை சிறுமைப்படுத்தும் சொலவடையல்ல... பெருமைப்படுத்தும் வார்த்தை. கர்நாடகம் என்றாலே 'பழமையானது' என்றுதான் பொருள். பெயருக்கேற்ப தங்கள் ஆதி, அந்தங்களை நவீனங்களுக்கு பலியிடாமல், பாரம்பரியங்களை இழக்காமல் வாழ்கிறார்கள் கர்நாடக மக்கள். இன்று இந்திய தகவல் தொழில்நுட்பத்துறையின் தலைநகரமாகவே இயங்குகிறது இம்மாநிலம். லட்சக்கணக்கான வெளிநாட்டினர் பெங்களூரை அண்டி வாழ்கிறார்கள். இருந்தும் கூட, இம்மக்களின் பூர்வீக உணவுப் பழக்கவழக்கத்தில் சிறிதும் அந்நியக்கலப்பு இல்லை. பர்கரும், பீசாவும் ருசிக்கும் வெளிநாட்டினர் கூட இங்குவந்தால் ராகிமுத்தேவுக்கும், அக்கிரொட்டிக்கும் அடிமையாகிப் போகிறார்கள்.

தமிழ்நாட்டில், கிராமங்களில் கூட தானிய உணவுகள் வழக்கொழிந்து விட்டன. மேல்நாட்டு அதிவேக உணவுகளுக்கு நம் இளசுகள் மயங்கிப்போய் விட்டார்கள். சேலம், ஜவ்வாது மலைப்பகுதியில் கேழ்வரகு விளைவிக்கும் மலைவாழ்மக்கள் கூட விற்றுவிட்டு அரிசியை வாங்கிச்சென்று சாப்பிடுகிறார்கள். கேழ்வரகை வாங்கும் ஏஜெண்டுகள், பணத்தாள் தயாரிப்பதற்காக அதை நாசிக்குக்கு அனுப்பி காசு பார்க்கிறார்கள். மதுரை

உள்ளிட்ட ஓரிரு நகரங்களில் மட்டும் இத்தானிய உணவுகள் கொஞ்சமாக ஜீவிக்கின்றன.

ஆனால் கர்நாடகாவில் எந்த நகரத்துக்குப் போனாலும், பிளாட்பார தள்ளுவண்டிக் கடைகள் தொடங்கி, நட்சத்திர உணவகங்கள் வரைக்கும் கேழ்வரகு, திணை, சோளம், கம்பு போன்ற சத்துமிகுந்த தானிய உணவுகள். குறிப்பாக 'ராகிமுத்தே' இல்லாத மதியச்சாப்பாட்டை கன்னட சகோதரர்கள் விரும்புவதில்லை.

நம்மூரின் கேழ்வரகு தான் கர்நாடகத்தில் ராகி. 6000வருடங்களுக்கு முன்பு, எத்தியோப்பியாவின் உயர்ந்த மலைப்பகுதிகளில், சாப்பிட விலங்குகள் கிடைக்காத காலங்களில், விளைந்து கிடந்த தானியங்களை பறித்து பசியாறினார்கள். அவ்விதமாகவே உணவுப்பொருளாக உலகுக்கு அறிமுகமானது கேழ்வரகு. 4000 ஆண்டுகளுக்கு முன்பாகவே இந்தியாவுக்குள் நுழைந்துவிட்ட இப்பயிர், தென்னிந்திய மக்களை வெகுவாக ஆட்கொண்டுவிட்டது. நம்மூரில் இதை 'கேப்பை' என்பார்கள். ஆந்திராவில் ராஹுலு. மலையாளத்தில் கேவுரு. இலங்கை மக்கள் இதை 'குரங்கன்' என்பார்கள்.

கால்சியம், இரும்புச்சத்து, அமினோஅமிலம், புரோட்டின், நார்ச்சந்து நிறைந்த இந்த தானியத்தை களி, ரொட்டி, கூழ் வடிவில் சாப்பிடுவது மரபு. ராகிமுத்தேயும் களி வடிவிலான உணவு தான். 'முத்தே' என்றால் உருண்டை.

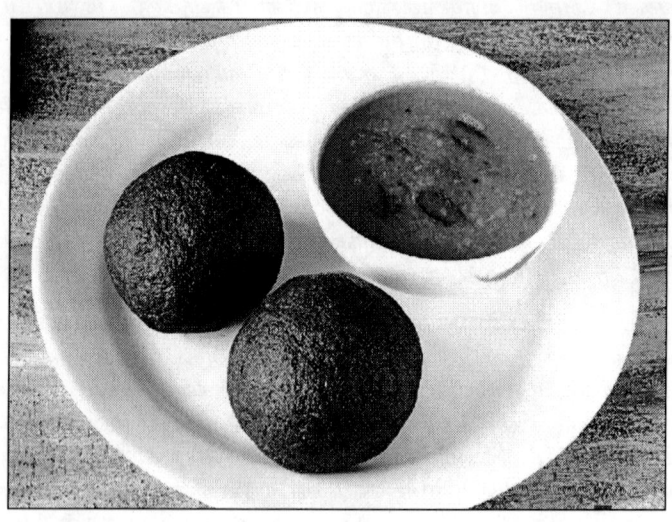

68 தென்னிந்திய வட்டார உணவுகள் - பாகம் 2

1 கிலோ கேழ்வரகு மாவை, 2 லிட்டர் கொதிக்கும் தண்ணீரில் கொட்டி, சிறிதளவு வெண்ணை, உப்பு, சேர்த்து, வேகவைக்க வேண்டும். வேகும் தருணத்தில் அகப்பையைக் கொண்டு கிளறவேண்டும். அகப்பை என்பது மூங்கில் குச்சியில் தேங்காய் சிரட்டையை மாட்டிச் செய்யப்படும் கரண்டி. அகப்பையில் ஒட்டாமல், பேஸ்ட் பதத்தில் வரும்போது இறக்கி, ஐந்துநிமிடம் மூடிவைத்து விடவேண்டும். பின்னர், கையில் எண்ணை தடவிக்கொண்டு, கிரிக்கெட் பந்து பதத்துக்கு அந்த மாவை உருண்டைகளாகப் பிடிக்க வேண்டும். இதுதான் ராகிமுத்தே.

பஸ்சாரு இதன் சைடிஷ். இதுவும் சத்து நிறைந்தது. காராமணி, மொச்சை, கொள்ளு, சிறுகீரை.. இவற்றில் ஒன்றை நன்றாக வேகவைத்து, அந்த தண்ணீரை தனியாகப் பிரித்து, அரிசி, துவரம் பருப்பு, கடலைப்பருப்பு, மிளகு, சோம்பு, வெந்தயம், வரமிளகாய், மல்லி, பெருங்காயம் ஆகியவற்றை வறுத்து, அரைத்து, தானியம் வேகவைத்த தண்ணீரில் கொட்டி தாளிக்க வேண்டும். பின், இதில் தேங்காய், சீரகம், எள்ளை வறுத்து, அரைத்துக் கலந்து கொதிக்க வைத்தால் பஸ்சாரு ரெடி.

ராகிமுத்தேவை சாப்பிடுவதிலும் ஒரு தனித்துவமான லாவகத்தை கடைபிடிக்கிறார்கள் கர்நாடக மக்கள். பஸ்சாருவில் தவளும் உருண்டையை கையால் அழுத்தி, பிதுங்கி வெளிவரும் முத்தேயை, பஸ்சாருவில் நனைத்து பல் படாமல் விழுங்க வேண்டுமாம். அடிநாக்கில் அழுத்தி, வாசனையையும், சுவையையும் உணர வேண்டுமாம்.

பெரிய உணவகங்களில், மதிய சாப்பாட்டோடு இணைப்பு உணவாக தருகிறார்கள். ராகிமுத்தேவுக்கென தனியான சிறப்பு உணவகங்களும் உண்டு. பெங்களூர் காந்திபஜாரில் உள்ள மாதப்பா மெஸ், ராகிமுத்தே-பஸ்சாருவுக்கு பெயர்போன கிராமிய உணவகம். 53 வருட பாரம்பரியம். இதுதவிர, சாலையோர உணவகங்களிலும் ராகிமுத்தேவை வயிறு குளிர ருசிக்கலாம்.

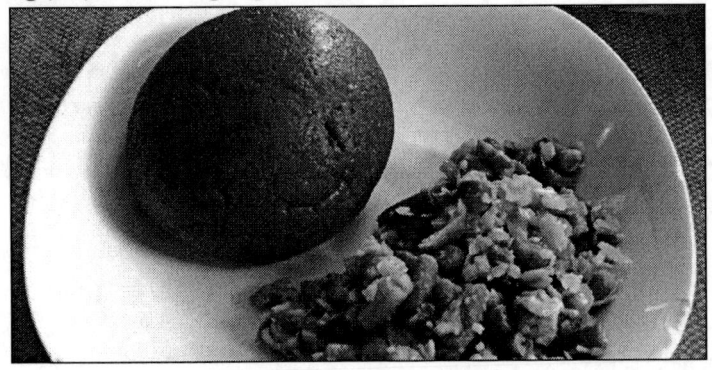

21
ராகிதோசை

உணவில் இரண்டுவகை உண்டு. ருசிக்கானது, பசிக்கானது. பணக்காரரர்களின் உணவில் ருசிக்கு முதலிடம் என்றால் ஏழைகளின் உணவில் பசிக்கு முதலிடம். ருசிக்கான உணவில், உபாதைகளுக்கும் சேர்த்து விலை வாங்குகிறார்கள். பசிக்கானதில் ஒவ்வொரு துளியிலும் அடுத்தநாள் உழைப்புக்கான சக்தி பொதிந்து கிடக்கிறது.

ஒருகாலத்தில் கேழ்வரகு, சாமை, திணை, கம்பு போன்ற சிறுதானியங்கள் ஏழைகளின் உணவாக இருந்தன. இவை அனைத்தும் வறட்சியில் விளைபவை. அந்த சிறுதானியங்களின் குட்டி உடம்புக்குள்தான் பெரும் சத்துக்கள் புதைந்துள்ளன. அதைச் சாப்பிட்டதாலேயே விளிம்புமக்கள் வெயிலில் காய்ந்து, மழையில் தோய்ந்து உழைக்கமுடிந்தது.

இன்றைக்கு நவீனம் ஏராளமான வசதி, வாய்ப்புகளை உருவாக்கித் தந்திருக்கிறது. வெளிநாட்டு உணவுகள் சர்வசாதாரணமாக சந்தைகளில் குவிந்து கிடக்கின்றன. பெரும்பாலும் எல்லாம் ‘இன்ஸ்டண்ட்’ உணவுகள்... அவையெல்லாம் நாக்கைக் குஷிப்படுத்தலாம்... ஆரோக்கியம்..?

40 வயதுக்கு உட்பட்ட தென்னிந்திய இளைஞர்களில் 65சதம் பேருக்கு நீரிழிவுநோய் இருப்பதாக ஒரு மருத்துவ ஆய்வறிக்கை

சொல்கிறது. காரணம், இயற்கைக்கு மாறான வாழ்க்கை முறை, தட்பவெப்பத்துக்கு தகாத உணவுமுறை. கர்நாடக மாநிலத்தில் நகர்ப்புறங்களில் இந்த எண்ணிக்கை இன்னும் அதிகம். குறிப்பாக பெங்களூரில். அதனால்தான் கார்பரேட் இளைஞர்கள் கூட உணவகங்களில் அமர்ந்து கேழ்வரகுக் களியை பிசைந்து கொண்டிருக்கிறார்கள். பெங்களூருவின் நட்சத்திர உணவகங்களில் கூட களியும், கூழும் ஸ்பெஷல் மெனுவாக இடம்பிடித்திருக்கிறது. ராகிதோசையும் அப்படித் தான்.

தென்னிந்தியாவில் கர்நாடகம் தான் அதிக கேழ்வரகை உற்பத்தி செய்கிறது. தமிழகத்தில் திண்டுக்கல், சேலம் உள்ளிட்ட ஓரிரு மாவட்டங்களில் கொஞ்சமாக சாகுபடி செய்கிறார்கள்.

அரிசி, கோதுமையை விட ஊட்டச்சத்து நிறைந்தது கேழ்வரகு. புரதம், சுண்ணாம்பு, கார்போஹைட்ரேட், இரும்புச்சத்து, நார்ச்சத்து எல்லாமும் நிறைந்தது. நீரிழிவு, பித்தநோய்கள், உடல்சூடுக்கு கேழ்வரகு அருமருந்து.

ராகிதோசை சுவையான பதார்த்தம். தேங்காய் சட்னியோடு, உருளைக்கிழங்கு குருமாவும் சைடிஷ்சாக தருகிறார்கள்.

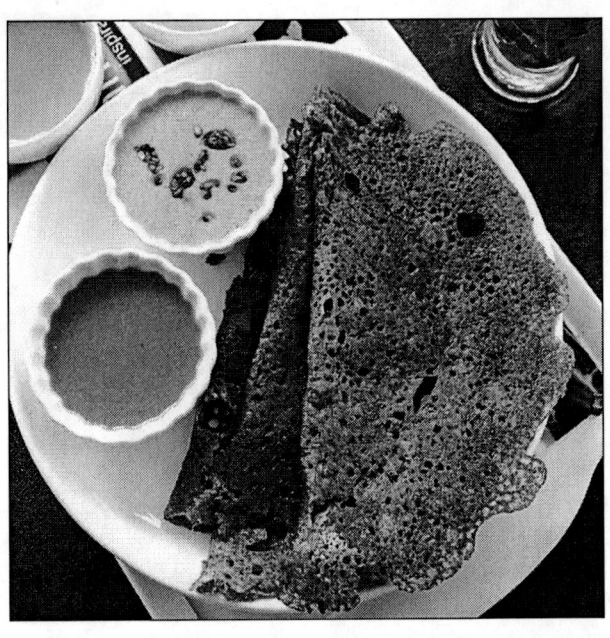

வெ. நீலகண்டன்

1 கப் கேழ்வரகு மாவுக்கு 3 அல்லது 4 வெங்காயங்கள். அரைமூடி தேங்காய் துருவல். கொத்தமல்லி, கறிவேப்பிலை. விரும்பினால் ஒரு கொத்து முருங்கைக்கீரை சேர்க்கலாம். காரத்துக்கு ஏற்ப பச்சைமிளகாய், உப்பு, எண்ணெய். இவற்றின் ஒட்டுமொத்தம் தான் ராகிதோசை.

வெங்காயம், கொத்தமல்லி, கறிவேப்பிலை, பச்சைமிளகாயை பொடியாக நறுக்கிக்கொள்ள வேண்டும். ராகிமாவை சுடுநீர் ஊற்றி தோசைமாவு பதத்துக்குக் கரைத்து, முருங்கைக்கீரை உள்பட அனைத்தையும் அந்தமாவில் கலந்து, உடனடியாக தோசை வார்க்கலாம். கல்லில் ஊற்றும்போது மாவு பட்டுத்தெரிக்கும். வடிவம் கிடைக்காமல் போகலாம். அதனால் என்ன? வாய்க்கு ருசியும், வயிற்றுக்கு இதமும், உடம்புக்குச் சத்தும் கிடைக்குமே... அதுபோதும்..!

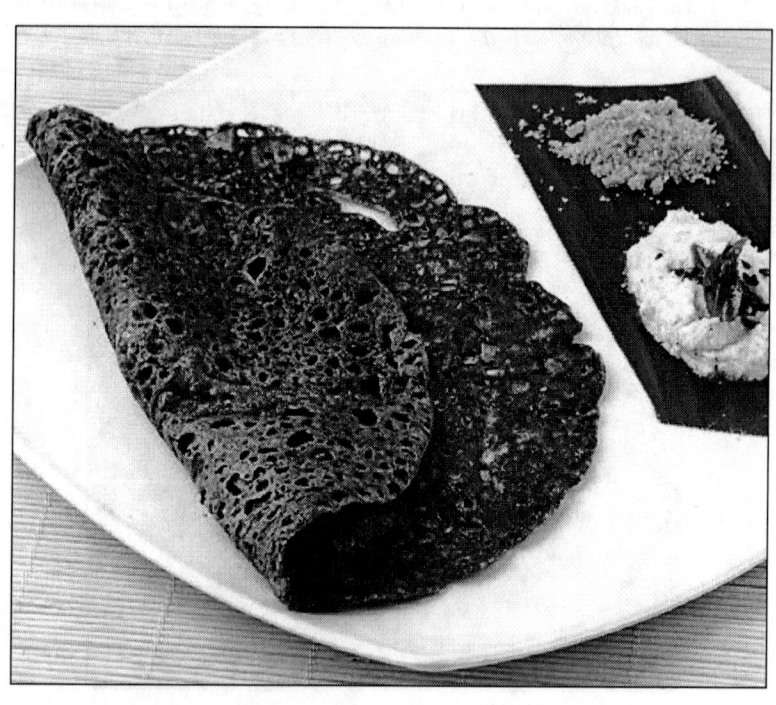

22
ரவா இட்லி

தென்னிந்தியாவுக்கு சுற்றுலா வரும் வெளிநாட்டுக்காரர்களை மயக்கும் அம்சங்களில் இட்லியும் ஒன்று. என்ன மாயமோ தெரியவில்லை. தென்னிந்தியா தாண்டி வேறு எங்கேயும் இட்லியை இட்லியாக அவித்தெடுக்க முடியவில்லை. மல்லிப்பூ பதமும், வடிவமும், சுவையும் நம் மண்ணுக்கே உரித்தான கைப்பக்குவம்.

தானியங்களின் தன்மை, தட்பவெப்பம், தண்ணீர் ருசி என இதற்கு பல காரணங்களைச் சொல்கிறார்கள்.

இட்லி விஷயத்தில் நம்மைவிட கர்நாடக மக்கள் ஏகப்பட்ட பரிச்சார்த்த முயற்சிகளை செய்து பார்த்திருக்கிறார்கள். இலைஇட்லி, பனைஓலை இட்லி, கப்இட்லி என விதவிதமான இட்லிகள் அங்கே கிடைக்கின்றன. ரவாஇட்லியும் அப்படியான ஒரு பரிசார்த்த முயற்சி தான்.

பெங்களூர் நகரில், லால்பாக் பூங்கா அருகில் உள்ள மாவெல்லி டிபன் ரூம், மல்லேஸ்வரத்தில் உள்ள ஹல்லி மனே, பசவனக்குடி, ஃபுல் டெம்பிள் சாலையில் உள்ள ஹல்லி தின்டி, இதே பகுதியில் உள்ள சௌத் தின்டி போன்ற பாரம்பரிய உணவகங்களில் இதை ருசிக்கலாம். கேரட்டும், கொத்தமல்லியும் மேலே வண்ணக்கோலமிட, பஞ்சுப்பொதி போல குவிந்திருக்கும் ரவாஇட்லியை பார்க்கவே

வித்தியாசமாக இருக்கிறது. தொட்டுக்கொள்ள ஏதும் தேவையில்லை. தனியாகவே சாப்பிடலாம் போலிருக்கிறது.

ரவா இட்லியை அறிமுகப்படுத்தியது 'மாவெல்லி டிபன் ரூம்' தானாம். 1924ல் தொடங்கப்பட்டதாம். கர்நாடகத்தின் மிகப் பழமையான உணவகம். இரண்டாம் உலகப்போர் நடந்த சமயத்தில் நாடெங்கும் அரிசித்தட்டுப்பாடு ஏற்பட்டது. அந்த சூழ்நிலையைச் சமாளிக்க கோதுமையை தூளாக்கி, அரிசிக்குப் பதில் அந்த ரவையைக் கொண்டு இட்லி அவித்து விற்பனை செய்துள்ளார்கள். இப்படித்தான் ரவை இட்லி பிறந்துள்ளது. சுவை வித்தியாசமாக இருக்கவே, காலப்போக்கில் ரவா இட்லி அந்த உணவகத்துக்கே தனிப்பட்ட அடையாளமாகி விட்டது.

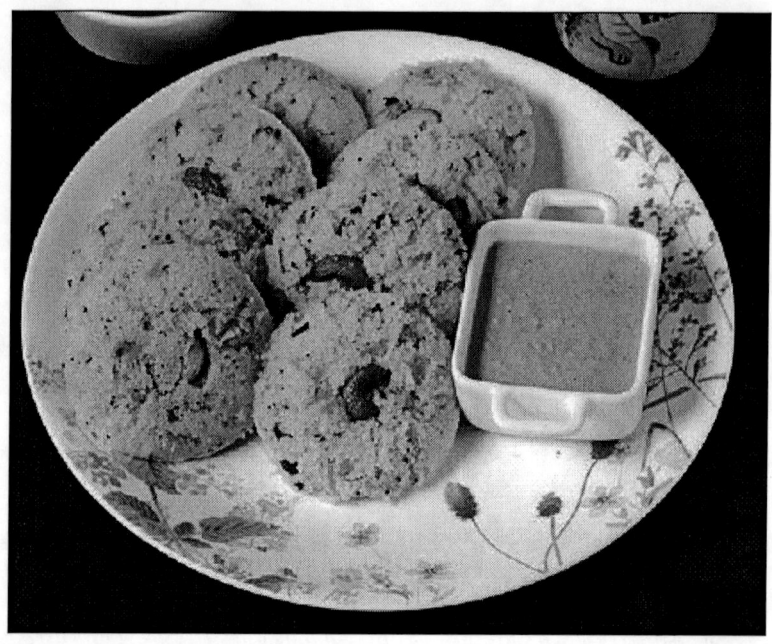

ரவா இட்லிக்குத் தேவை, 1கிலோ ரவா, அரைகிலோ உளுந்து. 50கிராம் கடலைப்பருப்பு, நன்கு புளித்த 100மிலி தயிர். 50 கிராம் பச்சைமிளகாய். கடுகு, உப்பு, எண்ணெய், கறிவேப்பிலை, கொத்தமல்லி, கேரட்.

உளுந்தை அரைத்துக் கொள்ளவேண்டும். ரவையை, நிறம்மாறும் பதத்துக்கு வறுத்து, உளுந்து மாவோடு உப்புச் சேர்த்துக் கரைத்துக் கொள்ளவேண்டும். சட்டியில் எண்ணெய் ஊற்றி, கடுகு, கடலைப்பருப்பு,

பச்சைமிளகாய், கறிவேப்பிலை, கொத்தமல்லி, கேரட் சீவலைப் போட்டுத் தாளித்து, தயிரை ஊற்றி கலக்கி, கரைத்துவைத்துள்ள மாவில் ஊற்றிக்கொள்ள வேண்டும். விரும்பினால் முந்திரித் துண்டுகளைச் சேர்க்கலாம்.

பின்னர் வழக்கம் போல இட்லித்தட்டில் ஊற்றி அவிக்க வேண்டியது தான். இட்லி வெந்ததும் பரவுகிற வாசனை பசியைத் தூண்டும். சூடாக சாப்பிடுவதே சுவை. கூடவே, தேங்காய் சட்னியும், உருளைக்கிழங்கு குருமாவும் இருந்தால்... சிறப்பு தான்..!

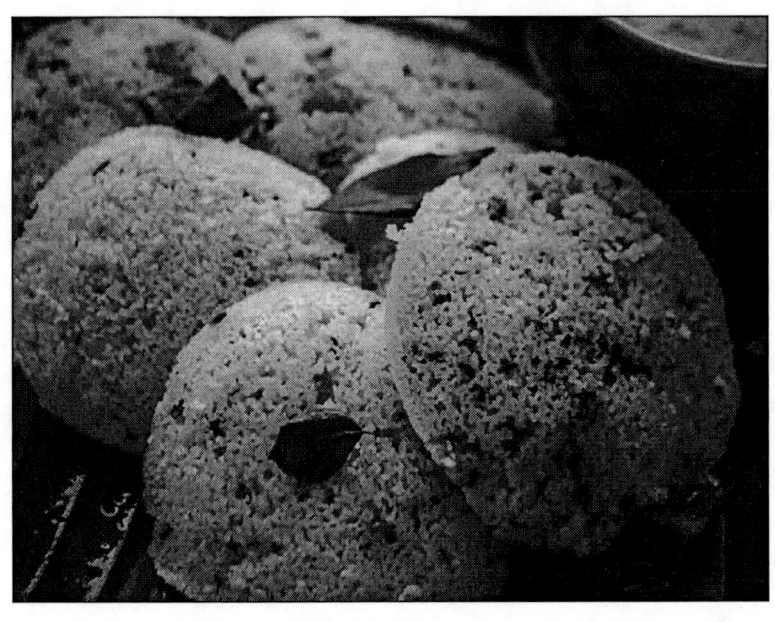

23
ரவாவடை

ஹசன் மாவட்டத்தில் உள்ள சக்லேஷ்புரா, அடர்வனம் சூழ்ந்த நகரம். மனிதர்களுக்கு இணையாக யானை, சிறுத்தை போன்ற வனவிலங்குகளும் உலவித்திரியும் இப்பகுதியில் ஏராளமான பழங்குடி மக்கள் வசிக்கிறார்கள். மேற்குத் தொடர்ச்சி மலைத்தொடரின் அடிவாரத்தில் அமைந்திருக்கும் சக்லேஷ்புராவில் எக்காலமும் பசுமையை விதைக்கிறது ஹேமாவதி நதி. இந்நதியின் புண்ணியத்தில் முப்போகமும் மரவள்ளிக் கிழங்கு சாகுபடி நடக்கிறது.

சக்லேஷ்புரா மக்களின் வாழ்க்கையில் மரவள்ளிக்கிழங்கு தான் பிரதானம். குறிப்பாக, உணவில் அக்கிழங்குக்கு முக்கிய இடமுண்டு. கிழங்கு புட்டு, கிழங்கு ரொட்டி, கிழங்கு களி என வீட்டுக்கு வரும் விருந்தினர்களை கிழக்கு உணவுகளால் மலைக்க வைத்துவிடுகிறார்கள். நடுவேர் இல்லாத கிழங்கை மஞ்சள் தூள்சேர்த்து குழைவாக அவித்து, மூங்கில் அகப்பையால் நசுக்கி கடைகிறார்கள். பின் அதில் சில இயற்கையான மசாலா பொருட்களை சேர்த்து பரிமாறுகிறார்கள். இந்த கிழங்குக் களிக்கு கொண்டைக்கடலை குருமா சைடிஷ். அதேபோல், கிழங்கை அவித்து மாவாக்கி அதில் உப்பு கலந்து ரொட்டி தட்டி தோசைக்கல்லில் வேக வைத்து தருகிறார்கள். நகர்புற மனிதர்களுக்கு இந்த உணவுகள் வித்தியாசமான அனுபவம்.

இம்மக்களுக்கே உரித்தான இன்னொரு பதார்த்தம் தான் ரவாவடை. பண்டிகை, திருவிழா, சடங்கு என அனைத்திலும் ரவாவடை கண்டிப்பாக இடம்பிடிக்கிறது. திருமண நிகழ்வின்போது முதல்நாள் இரவு தங்கள் பாரம்பரிய உணவான கிழங்கு களி, கிழங்கு ரொட்டியோடு ரவாவடையும் செய்து கடவுளுக்குப் படைக்கிறார்கள்.

பார்க்க மசால்வடையைப் போல இருந்தாலும் ருசியில் முன்நிற்கிறது ரவாவடை. நம்மூரில் இட்லியோடு சேர்த்து உளுந்துவடை வைப்பது போல, சக்லேஷ்புராவில் உள்ள உணவகங்களில் எந்த உணவு வைத்தாலும் அதோடு சேர்த்து ரவாவடையும் வைக்கிறார்கள்.

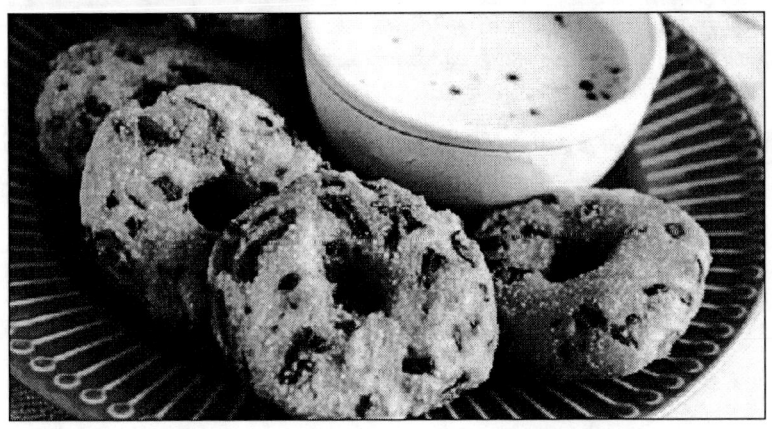

உப்புமா செய்ய பயன்படுத்தும் சன்னரக ரவாவில் செய்தால்தான் ரவாவடை ருசிக்கும். 1 கிலோ ரவாவுக்கு 1 தேங்காய். 100கிராம் சீரகம், 50கிராம் பச்சைமிளகாய், 1 துண்டு இஞ்சி, தயிர் 75 மில்லி, உப்பு, கறிவேப்பிலை தேவை.

தேங்காயைத் துருவிக்கொள்ள வேண்டும். பச்சைமிளகாய், இஞ்சி, கறிவேப்பிலையை சிறுசிறு துண்டுகளாக நறுக்கிக்கொள்ள வேண்டும். தயிர், உப்பு, சீரகம், தேங்காய்ப்பூ உள்ளிட்ட அனைத்தையும் ரவாவோடு கலந்து கையில் அள்ளித் தட்டும் பதத்துக்கு பிசைந்துகொள்ள வேண்டும். பின் இளம் சூடான எண்ணெயில் தட்டிப்போட்டு வேகவைக்க வேண்டும். பிசைந்த மாவை நெடுநேரம் வைத்திருந்தால் புளிப்பு ஏறி வடையின் சுவை மாறிவிடும். அதனால் பிசைந்த உடனேயே பயன்படுத்த வேண்டும்.

வெ. நீலகண்டன்

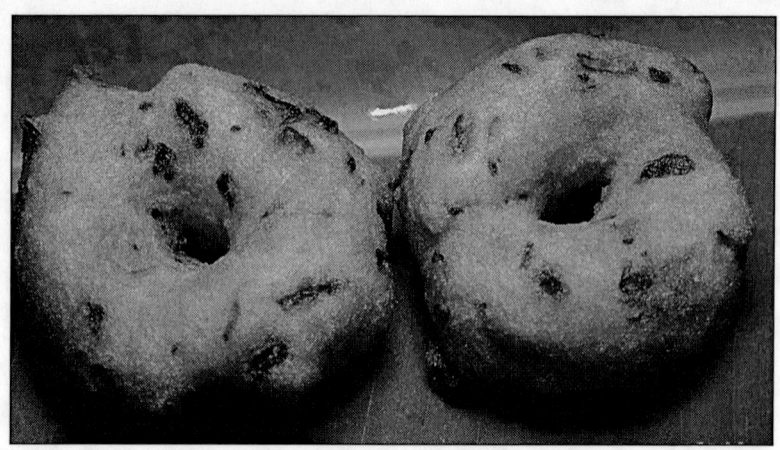

சற்று முறுகலான பதம் தகுந்தது. சூடாக சாப்பிட்டால் எண்ணிக்கை மறந்து சாப்பிடலாம். குழந்தைகளை வெகுவாக ஈர்க்கும். இரண்டு நாட்கள் கெட்டுப்போகாது என்கிறார்கள்.

சக்லேஷ்புராவின் இதமான தட்பவெப்பத்தில், கிழங்குக் களி, கொண்டைக்கடலை குருமாவோடு ரவாவடையை சேர்த்துப் சாப்பிடுவது மறக்க முடியாத அனுபவமாக இருக்கும்.

24
செட்மசாலா

அரிசி, கோதுமை, சோளத்துக்கு அடுத்தபடியாக உலகில் அதிகம் பயிர் செய்யப்படுவது உருளைக்கிழங்கு தான். உலகில் 1000வகையான உருளைக்கிழங்குகள் விளைகிறதாம். நாம் சாப்பிடுவது சிலி நாட்டு ஸ்பெஷல். உருளை விளைச்சல் பாதிக்கப்பட்டதால் மேற்கு அயர்லாந்தில் பஞ்சம் வந்து பலநூறு பேர் மடிந்த கதையெல்லாம் நம் சரித்திரத்தில் உண்டு. இன்றைக்கு பல நாடுகளில் உருளைதான் முதன்மை உணவு. அதனால் தான் 2008ம் ஆண்டு 'சர்வதேச உருளைக்கிழங்கு ஆண்டா'க கொண்டாடப்பட்டது. உருளைக்கிழங்கின் தாயகம் பெருநாடு தான். உணவுக்கு வன விலங்குகள் வாய்க்காத போது காடுகளில் விளைந்துகிடந்த உருளை போன்ற கிழங்கு வகைகளை தோண்டியெடுத்து சாப்பிட்டார்கள் பெரு நாட்டு ஆதிவாசிகள். அங்கிருந்து ஐரோப்பாவுக்குப் பரவியது. உருளையின் சுவையில் மயங்கிய ஐரோப்பியர்கள், அதை அடிப்படை உணவுகளில் ஒன்றாக சேர்த்துக்கொண்டனர். காட்டுணவு, வணிக உணவாக மாறியது.

ஐரோப்பிய கடல் வணிகர்கள் இந்தியாவுக்கு உருளையை அறிமுகப்படுத்தினர். ஐரோப்பியர்களிடம் அடிமையானது போலவே உருளையிடமும் நாம் அடிமையாகிவிட்டோம்.

நம்மைவிட நம் குழந்தைகள். இன்று ஏதேனும் ஒருவகையில் உணவு, ஸ்நாக்ஸ்களில் உருளை அவசியப்படுகிறது.

உருளையின் தாயகம் பெரு என்றாலும் உற்பத்தியில் முதலிடம் சீனாவுக்குத் தான். நாம் இரண்டாம் இடத்தில் இருக்கிறோம். உரிய சீதோஷ்ணத்தில் விளைவதால் இந்திய உருளைக்கு உலகில் நல்ல வரவேற்பு.

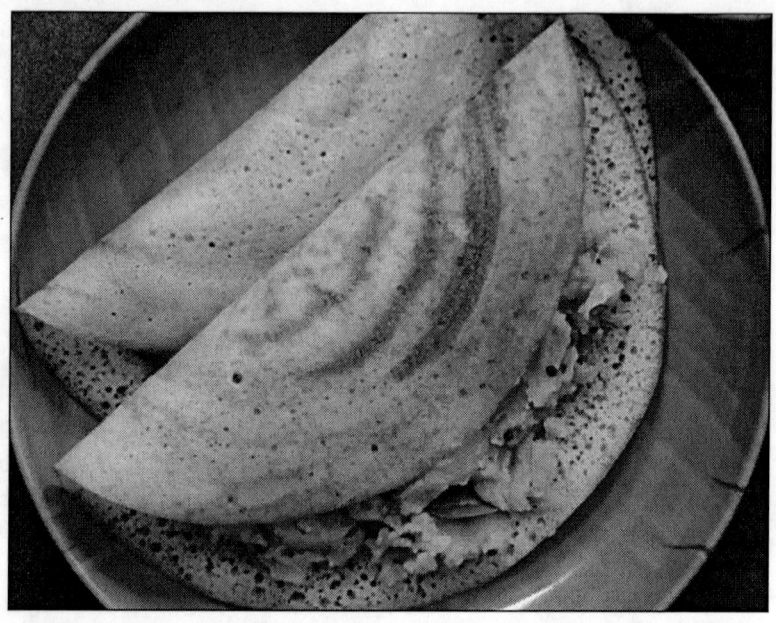

உருளையை அதிகம் சாப்பிட்டால் வாய்வுத் தொல்லை ஏற்படும் என்பார்கள். உண்மையில், ஏராளமான மருத்துவ குணங்கள் உருளைக்கு உண்டு. காரத்தன்மை அதிகம் இருப்பதால், புளித்த அமிலங்களை சமப்படுத்தி உடலை உற்சாகமாக வைத்துக்கொள்ளும். சத்துக்குறைவால் வரும் 'ஸ்கர்வி' போன்ற தோல்நோய்கள் உருளை சாப்பிட்டால் ஓடிப்போய்விடும். இதில் உள்ள மாவுச்சத்து, அடிவயிறு, இரைப்பை குழாய்கள் வீங்குவதையும், அதில் நச்சுநீர் சேர்வதையும் தடுக்குமாம். இயற்கை மருத்துவர்கள் பாலியல் குறைபாடு நீங்க உருளைக்கிழங்கை அதிகம் சேர்த்துக்கொள்ளுமாறு பரிந்துரைக்கிறார்கள்.

உருளையின் சிறப்பே, 'அனைவருக்கும் ஏற்ற உணவு' என்பது தான். சீனாவில் 'தாத்தா உருளைக்கிழங்கு' என்று ஒரு 'டிஷ்'

உண்டு. மிளகுத்தூள் கலந்து செய்யப்படும் இந்த டிஷ், அங்குள்ள யுனான் மாநிலத்தில் பாரம்பரிய உணவு. பல் இல்லாத தாத்தா கூட சாப்பிடலாம் என்பதால் அந்தப்பெயராம். இப்படி உலகம் முழுவதும் உருளையைப் பயன்படுத்தி ஏராளமான வித்தியாசமான, சுவையான 'டிஷ்'கள் இருக்கின்றன. கர்நாடக மாநிலத்தின் ஸ்பெஷல், செட்மசாலா.

தோசைகளின் உற்பத்தித்தலம் உடுப்பிதான். மசாலா தோசை தென்னகமெங்கும் கிடைக்கிறது. ஆனால் இந்த செட்மசாலா பிறந்தது மைசூரில் தான். மைசூர், தியாகராஜா சாலையில் உள்ள லஷ்மி டிபனீஸ் என்ற உணவகம் தான் 'செட்மசாலா கான்செப்டை' தொடங்கி வைத்ததாம்.

நெய்வாசனை வருடும் இரண்டு தோசைகள். உள்ளே, காரச்சட்னியை தடவி, அதன்மேல் உருளைக்கிழங்கு மசாலாவை விரவுகிறார்கள். தட்டில் தோசையை மடக்கிப் பரப்பி, அவற்றின்மேல் சிறிய வெண்ணைக்கட்டியை வைக்கிறார்கள். தோசையின் சூட்டில் மேலும் உருகி பரவுகிறது நெய். தொட்டுக்கொள்ள தேங்காய்ச் சட்னி. உகந்த சைடிஷ்.

பார்க்க நம்மூர் மசாலாதோசை போல தெரிந்ததாலும், உருளைக்கிழங்கு மசாலாவின் வித்தியாசமான சுவையும், தழும்ப, தழும்ப ஊற்றுகிற நெய்யின் வாசனையும் செட்மசாலாவை ஒரு படி உயர்த்தத்தான் செய்கின்றன.

25
சிரோட்டி

தமிழகத்தின் மாமல்லபுரம் போல கர்நாடகத்தில் ஹம்பியும், ஹாசனும் கர்நாடகத்தின் கலைநகரங்கள். பல்லவர்களும், விஜயநகரத்து மன்னர்களும் போட்டி போட்டு வடித்து வைத்த சிற்பங்கள் இந்த நகரங்களை இன்னும் உயிர்ப்போடு வைத்திருக்கின்றன. குறிப்பாக, ஹசனில் உள்ள சித்தலிங்கேஸ்வரா கோவிலில், ஒரு சிற்பத்தை வடித்துவைத்து அதற்குப் பக்கத்தில் ஓர் அடி இடம்விட்டு, இதைவிடச் சிறப்பாக சிற்பம் வடிப்போர் இங்கே தங்கள் திறமையைக் காட்டலாம் என்று கலைச்செருக்கு காட்டியிருக்கிறார்கள் பல்லவர்கள். இன்றளவும் அந்த இடம் வெற்றிடமாகவே இருப்பதே அவர்களின் திறமைக்குச் சாட்சி. மேற்கு தொடர்ச்சி மலையை ஒட்டியுள்ள இந்நகரின் இன்னொரு பெருமைக்குரிய அடையாளம், ஒரே கல்லில் வடிக்கப்பட்ட சமணகுரு கொம்மடேஸ்வராவின் 57 அடி உயர நிர்வாண சிலை. கும்பகோணம் மகாமகம் போல பன்னிரண்டு வருடங்களுக்கு ஒருமுறை கொம்மட்டேஸ்வராவுக்கு நடக்கும் மஸ்தாபிஷேக நிகழ்ச்சிக்கு உலகெங்கும் இருந்து சமணர்கள் குவிகிறார்கள்.

இப்படி ஏகப்பட்ட சிறப்புகளைக் கொண்ட ஹாசன் நகரின் மற்றுமொரு சிறப்பு தான் சிரோட்டி. ஹாசனில் உதித்து, கர்நாடகத்தின் தேசிய இனிப்பாக மாறிப்போன சிரோட்டி, பார்க்க பூரியைப் போலவே இருக்கிறது. அதன்மேல்

பாதாம்பாலை ஊற்றி, சர்க்கரைத்தூளை தூவிவிட்டு சற்று ஊறவிட்டுச் சாப்பிடும்போது நாவோடு சேர்த்து மனமும் தித்திக்கிறது.

ஹாசன் நகரில், உணவகங்கள், பேக்கரிகளில் இதை ருசிக்கலாம். சிரோட்டியோடு சேர்த்து மசாலாப் பால் சர்க்கரைத் தூள் தருவார்கள். ஹசன் தவிர, மைசூர், பெங்களூர் நகரங்களிலும் சிரோட்டி கிடைக்கிறது. கர்நாடக மக்களின் பண்டிகைகள், சுபகாரியங்களிலும் சிரோட்டி முக்கிய இடம்பெறும்.

சிரோட்டியின் சுவைக்கு அதன் செய்நேர்த்தி தான் முக்கியக்காரணம். லாவகம் தெரிந்தவர்கள் மட்டுமே வடிவம் குலையாமல் செய்யமுடியும்.

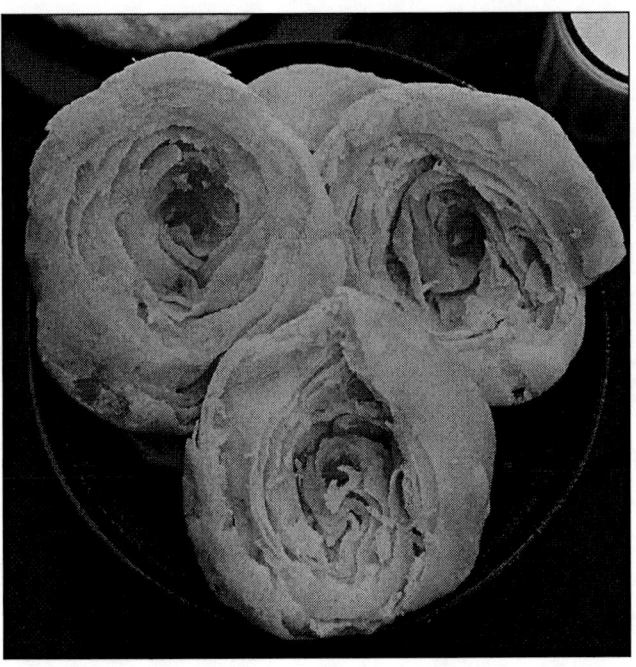

சிரோட்டிக்கு 1 கிலோ மைதா, கால்கிலோ சன்னரக ரவா, கொஞ்சம் நெய், அரிசிமாவு, எண்ணெய், கல் உப்பு தேவை. மைதா, ரவா, உப்பை கலந்து கொஞ்சமாகத் தண்ணீர் விட்டு நன்கு அடித்துப் பிசைகிறார்கள். பிசையும்போதே, அரிசிமாவு, எண்ணெய், நெய்யை சிறிது, சிறிதாகச் சேர்த்து 'சவ்வு' பதத்துக்கு பிசைந்தெடுக்கிறார்கள். பிசைந்த மாவை சிறு உருண்டைகளாக உருட்டி சிறிதுநேரம் எண்ணெய்க்குள் போட்டு

ஊறவைக்கிறார்கள். பின்னர், பேப்பரைச் சுருட்டுவது போல அந்த மாவைச் சுருட்டி சிறு, சிறு துண்டுகளாக்கி, பூரிக்கட்டையில் தேய்த்து, முனைமடித்து நன்கு சூடுபடுத்திய எண்ணெயில் பொறிக்கிறார்கள். மாவின் மேனியில் எண்ணெய்பட்டதும் 'புஸ்'சென்று உப்பி எழுகிறது சிரோட்டி.

தனித்தனி இழைகளாக உப்பி நிற்கும் சிரோட்டியை பாதாம்பால் அல்லது ஏலக்காய் கலந்த பால், சர்க்கரை சேர்த்து ஊறவைத்து சாப்பிடலாம். குழந்தைகள் முதல் பெரியவர்கள் வரை அனைவரும் மிகவும் விரும்பும் சிற்றுண்டி. காற்றுபட்டால் பதம் குலைந்துவிடும். பதம் குலைந்தால் ருசியும் குன்றிவிடும். எனவே காற்றுபுகாத பாத்திரத்தில் மூடிவைத்தால், சிலநாட்கள் வைத்துச் சாப்பிடலாம்.

26
சௌசௌபாத்

பெங்களூரை ஒட்டியிருக்கும் தும்கூர், பெரும் பள்ளத்தாக்குகளையும், அவற்றை ஊடறுத்துச் செல்லும் உயரமான நிலப்பகுதிகளையும் கொண்ட நகரம். மதுகிரி நாயக்கர்களின் கோட்டை, இந்நகரத்தின் பழமைக்குச் சான்று. கர்நாடகத்தின் மிகப்பெரும் மடங்களில் ஒன்றான சித்தகங்கா மடம் இந்நகரின் ஆன்மீக அடையாளம். தும்கூரை ஒட்டியிருக்கும் குப்பி, 'கொடுக்காபுளி'க்கு பெயர் போன ஊர். குப்பி கொடுக்காபுளி தமிழ்நாட்டுக்கும் வருகிறது. இவ்விதம் பல்வேறு சிறப்புகளைக் கொண்ட தும்கூரின் அடையாளமாக விளங்கும் சிற்றுண்டி தான் சௌசௌபாத். இது இன்று கர்நாடக மக்களின் முக்கிய காலை டிபனாக மாறிவிட்டது.

கர்நாடக மக்களின் விருந்தோம்பல் பண்பு பற்றி பலமுறை சிலாகித்து விட்டோம். முதல்முறையாக வீட்டுக்கு வரும் விருந்தாளிகளுக்கு வேம்புக் கொழுந்தையும், சிறிய வெல்லக் கட்டியையும் ஒரு தட்டில் வைத்துச் சாப்பிடத் தருவார்கள். முதலில் வேம்புக்கொழுந்தைத் தான் சாப்பிட வேண்டும். இளம்கசப்பு நாவில் பரவி, முகம் சுளிக்கும் தருணத்தில் வெல்லத்தைச் சாப்பிட வேண்டும். தொட்டுத் தொடரும் நம் உறவில், சிலசமயம் கசப்புகள் ஏற்படலாம். ஆனால் அதைப் பெரிதாக எடுத்துக் கொள்ளாமல் என்றும் போல இனிமையாக தொடர வேண்டும் என்ற மிகப்பெரிய உள்ளடக்கத்தைக் கொண்டது அந்த உபசரிப்பு. சௌசௌபாத்தும் இந்த உள்ளடக்கத்தை ஒத்த ஒரு சிற்றுண்டி தான்.

சௌசௌபாத் என்பது தனி உணவல்ல. இரண்டுவகையான உணவுகள் இணைந்து உருவாவது.

கேசரிபாத், காரபாத் இரண்டும் சேர்ந்தது தான் சௌசௌபாத். நம்மூர் கேசரியை ஒத்த இனிப்பு தான் கேசரிபாத். காராபாத், உப்புமா பதத்தில் இருக்கிறது. காராபாத் சற்று காரமாக இருக்கும். கேசரிபாத் இனிக்கும். உறவில் இனிப்பும் இருக்கும், காரமும் இருக்கும் என்பதை உணர்த்துகிறது சௌசௌபாத். தற்கால கன்னட தேசத்து விருந்துகள் சௌசௌபாத்தில் இருந்துதான் தொடங்குகின்றன.

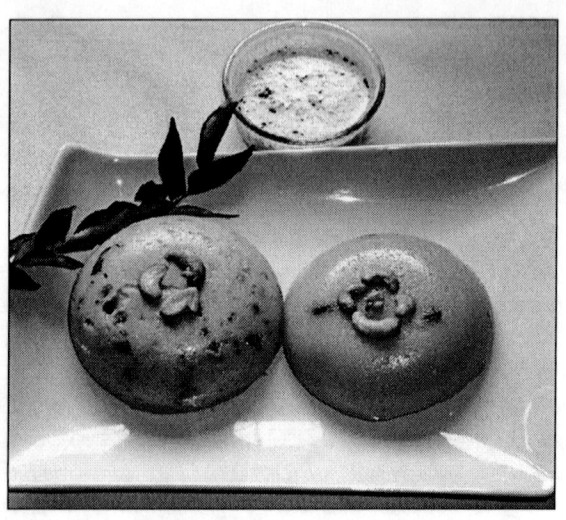

முதலில் கேசரிபாத். அரைக்கிலோ ரவாவை கொஞ்சம் நெய்விட்டு வறுக்கவேண்டும். ரவாவின் வெண்ணிறம் மருவி பொன்னிறம் வந்ததும், லவங்கம், முந்திரி, திராட்சையோடு சிறிதளவு கேசரிபவுடரைப் போட்டு, ரவை மூழ்கும் அளவுக்கு தண்ணீர் ஊற்றி நன்கு கிளறவேண்டும். தண்ணீர் வற்றும் பதத்தில் 1 கிலோ சர்க்கரையைக் கொட்டி, மேலே அன்னாசிப் பழத்தை சிறுசிறு துண்டுகளாக நறுக்கிப் போட வேண்டும். எல்லாம் கலந்து கெட்டியாகி கரண்டியில் ஒட்டாத பதத்துக்கு வரும்போது இறக்கிவிட்டால் கேசரிபாத் ரெடி.

அடுத்து காராபாத். அரைக்கிலோ ரவையை நெய்விட்டு வறுத்துக் கொள்ள வேண்டும். ஒரு வாணலியில் எண்ணெய் விட்டு கடுகு, சீரகம் போட்டுத்தாளித்து, அதில் நறுக்கிய வெங்காயம், பச்சைமிளகாய், இஞ்சியை கொட்டி வதக்க வேண்டும். வதங்கியதும், அதில் வறுத்த ரவையைக்

கொட்டி, மூழ்கும் அளவுக்கு தண்ணீர் ஊற்றி நன்கு கிளற வேண்டும். முந்திரிப் பருப்பு போட்டுக் கொள்ளலாம். வெந்ததும், 50கிராம் தேங்காய் துருவலைக் கொட்டி, ஒரு எலுமிச்சைப் பழத்தைப் பிழிந்துவிட்டு இறக்கி விடலாம். இறக்கும் தருணத்தில் கொஞ்சம் சர்க்கரை போட்டால் கூடுதல் ருசி கிடைக்கும்.

காராபாத் ஒரு கரண்டி, கேசரிபாத் ஒரு கரண்டி. தொட்டுக்கொள்ள தேங்காய் சட்னி. நிச்சயமாக உறவில் கசப்போ, காரமோ வராது. இதன் சுவையே, வயிறையும் மனதையும் சாந்தப்படுத்திவிடும்.

வெ. நீலகண்டன்

27
சுக்கிணுன்டே

ஆந்திர மாநில எல்லையை ஒட்டி அமைந்துள்ள கர்நாடக கடலோர நகரம் குல்பர்கா. 'தென்னிந்தியாவின் வெயில் நகரம்' என இதற்கோர் பட்டப்பெயர் உண்டு. கடந்த வருடக் கோடையில் அதிகபட்சமாக 116 டிகிரி அளவுக்கு இங்கு வெயில் கொளுத்தி எடுத்திருக்கிறது. இந்த வெப்ப நகரத்தில் வசிக்கும் மனிதர்களைக் குளிரவைக்கும் உணவுதான் சுக்கிணுன்டே. ஏறக்குறைய நம்மூர் 'சுழியம்' வகையை ஒத்திருந்தாலும் சுவையில் தனித்தன்மை கொண்டது சுக்கிணுன்டே.

சுக்கிணுன்டே என்றால் 'நெற்றிப்பொட்டு போன்ற உருண்டை.' சுக்கிணுன்டேயின் முக்கிய மூலப்பொருள் துவரம் பருப்பு.

தென்னிந்திய சமையலின் அடிப்படை துவரம் பருப்புதான். சாம்பார் முதல் கூட்டுவரை எல்லாம் பருப்பு மயம். ஆசியா தான் துவரம் பருப்பின் பூர்விகம். இந்தியாவில் தேவைக்கு அதிகமாக துவரம் பருப்பு விளைந்த காலம் ஒன்று உண்டு. குறிப்பாக, தமிழகத்தின் சகதி வயல்களில் விளையும் பருப்பு மிகுந்த சுவையுடையது. இப்போது ஆஸ்திரேலியாவையும், மியான்மரையும் நம்பித்தான் நம் வீட்டில் சாம்பார் கொதிக்கிறது. கர்நாடகாவில் மைசூர் பகுதியில் துவரம் பருப்பு ஏராளம் விளைகிறது. ஆரஞ்சு நிறத்திலான அந்தப் பருப்பும் கூட சுவையற்றது.

ஆனால் குல்பர்கா பருப்பில் நம்மூரின் சாயல் அதிகம். குல்பர்காவைச் சுற்றிலும் பயறுவகைச் சாகுபடி ஏராளம் நடக்கிறது. கர்நாடகத்தின் பருப்புத் தேவையில் பாதியை குல்பர்காவே நிறைவு செய்கிறது. அதனால் பருப்பு சார்ந்த சிற்றுண்டிகள், பதார்த்தங்கள் இப்பகுதிகளில் நிறைய உண்டு.

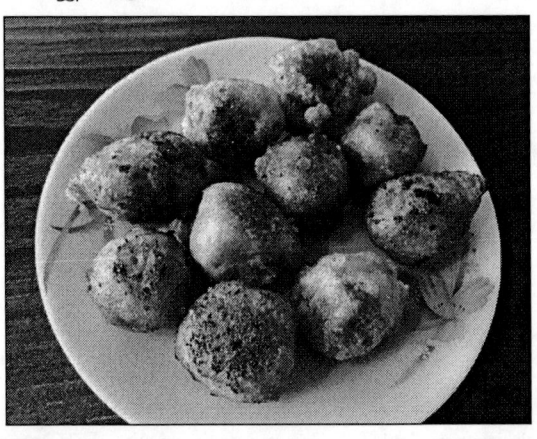

சுக்கினுண்டேவுக்குத் தேவை 1 கிலோ துவரம் பருப்பு. இதுதவிர, 2 கிலோ வெல்லம், முற்றிய தேங்காய் 2, முந்திரி 50 கிராம், திராட்சை 50 கிராம், சிறிது ஏலக்காய்த்தூள், கடலை மாவு 400 கிராம், அரிசி மாவு 25 கிராம், பொறித்தெடுக்கும் அளவுக்கு நெய்.

முதலில் பருப்பை வேகவைத்து தண்ணீரை வடித்துவிட்டு, வெல்லம், தேங்காய்த் துருவல் சேர்த்து அரைத்துக்கொள்ள வேண்டும். அரைக்கும்போது தண்ணீர் சேர்க்கக்கூடாது. முந்திரி, திராட்சையை லேசாக நெய்யில் வறுத்து, அதோடு ஏலக்காய்த் தூளையும் சேர்த்து, அரைத்த பருப்புக்கலவையில் போட்டுப் பிசைந்து, சிறிய அளவில் உருண்டை பிடித்துக் கொள்ள வேண்டும்.

கடலை மாவையும், அரிசி மாவையும் கலந்து நீர்ப்பக்குவத்தில் கரைத்துக்கொள்ள வேண்டும். பருப்பு உருண்டையை இம்மாவில் நனைத்தெடுத்து நெய்யில் பக்குவமாக பொறித்தெடுத்தால் சுக்கினுண்டே ரெடி.

மென்மையான மஞ்சள் நிறத்தில் மேல்பூச்சு. பூரணம் பொதிந்து நிற்கும் சுக்கினுண்டேவைப் பார்க்கும்போதே சாப்பிடத் தூண்டுகிறது. வெல்லமும், பருப்பும் கலந்த வாசனை வருட, நாலைந்து உருண்டை உள்ளே போனபிறகும் நாக்கு அடங்க மறுக்கிறது.

28

தார்வார் பேடா

தார்வார், கர்நாடகத்தின் கலாசார நகரம். புகழ்பெற்ற கன்னடக் கவிஞர்களான தாரபேந்திரா, பம்பக்கவி போன்றோர் பிறந்த மண். இந்தியாவின் முதல் பெண் சுதந்திரப்போராளி ராணி சென்னம்மாவை தந்த ஊர். இந்த சிறப்புமிக்க நகரத்தின் கௌரவமான படைப்புகளில் ஒன்றுதான் பேடா. ஊரின் பெயரோடு சேர்த்து 'தார்வார் பேடா' என்று சொன்னால்தான் இதன் தரமும், தன்மையும் விளங்கும்.

நம்மூர் பால்கோவா போன்ற இனிப்பு அயிட்டம்தான். வடிவமும், செய்முறையும் வேறு. சேர்மானப் பொருட்களிலும் வித்தியாசம் உண்டு. பால் ஓர் அதிசயமாய, ஆரோக்கியமான பானம். முழுமையான, எளிதில் ஜீரணமாகக்கூடிய உணவு. தாய்ப்பால் மட்டுமே சுவைத்தறிந்த மனித இனம், வன மிருகமாக இருந்த பசுக்களை அடிமைப்படுத்தி வெறும் 'கால்நடை'களாக்கிய தருணத்திலேயே பசும்பாலின் தன்மையை அறிந்துவிட்டதாகச் சொல்கிறார்கள் ஆய்வாளர்கள். தாய்ப்பாலுக்கு நிகரில்லை என்றாலும், 'மாதா ஊட்டாத பாலை கோமாதா ஊட்டும்' என்று சொல்லும் அளவுக்கு ஊட்டச்சத்துகள் நிரம்பியது பசும்பால்.

காபிக்கு குடகு, பாக்குக்கு மங்களூர், கரும்புக்கு மண்டியா போல, கர்நாடகத்தில் பாலுக்கு தார்வார். தென்னிந்திய

அளவில் வெண்மைப் புரட்சியில் முக்கியப் பங்களிக்கும் நகரம். இங்கிருந்துதான் கர்நாடகம் முழுமைக்கும் பால் பொருட்கள் செல்கின்றன. அப்பொருட்களில் முக்கிய இடம்பெறுவது பேடா.

"150 வருடங்களுக்கு முன்பு தேவைக்கு மேல் உற்பத்தி இருந்ததால் விற்கமுடியாமல் கேன் கேனாக பால் வீணாகிப் போனதாம். பதப்படுத்தி வைக்கும் பக்குவமும் தெரியவில்லை. அப்போதுதான் பேடா தயாரிப்புத் தொழிலை சிலர் அறிமுகப்படுத்தினார்கள். இன்று ஏராளமானோர் குடிசைத் தொழிலைப் போல செய்கிறார்கள். வெளிநாடுகளுக்கும் போகிறது" என்கிறார் பெங்களூரில் தார்வார் பேடா கடை நடத்தும் பசனக்குடி வீரண்ணா.

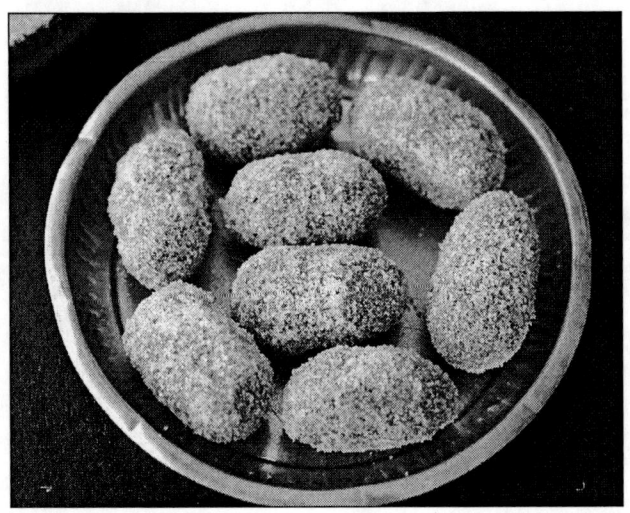

லட்டு போல உருண்டை வடிவம். வெளிர்மஞ்சள் நிறம். எட்ட நின்றாலே கோவா வாசனை ஈர்க்கிறது. செய்முறை நம்மூர் பால் திரட்டை ஒத்திருந்தாலும், சர்க்கரைக்குப் பதில் வெல்லத்தைச் சேர்க்கிறார்கள். இதுதான் அதன் சுவை சூத்திரம். ரசாயனம் சேர்க்கப்படாத தூய்மையான வெல்லம் என்பதால், தார்வார் பேடா இரட்டிப்பாக தித்திக்கிறது.

பாலும், வெல்லமும் சரிக்குச் சரியாக கலந்து நன்கு காய்ச்சி, கெட்டிப்பதத்தில் இறக்கி, கைபடாமல் உருண்டை பிடித்தால் பேடா ரெடி. ஒரு வரியில் எளிதாகச் சொல்லிவிட்டாலும், பால் சுருங்கி பதத்துக்கு வர நீண்ட நேரம் பிடிக்கும். நொடிப்பொழுது கிளறாமல்விட்டாலும் அடிப்பிடித்து வீணாகிப்போகும்.

சர்க்கரை சேர்க்கப்படும் பால்பொருட்கள் அனைத்தும் சீக்கிரமே கெட்டுப்போகும். வெல்லம் சேர்ப்பதால் தார்வார் பேடா 15 நாட்கள் வரை கெட்டுப்போகாது என்கிறார்கள்.

பெங்களூர், மைசூர் உள்ளிட்ட கர்நாடகாவின் பிரதான நகரங்கள் அனைத்திலும் தார்வார் பேடா கிடைக்கிறது. சந்தடி சாக்கில் சிலர் உள்ளூர் தயாரிப்புகளையும் விற்கிறார்கள். தார்வார் தயாரிப்புதானா என்று பார்த்து வாங்க வேண்டும். அதுதான் அசல் சுவை.

29
தட்டே இட்லி

பெங்களூர்-மைசூர் தேசிய நெடுஞ்சாலையில் இருக்கும் பிடதிக்கு சிறப்பான அடையாளம் ஒன்று உண்டு. அதுதான் தட்டு இட்லி. கன்னடத்தில் 'தட்டே இட்லி' என்பார்கள். தட்டே என்றால் தட்டு. தோசையும் இல்லாத, இட்லியும் இல்லாத தட்டை வடிவத்தில் தும்பைப்பூ நிறத்தில், மல்லிகைப்பூ மென்மையோடு இருக்கும் இந்த தட்டை இட்லியை பார்த்தாலே பசியெடுக்கிறது!

மொழியால் வேறுபட்டுள்ள தென்னிந்திய மாநிலங்களின் பொதுவான அம்சங்களில் முதன்மை இடம்பிடிப்பது இட்லிதான். தவிர்க்க முடியாத உணவு. இடத்துக்கு இடம் வடிவத்திலும், தயாரிப்பு முறைகளிலும் சிற்சில மாற்றங்கள் இருக்குமே ஒழிய தன்மையும் சுவையும் மாறாது. தட்டு இட்லியும் அவ்விதமான வடிவ வேறுபாடு கொண்டதுதான். சுவையிலும் தரத்திலும் நம்மூர் மல்லிப்பூ இட்லியை விட மேன்மையானது.

பிடதி பேருந்து நிலையத்தை ஒட்டியிருக்கும் ரேணுகாம்பாள் தட்டு இட்லிக்கடை 75 வருட பாரம்பரியம் மிக்கது. நடிகர் ராஜ்குமார் மைசூர் பக்கம் சென்றால் பிடதியில் நிறுத்தி, இங்கு தட்டு இட்லியை ஒரு பிடி பிடிக்காமல் நகரமாட்டாராம். இதன் உரிமையாளர் சிவகுமார். தட்டு இட்லியின் பூர்வீகக்கதையை சிலாகித்துப் பேசுகிறார்.

"எல்லாரும் விவசாய வேலைக்குப் போறவங்க. தனித்தனியா இட்லியை ஊத்தி அவிச்சிக்கிட்டிருக்க நேரமிருக்காது. அந்தக் காலத்திலே மூங்கிலால கூடை மாதிரி முடைஞ்சு, அதில மாவை மொத்தமா ஊத்தி ஆவியில வேக வைப்பாங்க. காலப்போக்குல எவர்சில்வர் தட்டு வந்திருச்சு. இப்போ தனித்தனியாவே ஊத்தி அவிக்கிறோம்" என்கிறார் சிவகுமார். தட்டு இட்லியை உணவகத்தில் அறிமுகப்படுத்தியவர் இவரது தகப்பனார் நஞ்சப்பன்தான்.

நம்மூர் இட்லியைவிட நான்கு மடங்கு பெரிதான தட்டு இட்லிக்கு காரச்சட்னி, சாம்பார், உருளைக்கிழங்கு மசாலா ஆகியவை சைட்டிஷ். இவற்றோடு ஒரு வெண்ணெய் உருண்டையும் தருகிறார்கள். சூடான இட்லியின் மேல் அந்த வெண்ணெயை வைக்க, அது நெய்யாக உருகி இட்லியின் மேல் பரவுகிறது. சுகந்தமான வாசனையோடு, பஞ்சு போன்ற இட்லி தொண்டைக்குள் இறங்குவதே சுகமாக அனுபவம்!

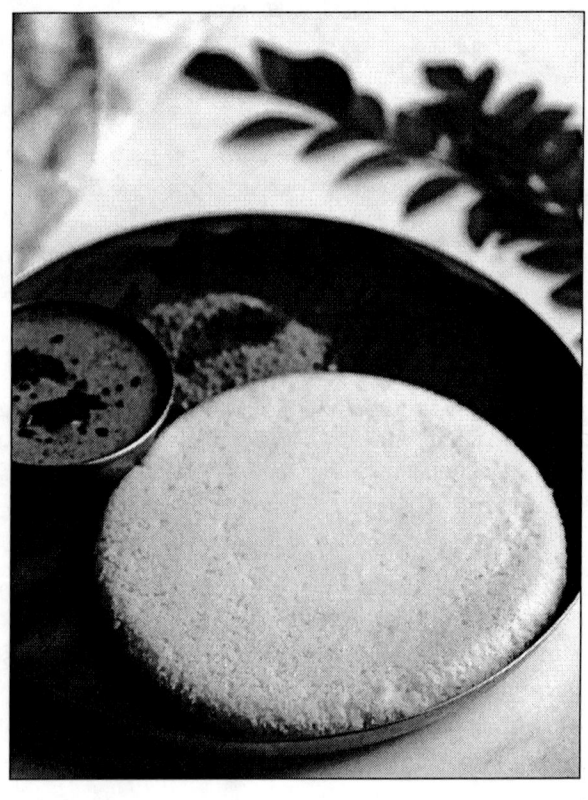

சாதாரண இட்லி மாவுதான். 1 கிலோ புழுங்கல் அரிசிக்கு கால் கிலோ உளுந்து. அதுவும், உடைக்காத உருட்டு உளுந்து. முதல் நாள் இரவு தனித்தனியாக அரைத்து, உப்பு சேர்த்து ஒன்றாகக் கலக்கி, புளிக்க வைக்கிறார்கள். மறுநாள் சிறிது சமையல் சோடா சேர்த்து மீண்டும் கலக்கி, அகண்டு குவிந்த சில்வர் தட்டுகளின் மேல் பாலித்தீன் பேப்பர்களைப் போட்டு, மாவை ஊற்றி வேக வைக்கிறார்கள். பத்தே நிமிடத்தில் இட்லி தயார்.

பிடதி தவிர பெங்களூர், மைசூர் வட்டாரத்திலும் இந்த இட்லி கிடைக்கிறது. மகாராஷ்டிரா, குஜராத் என மாநிலம் கடந்தும் கூட பிடதிக்காரர்கள் சிலர் கடை விரித்திருக்கிறார்கள். தமிழகத்தில் சேலம் பகுதியில் தட்டே இட்லியை ருசிக்கலாம். ஆனாலும், பிடதி காற்றை சுவாசித்தபடி அதன் பூர்வீகச் சுவையோடு தட்டே இட்லியை ருசிப்பது சுகம்தான்!

வெ. நீலகண்டன்

கேரளா

கேரளா

- கேரளாவில் தேங்காய்ப்பால் பிழியும்போது முதல் தரப் பால், இரண்டாம் தரப் பால், மூன்றாம் தரப் பால் என்று மூன்று தரத்தில் பால் எடுக்கிறார்கள். இதுதான் கேரள உணவுகளின் நாவை மயக்கும் சுவைக்குக் காரணம். தேங்காயைத் துருவி முதன்முறை பிழியும்போது கிடைப்பது முதல் தரப்பால். சக்கையில் சிறிது தண்ணீரை ஊற்றி மீண்டும் பிழியும் போது கிடைப்பது இரண்டாம் தரபால். அதேபோல் மீண்டும் நீருற்றி பிழிந்தால் கிடைப்பது மூன்றாம் தரபால். எனவே முதல் தரம், இரண்டாம் தரம் என்ற வார்த்தைகளைக் கண்டு குழப்பமடைய வேண்டாம்.

- சில அல்வா வகைகளுக்கு கோதுமையைப் போலவே மைதாவில் பால் எடுத்து பயன்படுத்த வேண்டியிருக்கும். மைதாவில் எப்படி பால் எடுக்கமுடியும் என்று குழப்பம் ஏற்படலாம். மைதாவில் மூழ்கும் அளவுக்கு தண்ணீர் ஊற்றி நன்கு பிசைந்து ஓர் இரவு அப்படியே மூடி வைத்துவிட வேண்டும். மறுநாள், மேலே நிற்கும் தண்ணீரை வடித்து விட்டு, கீழ்படிந்துள்ள மாவில் மீண்டும் தண்ணீர் ஊற்றிக் கரைத்துக் கொள்ள வேண்டும். இதுதான் மைதா பால்.

- சில பதார்த்தங்களுக்கு வெல்லத்தை பாகு காய்ச்ச வேண்டியிருக்கும். வெல்லம் கரைந்து பாகு ஆகும்போது, அடியில் சில தூசிகள், கரும்புத் துகள்கள் தங்கும். அதை அரி கரண்டியால் அரித்து எடுத்துவிட வேண்டும். இல்லாவிட்டால் பதார்த்தத்தில் கலந்து உறுத்தும் அல்லது, வெல்லத்தை தண்ணீரில் கரைத்து வடிகட்டி பாகு காய்ச்சலாம்.

- ‘ஸத்ய’ என்பது கேரளத்தின் பாரம்பரிய விருந்து. ‘ஓண ஸத்ய’ மிகவும் புகழ்பெற்றது. 64 வகை உணவுகள் அதில் இடம்பெறும். இங்கே தனித்தனியாக தரப்பட்டுள்ள பல சைடிஷ்கள், பதார்த்தங்கள் ‘ஸத்ய’வில் இடம் பெறுபவை. கேரளாவில் சாதாரண மதிய சாப்பாட்டையே ‘ஸத்ய’ என்று அழைப்பது வழக்கம்.

1
இலை இட்லி

"நல்ல காய்கறி வாங்குவது எப்படி" என்று கேட்டால், "வெண்டைக்காயை உடைத்துப் பார்த்து வாங்கவேண்டும், பீட்ரூட்டை கிள்ளிப் பார்த்து வாங்கவேண்டும், உருளைக்கிழங்கை உரித்துப் பார்த்து வாங்கவேண்டும், பூச்சி அரிக்காத, காய்ந்து போகாத காய்கறிகளை வாங்கவேண்டும்" என்றெல்லாம் வகுப்பெடுப்பார்கள் குடும்பத்தலைவிகள். ஆனால், இந்தக் காலத்தில் அப்படியெல்லாம் நல்ல காய்கறியை அடையாளம் கண்டுவிட முடியாது.

எந்த காய்கறியில் பூச்சி சாப்பிட்டதற்கான அறிகுறிகள் இருக்கிறதோ, அதுவே நல்ல காய்கறி என்கிறார்கள் உணவியல் நிபுணர்கள். அவற்றில் தான் பூச்சிக்கொல்லிகளின் தாக்கம் இல்லை... அல்லது கொஞ்சமாக இருக்கிறது.

அக்காலத்தில், விவசாயத்தில் பூச்சிக்கொல்லி என்ற வார்த்தைக்கே இடமில்லை. கெட்ட பூச்சிகளை கொல்வதற்கு ஏராளமான நல்ல பூச்சிகள் இருந்தன. இயற்கையே எல்லாவற்றையும் சமன் செய்தது. அதையும் தாண்டி பெரிய பாதிப்புகள் இருந்தால் வேப்பிலையையும், அஞ்சிலை நொச்சியையும் அரைத்து ஊற்றுவார்கள். விளையும் பொருள் மருந்தாகிவிடும்.

நெல்வயலில் பறவை மேய்ந்தால் கைநீட்டி விரட்டமாட்டார் விவசாயி. பறவைக்கான உணவும் விவசாயத்திற்குள் அடக்கம். பறவை தின்றுவிட்டு வயலில் போட்டுச்செல்லும் எச்சம் பயிருக்கு உரம். அதைச் செரித்துத்தான் மண்புழு வயலை ஆழ உழவுசெய்து ஊட்டமளிக்கிறது. விவசாயம் மனிதனுக்கானது மட்டுமல்ல... சகல ஜீவராசிகளுக்குமானது.

ஆனால் இன்று நன்கு விளைந்து நிற்கும் வயற்காட்டுக்குக் கூட பறவைகள் உணவுநாடி வருவதில்லை. காரணம், பூச்சிக்கொல்லி வீச்சம். ஆனால், பூச்சிக்கொல்லி மருந்துகள் அதிகரிக்க, அதிகரிக்க, பூச்சிகளும் அதிகரிக்கின்றன. இது இயற்கையின் எதிர்வினை.

இல்லத்தரசிகளுக்கு இன்னொரு அதிர்ச்சியான செய்தி. காலிஃப்ளவர் போன்ற காய்கறிகளை பறித்து பேக்செய்து அனுப்பும் முன்பு, அதன் தன்மை மாறாமல் இருப்பதற்காக பூச்சிக்கொல்லி ரசாயனத்தில் நனைத்தே அனுப்புவதாகச் சொல்கிறார்கள். பச்சை மாறாமல் இருக்கவும் சில ரசாயனங்கள் சேர்க்கப்படுகின்றனவாம்.

இதுபோன்ற காரணங்களால் தான், பூச்சிகள் சுவைத்துள்ள அல்லது குடியிருக்கிற காய்கறிகளே சிறந்த காய்கறிகள் என்று சொல்கிறார்கள். பூச்சிகளை கொல்லும் அளவுக்கு அதில் ரசாயனம் இல்லை என்பதற்கான அளவீடு அது.

எல்லாவற்றையும் ஆட்கொள்ளும் அதீத ஆசை காரணமாக இயற்கையை வதைத்து, அதன் எதிர்வினையை தாங்கவியலாமல் அழிவுக்கு உள்ளாவது மனித சமூகத்தின் வரலாறு நெடுகவும் நீடித்து வருகிறது. அப்படியான ஒரு அழியாச்சுவடு கேரளாவிலும் உள்ளது.

1971ல் நடந்த கோரம் அது. காசர்கோடு நகரத்தை ஒட்டிய பகுதிகளில் சுமார் 7000 ஏக்கருக்கு மேல் முந்திரி சாகுபடி நடந்து வந்தது. இந்த தோட்டங்களில் திடீரென பூச்சித்தாக்குதல் ஏற்பட்டது.

இதனால் உற்பத்திக் குறைவு ஏற்பட, வெளிநாட்டு நிபுணர்களில் கருத்தைக் கேட்டது கேரள முந்திரி கார்ப்பரேஷன். 'எண்டோசல்பான்' என்ற பூச்சிக்கொல்லி விஷத்தை ஹெலிகாப்டர் மூலம் தெளித்தால் பூச்சிகள் அழிந்துவிடும் என்றார்கள் 'நிபுணர்கள்.' அப்படியே செய்தார்கள் அதிகாரிகள். முடிந்தது.

பூச்சிகள் அழிந்தனவோ இல்லையோ.. நீர், நிலம், காற்றென அத்தனை பூதங்களிலும் இரண்டறக் கலந்து விட்டது எண்டோசல்பான். அதன் விளைவு 40 ஆண்டுகள் கடந்தும் இன்றும் நிலைத்து

நீடிக்கிறது. இன்றளவுக்கும் குழந்தைகள் உறுப்புமாறி பிறக்கின்றன. புற்றுநோய், காசநோய், மாரடைப்பென அம்மாவட்டத்தையே நோய்களில் கூடாரமாக்கி விட்டது அந்த விஷம்.

தஞ்சை பகுதியில் பூச்சிக்கொல்லி தெளிப்பதை 'வயலுக்கு மருந்து அடிப்பது' என்கிறார்கள் விவசாயிகள். மருந்து என்று சொல்லுமளவுக்கு விவசாயத்தின் மூளைக்குள் ஆதிக்கம் செலுத்துகின்றன பூச்சிக்கொல்லிகள். உணவு மருந்தாக இருக்கவேண்டுமே ஒழிய உணவில் 'மருந்து' தேவையில்லை. இப்போது கேரளா அதை உணரத் தொடங்கிவிட்டது.

உணவே மருந்தென சொல்லத்தக்க பல உணவுகள் கேரளாவில் இருக்கின்றன. அவற்றில் ஒன்று தான் இலைஇட்லி. பலா இலையை தொன்னையாக்கி அதில் மாவை ஊற்றி வேகவைக்கிறார்கள்.

வித்தியாசமான வடிவம், மூலிகை வாசனை, இதமான சுவை கொண்ட இந்த இலைஇட்லி தமிழக, கேரள எல்லைப் பகுதிகளில் வெகு பிரபலம். விஷுப் பண்டிகையின் போது கேரளாவின் பல பகுதிகளில் இலை இட்லி மணக்கிறது.

பலாஇலை மிகவும் குளுமையானது. வயிற்று நோயுள்ளவர்கள் பலாஇலையை தைத்து அதில் உணவு உட்கொள்ள அறிவுறுத்துகிறது இயற்கை வைத்தியம். அந்த அளவுக்கு மருத்துவ குணம் கொண்ட பலா இலையின் அரவணைப்பில் வெந்துவரும் இட்லியும் மருந்து தான்.

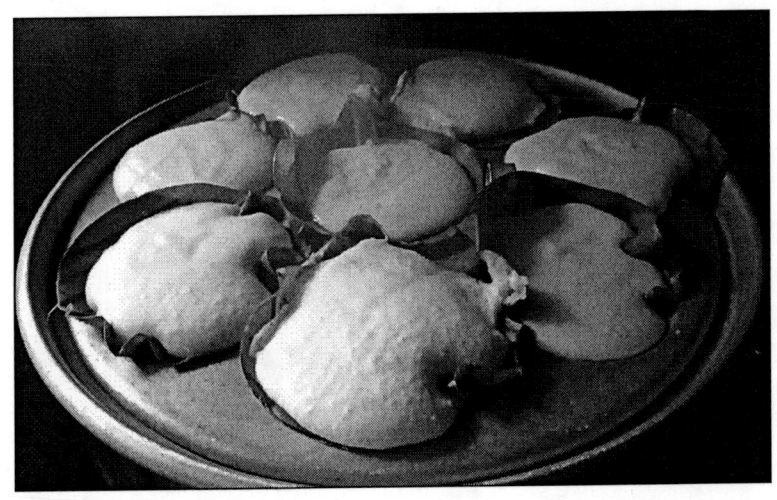

தேங்காய் சட்னி, இலைஇட்லிக்கான பிரதான சைடிஷ். எண்ணிக்கை மறந்து சாப்பிடலாம்.

நீங்களும் செய்யலாம்

பச்சரிசி - 2 கப்
உளுந்து - 1 கப்
தேங்காய் - அரைமூடி
உப்பு - தேவையான அளவு
தொன்னை செய்ய
பச்சை பலா இலை - தேவையான அளவு
தென்னை ஓலை - தேவையான அளவு

செய்முறை:

அரிசியையும், உளுந்தையும் தனித்தனியாக ஊறவைத்து அரைத்துக் கொள்ளுங்கள். தேங்காயைத் துருவி, அதையும் கரகரப்பாக அரைத்துக் கொள்ளுங்கள். மூன்றையும் ஒன்றாக்கி உப்புப் போட்டு கரைத்து புளிக்க வையுங்கள். குறைந்தது 6 மணிநேரம் புளிக்க வேண்டும். தென்னை ஓலைகளில் மென்மையான ஓலைப்பகுதியை கிழித்துவிட்டு, மிஞ்சும் குச்சியை நன்கு கழுவி, சிறிது, சிறிதாக ஒடித்துக் கொள்ளுங்கள். பலா இலைகளை கழுவி, இந்தக் குச்சிமூலம், நான்கு, நான்கு இலைகளாக கோர்த்து தொன்னை செய்து கொள்ளுங்கள். மாவை இந்த தொன்னைகளில் ஊற்றி இட்லி சட்டியில் வைத்து வேகவையுங்கள். பலாயிலை வாசனை வரும்போது எடுத்து விடவேண்டும். இலைஇட்லி ரெடி.

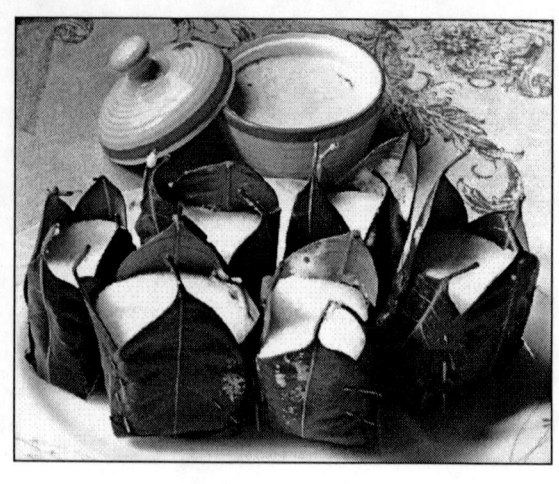

2
இளநீர் பாயசம்

இந்தியாவில் விளையும் 10 தேங்காய்களில் ஆறு கேரளாவில் விளைகிறது. அங்கு மட்டும் சுமார் 11 லட்சம் ஹெக்டேரில் தென்னத் தோப்புகள் விரிந்து கிடக்கின்றன. இந்த உற்பத்தியில் 40 சதவிகிதம் உணவுக்காகப் பயன்படுகிறது. கேரள உணவுகள் இதமும், பதமுமாக இருப்பதன் ரகசியம் இந்த தேங்காய் தான்.

எண்ணெயாக, மசாலாவாக, பாலாக, துருவலாக, சீவலாக, ஏதோவொரு வகையில் தேங்காயைச் சேர்த்து விடுகிறார்கள். சைவமோ, அசைவமோ, தேங்காய் வாசனை அற்ற உணவுகளை அங்கு பார்க்க முடியாது. அது அவர்களுக்கு இயற்கை கொடுத்த கொடை. பொருளாதார புலமாக மட்டுமின்றி வாழ்வின் வளத்துக்கும் தேங்காய் ஒரு காரணியாக இருக்கிறது.

வீட்டுக்கு வீடு இளநீர் முகிழ்ந்து நின்றாலும் நம்மூர்காரர்கள் வீட்டுக்கு வரும் விருந்தாளிக்கு குளிர்பானங்களை வாங்கிக் கொடுப்பதை கௌரவமாக கருதுகிறார்கள். அதுவும் அந்நிய குளிர்பானங்கள். சில குளிர்பானங்களில், கெட்டுப்போகாமல் இருப்பதற்காக ‘மாலத்தியான்’ என்ற பூச்சிக்கொல்லியை சேர்ப்பதாகச் சொல்கிறார்கள். கொஞ்ச நஞ்சமல்ல, அனுமதிக்கப்பட்ட அளவைவிட 27 மடங்கு. ஆனால் அதைப்பற்றி கவலைப்பட நமக்கேது நேரம். குடித்தோமா... முடித்தோமா..? முன்பெல்லாம்

வீட்டுக்கு வீடு மாடுகள் நிற்கும். சுடச்சுட பால் கறந்து ஆவிபறக்க காபி போட்டுக் கொடுப்பார்கள். டிகிரி போட்டுப் பார்க்குமளவுக்கு அந்தகாபி கெட்டியாக இருக்கும். இன்று மாடுகளும் இல்லை... நாக்கில் நின்று தித்திக்கிற காபிகளும் இல்லை.

கேரளாவில் வரவேற்பு பானம் என்றால் அது இளநீர்தான். அதுவும், இளநீரை வாகாக சீவிக் கவிழ்த்து இரண்டு புதினா அல்லது துளசி இலைகளைக் கிள்ளிப்போட்டு, உள்ளிருக்கும் வழுக்கையை வழித்துப்போட்டு தருவார்கள். பார்க்கும்போதே தாகம் கூடும். மணக்க, மணக்கக் குடிக்கலாம்.

'இளநீர் அருந்து... வேண்டாம் மருந்து...' என்பார்கள். இயற்கையின் கொடைகளில் இளநீருக்கு நிகரான வேறொரு பொருளில்லை. 100 மில்லி இளநீரில் 312 மில்லிகிராம் பொட்டாசியமும், 30 மில்லிகிராம் மக்னீசியமும், ஏகப்பட்ட சுண்ணாம்புச் சத்தும் இருக்கிறதாம். இந்த தாதுக்கள் தான் எலும்புக்கும், தசைகளுக்கும் சக்தியூட்டுகின்றன.

கேரளாவில் குளிர்பானங்களை விட இளநீர் தான் அதிகம் விற்பனை ஆகிறது. உணவிலும் சேர்க்கிறார்கள். மலையடிவாரங்களில் வசிக்கும் கேரளப் பழங்குடிகள் தண்ணீருக்குப் பதிலாக இளநீரை ஊற்றி சாதம் வடிக்கிறார்கள். சில பகுதிகளில் இளநீரில் மைசூர்பாகெல்லாம் செய்கிறார்கள். பாலக்காடு, திருச்சூர் பகுதிகளில் இளநீர் பாயசம் மிகப்பிரபலம்.

இதன்சுவையை சொல்லியறிய வேண்டிய அவசியமில்லை. நினைத்தாலே இனிக்கும். கேரள உணவகங்களில் மதிய 'ஸத்ய'வுக்கு தினமும் ஒரு பாயாச வெரைட்டி வைப்பார்கள். அதில் இளநீர் பாயாசமும் இடம் பெறுகிறது. ஓணம் கொண்டாட்டத்திலும் இது இடம்பெறுகிறது.

சென்னைவாசிகளும் இப்போது இந்த இளநீர் பாயசத்தை ருசிக்கமுடியும். போயஸ் கார்டனில் உள்ள 'எண்டே கேரளம்' என்ற உணவகத்தில் மதிய 'ஸத்ய'வோடு 'டெசர்ட்'டாக கேரள டேஸ்டில் இளநீர் பாயசம் தருகிறார்கள். இளநீர் பாயசத்தை சூடாகவும் அருந்தலாம். குளிர வைத்தும் அருந்தலாம். குளிர்ந்த இளநீர் பாயசம் மனதை மயக்குகிறது.

நீங்களும் செய்யலாம்

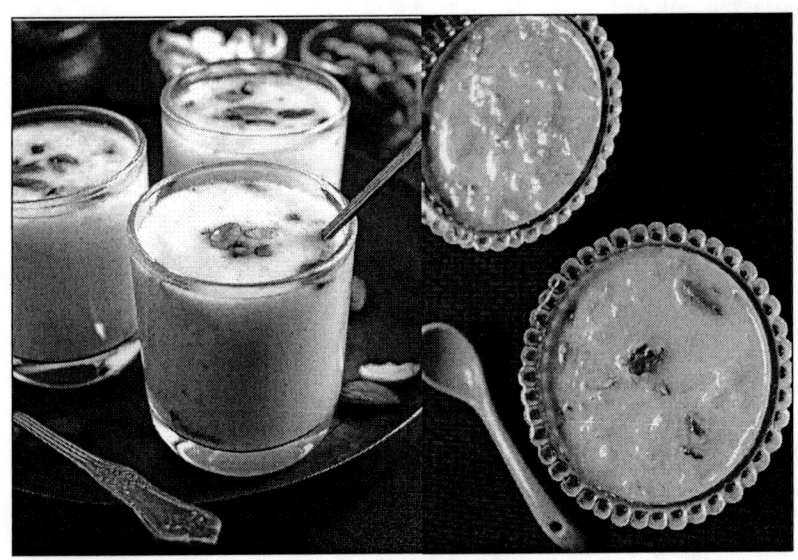

இளநீர் - 2
பால் - 1லி
சர்க்கரை - 200கிராம்

செய்முறை:

தண்ணீர் மற்றும் வழுக்கையுடன் கூடியதாக இளநீரை வாங்குங்கள். நீர் தனியாகவும், வழுக்கை தனியாகவும் பிரித்துக் கொள்ளுங்கள். பாலில் சர்க்கரையைப் போட்டு மிதமான தீயில் நன்கு காய்ச்சுங்கள். 1 லிட்டர் பால் அரைலிட்டர் ஆகும் வரை காய்ச்ச வேண்டும். அடுத்து, ஒரு துண்டு வழுக்கையை மட்டும் தனியாக வைத்துக் கொண்டு மீதமுள்ளவற்றை இளநீரில் போட்டு மிதமான தீயில் வேக வையுங்கள். இளநீர் பாதியாகும் வரை வேகவைக்க வேண்டும். பின் அதை மிக்சியில் போட்டு அரைத்துக் கொள்ளுங்கள். அரைத்த கலவையை பாலில் கலந்து, எடுத்து வைத்த வழுக்கைத் துண்டை சிறுசிறு பீசாக வெட்டிப் போட்டு, பிரிட்ஜில் வைத்து விடுங்கள். இளநீர் பாயசம் ரெடி.

3
இஞ்சிப்புளி

இந்திய குடும்பங்கள் மருத்துவத்துக்கு செலவு செய்யும் தொகையில், 70 சதவிகிதம் வயிறு தொடர்பான பிரச்னைகளுக்கு மட்டுமே செலவிடுவதாக சொல்கிறது ஒரு ஆய்வு. வயிற்றுப் பிரச்னைகள் அனைத்துக்கும் அடிப்படை, செரிமானக் கோளாறுதான். 'செரிமானம் சரியா இல்லைன்னா வருமானம் கையில நிக்காது...' என்று கிராமங்களில் ஒரு சொலவடை உண்டு.

சாதாரணமாக, சாப்பிட்டு 4முதல் 5 மணி நேரத்துக்குள் செரிமான சம்பவங்கள் நடந்து முடிந்துவிட வேண்டும். இல்லாவிட்டால், வயிற்றுக்குள் ஏதோவொரு வம்பு இருப்பதாகப் பொருள். தீனிக்காக காத்துக் கிடக்கும் கிருமிகளுக்கு அன்று கொளுத்த விருந்து.

செரித்தால் தான் உணவின் சத்து உடலுக்குக் கிடைக்கும். இல்லாவிட்டால், அந்த உணவே உடலின் சக்திக்குறைவுக்கு காரணமாகிவிடும். அதனால்தான், உணவோடு சேர்த்து, செரிமானத்துக்கென சில சமாச்சாரங்களையும் சேர்த்து உணவை வகைப்படுத்தினர் நம் முன்னோர்.

தண்ணீர் தான் சிறந்த செரிமான ஊக்கி. ஆனால், சாப்பிடும் முன்பாக தண்ணீர் குடிப்பது நல்லதல்ல. இடையிடையேயும் தண்ணீர் குடிக்கக்கூடாது. சாப்பிட்டு முடித்ததும் வயிறு தளும்பும் அளவுக்கு குடிக்க வேண்டும். அதேபோல், நன்கு

பசியெடுத்தபின் தான் சாப்பிட வேண்டும். ஒரு இயந்திரத்தை ஓய்வே கொடுக்காமல் இயக்கிக் கொண்டிருந்தால் சீக்கிரமே அது சீர்கெட்டுப் போகும். வயிறும் ஒரு இயந்திரம் தான். எனவே, மாதமொருமுறை வயிற்றுக்கு ஓய்வு கொடுக்கலாம். விரதத்தின் நோக்கமே வயிற்றோய்வு தான்.

இப்போது பலரும் வயிறை குப்பைத் தொட்டி போலத்தான் பயன்படுத்துகிறார்கள். கிடைத்ததை எல்லாம் வயிற்றில் போட்டுக் கொள்வது. வயிற்றைக் கட்டுபவனே 'வாழ்பவன்' என்று சும்மாவொன்றும் சொல்லவில்லை. ஒவ்வொருவரும் தம் செரிமானத்திறனை ஓரளவுக்காவது தெரிந்து வைத்துக்கொள்ள வேண்டும், அதற்கு தகுந்தமாதிரி சாப்பிடவேண்டும்.

தென்னிந்திய உணவுகளில் செரிமானத்துக்கென பல 'சரக்கு'கள் உண்டு. சரக்கென்றவுடன் தவறாக நினைக்க வேண்டாம். இஞ்சி, சோம்பு, பட்டை, கிராம்பு வகையறாக்களை கிராமத்து வீடுகளில் 'சரக்குச்சாமான்' என்றுதான் சொல்வார்கள். இவற்றில் இஞ்சிதான் ஜீரண அமிர்தம். 'இஞ்சிக்கு எரிப்புக் கொண்டாட்டம், எலுமிச்சைப் பழத்துக்கு புளிப்புக் கொண்டாடம்...' என்று ஒரு சிந்துப்பாடல் உண்டு. வயிற்றில் சேரும் கல்லையும் எரித்துச் சிதைத்துவிடும் ஆற்றல் இஞ்சிக்குண்டு. உடம்பில் என்ன கோளாறு இருந்தாலும் ஒரு இஞ்சி முரப்பாவை கடித்துச்சுவைத்தால் பளீரென ஒருவிடுதலை உணர்வு தோன்றுவது அதனால் தான்.

முன்பெல்லாம் கிராமத்துப் பெட்டிக்கடைகளில் 'ஜிஞ்சர்பீர்' என்ற பெயரில் ஒரு பானம் கிடைக்கும். அது குளிர்பானமா? டானிக்கா? என்று வகைபிரிக்க முடியாது. வண்ணம் சேர்க்கப்பட்ட இஞ்சிச்சாறு. விருந்தினர்களுக்கு அதையே குளிர்பானமாக வாங்கிக் கொடுப்பார்கள். விருந்து முடிந்ததும் வயிற்றுக்கோளாறு வராமல் இருக்க மருந்தும் அதுதான். இன்று ஜிஞ்சர்பீர் இருந்த இடத்தில் அந்நிய குளிர்பானங்கள் குவிந்து கிடக்கின்றன.

இஞ்சி எளிதாக கிடைப்பதால் பலருக்கு அதன் பயன்பாடு புரிவதில்லை. ஆஸ்துமா தொடங்கி புற்றுநோய் உள்பட பல உயிர்க்கொல்லிகளை தடுக்கும் சக்தி இஞ்சிக்கு உண்டு. இதன் காய்ந்த வடிவமான சுக்கு, மருத்துவ உலகின் மகாராஜா. 'சுக்குக்கு மிஞ்சிய மருந்தும் இல்லை. சுப்பிரமணியருக்கு மிஞ்சிய கடவுளும் இல்லை' என்று இதற்கும் ஒரு பழமொழி உண்டு.

இஞ்சி, பல்லாயிரம் ஆண்டுகளாக பயன்பாட்டில் இருக்கும் உணவுப்பொருள். ஜமைக்கா தான் இதன் பூர்வீகம். சீனமாலுமிகள்

வாயிலாக இது உலகெங்கும் பரவியது. இந்திய, சீன உணவுகளில் இதன் தாக்கம் அதிகம்.

கேரள உணவைப் பொறுத்தவரை ருசிக்குக் கொடுக்கும் முக்கியத்துவத்தை ஆரோக்கியத்துக்கும் கொடுக்கிறார்கள். இலை நிறைந்த 'ஸத்ய'வில் செரிமானத்துக்கு மட்டும் நான்கைந்து வெரைட்டிகள் உண்டு. அதில் ஒன்றுதான் இஞ்சிப்புளி. செக்கச் சிவப்பான இஞ்சிப்புளியைப் பார்த்தாலே நாக்கு சுரக்கும். லேசாகத் தொட்டுச் சுவைத்தால் 'சுள்'ளென்ற உறைப்பு அடிநாக்கைச் சிலிர்க்கச் செய்யும். மெல்லிய இனிப்பு அந்த உறைப்புணர்ச்சியை சமன்படுத்தும். நிறைந்த வயிறை நோகாமல் சமப்படுத்தும் டிஷ் இது.

கேரள உணவுகளுக்கு பெரும்பாலும் தேங்காய் எண்ணையைத்தான் பயன்படுத்துவார்கள். ஆனால் இஞ்சிப்புளி நல்லெண்ணெயில் செய்யப்படுகிறது. கேரள உணவகங்களில் மதிய உணவில் இஞ்சிப்புளி இடம்பெறுகிறது. சில பகுதிகளில் இட்லி, தோசைக்கு சைடிஷாகவும் தருகிறார்கள்.

நீங்களும் செய்யலாம்

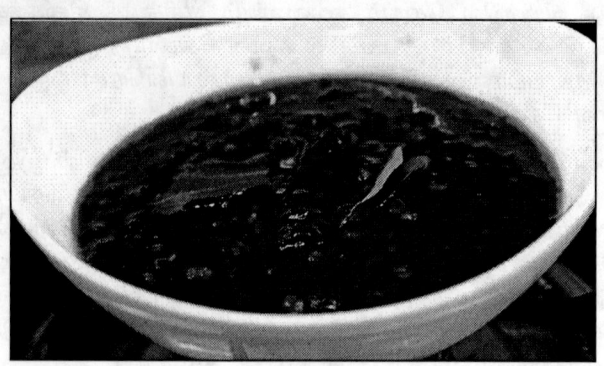

இஞ்சி	-	250 கிராம்
வெல்லம்	-	250 கிராம்
மிளகாய்ப்பொடி	-	ஒன்றரை டீஸ்பூன்
பெருங்காயத் தூள்	-	சிறிதளவு
புளி	-	எழுமிச்சை அளவு
பச்சைமிளகாய்	-	5
நல்லெண்ணெய்	-	300 மில்லி

காய்ந்த மிளகாய்	-	5
உப்பு	-	தேவைக்கேற்ப
கடுகு	-	ஒரு தேக்கரண்டி
கறிவேப்பிலை	-	தேவைக்கேற்ப

இஞ்சி, பச்சைமிளகாயை சிறு துண்டுகளாக வெட்டுங்கள். புளியை மூழ்குமளவு தண்ணீர் ஊற்றி ஊறவையுங்கள். வெல்லத்தை உடைத்து தூளாக்குங்கள். வாணலியில் எண்ணெயை விட்டு கடுகு, காய்ந்தமிளகாய், கறிவேப்பிலை போட்டு தாளியுங்கள். கடுகு வெடித்ததும் இஞ்சி, பச்சை மிளகாயைப் போட்டு வதக்குங்கள். நன்கு வதங்கி வாசம் பரவியதும், மிளகாய்த்தூள், பெருங்காயத் தூளைப் போட்டு, புளியைக் கரைத்து ஊற்றி, உப்பு, வெல்லத்தைப் போட்டு கொதிக்க விடுங்கள். கொதிவந்து திரண்டதும் இறக்கி விடுங்கள். இஞ்சிப்புளி ரெடி.

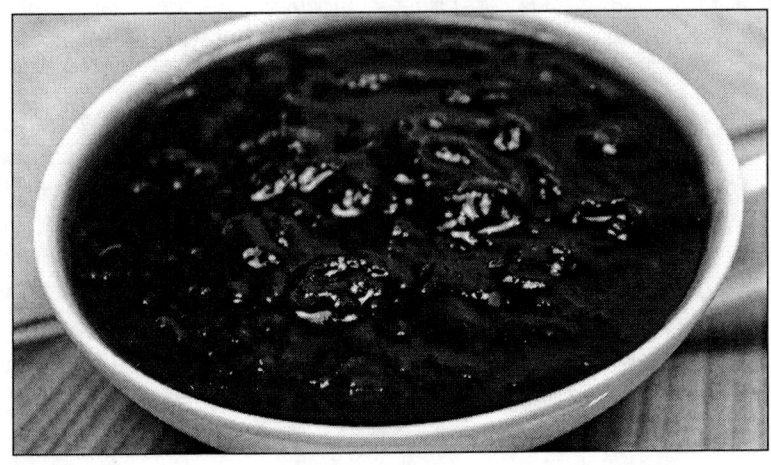

வெ. நீலகண்டன்

4
கடலைப் பாயசம்

இன்று வெளிநாடுகளில் இருந்து புதிதாக அறிமுகமாகும் காய்கறிகளையும், உணவுப் பொருட்களையும் மலைத்துப் பார்க்கிறோம். உண்மையில் இந்த கலப்பு இன்று, நேற்று நிகழ்வதல்ல. பல நூற்றாண்டுகளாகவே இங்கிருந்து அங்கும், அங்கிருந்து இங்கும் யாத்ரீகர்கள் வழியில் உணவுப்பண்பாடு பரவத்தான் செய்கிறது. உலகமய சூழலுக்குப் பிறகு இது இன்னும் வேகமெடுத்து நிற்கிறது.

இன்று நம் வாழ்வோடு கலந்துள்ள பல உணவுப் பொருட்கள் அந்நிய மண்ணில் இருந்து நமக்கு அறிமுகமானவை தான். 'உணவு வரலாற்றின் தந்தை' என்று போற்றப்படும் கே.டி.அச்சையா இதுபற்றி சுவாரஸ்யமாக எழுதியிருக்கிறார்.

பதார்த்தங்களின் மதிப்பையும், சுவையையும் அதிகரிக்கும் முந்திரி பிறந்தது பிரேசில் நாட்டில். 1578ல் போர்ச்சுகீசியர்கள் இங்கு கொண்டு வந்தார்கள். குழந்தைகளின் உள்ளத்தைக் கொள்ளை கொண்ட உருளைக்கிழங்கு உதித்தது பெருநாட்டில். 17ம் நூற்றாண்டில் இங்கு அறிமுகமானது. மிகவும் மதிப்புமிக்க உணவாக கருதப்பட்ட இந்த உருளைக்கிழங்கை மிக முக்கிய விருந்தினர்கள் பங்கேற்கும் விருந்துகளில் மட்டும்தான் சமைப்பார்களாம். ஆங்கிலேய அதிகாரிகளுக்கு உருளைக்கிழங்கை பரிசளித்து 'காக்கா' பிடித்தவர்கள் இருக்கிறார்கள்.

கொய்யாப் பழத்தை கொடுத்ததும் பெருநாடு தான். மரச்சீனிக்கிழங்கு தென்பிராந்தியத்துக்கு அறிமுகமானது 19ம் நூற்றாண்டில். ஆப்பிரிக்கா தான் இதன் தாயகம். தக்காளி 1700ல் தான் இந்தியாவுக்கு வந்தது. அறிமுகப்படுத்தியது ஐரோப்பா. தக்காளி சாகுபடி தொடங்கிய பிறகும் நம்மக்கள் அதை உணவில் பயன்படுத்தவில்லை. காரணம் அதன் புளிப்பும், இனிப்புமான இடைநிலைச் சுவை. விளைந்த தக்காளி அனைத்தும் ஐரோப்பாவுக்கே அனுப்பி வைக்கப்பட்டன. இன்றைக்கு தக்காளி இல்லாவிட்டால் சமையல் இல்லை என்னும் அளவுக்கு நம்மோடு அது கலந்து விட்டது.

வேர்க்கடலை தென் அமெரிக்காவில் இருந்து இந்தியாவுக்கு வந்தது 1800களில். மிளகாயின் பூர்வீகம் மெக்ஸிகோ. 16ம் நூற்றாண்டில் தான் நம் உணவில் கலந்தது. அதற்கு முன் காரச் சுவைக்கு நம்மவர்கள் பயன்படுத்தியது, காடுகளில் காய்ந்து விழுந்த குறுமிளகை.

பாரம்பரிய உணவாக நாம் பீற்றிக்கொள்ளும் இட்லியே இந்தோனேஷியாவில் இருந்து வந்தது என்கிறார் அச்சையா. அங்குதான் புளிக்க வைத்து சமைக்கும் பழக்கம் தோன்றியதாம். அப்படி புளிக்கவைத்துச் செய்யும் ‘கெட்லி’ என்றொரு பதார்த்தம் அங்கு உண்டாம். அதுவே இட்லியாக இங்கு உருமாறி இருக்கலாம் என்பது அவர் கணிப்பு.

இதைப்போல இங்கிருந்தும் நிறைய உணவுகள் வெளியுலகுக்குச் சென்றுள்ளன. பஜ்ஜி, வடையென அவற்றை பட்டியலிட்டால் பக்கம் போதாது.

பாயாசம் நம்மூர் கூழின் தொடர்ச்சி தான் என்றொரு கருத்து உண்டு. விருந்தில், இனிப்பு வைப்பதன் நோக்கமே செரிமான அமிலத்தைத் தூண்டுவது தான். சில பகுதிகளில் விருந்தின் இறுதியில் பாயசம் அருந்துவார்கள். உறைப்பும், புளிப்பும் போல பிரச்னைகள் வந்தபோதும், இனிப்பாக என்றும் உறவு நீளவேண்டும் என்பதே அதன் உள்ளடக்கம். தஞ்சாவூர் பக்கம், தாட்டெலை எனப்படும் முழுநீள இலையின் ஓரத்தில் கறிகாய்களோடு சேர்த்து பாயசத்தையும் சிறிதளவு வைப்பார்கள். பாயாசத்தை ருசித்தே விருந்தைத் தொடங்குவர்.

கேரளாவைப் பொறுத்தவரை பாயச வகைகளைப் பார்த்தாலே சாப்பாடு மறக்கும். ‘ஸத்ய’ விருந்தில் குறைந்தது 3 வகை பாயாசம் இருந்தால், மரியாதை. பாயசம் தான் மதிப்பைத் தீர்மானிக்கும். பெரிய

மனிதர் வீட்டு விருந்தென்றால் ஆறேழு வெரைட்டிகள் இருக்கும். பழவகைப் பாயசங்கள் சீசன் காலத்தில் தான். கடலைப் பாயசம் எல்லாக் காலங்களிலும் கியாரண்டி. பருப்பை உணரமுடியாத வண்ணம், வெல்லக் கரைசலில் தோய்ந்து முந்திரியும், திராட்சையும் மூக்கை நீட்டி விழித்துக் கிடக்கும் இப்பாயசத்தை அருந்துவது நாவே மயங்கும் அனுபவம். தேங்காய்ப்பால் சேர்ப்பதால் இதன் வாசமும், சுவையும் இரட்டிப்பாகிறது.

கேரள உணவகங்கள் அனைத்திலும் மதிய உணவோடு கடலை பாயசமும் இடம்பெறுகிறது. ஓணம் காலத்தில் நகரத்துக்கு நகரம் நடக்கும் 'பாயாச மேளா'வில் இப்பாயசத்தை விருப்பம் போல் லிட்டர் கணக்கில் வாங்கி ருசிக்கலாம்.

நீங்களும் செய்யலாம்

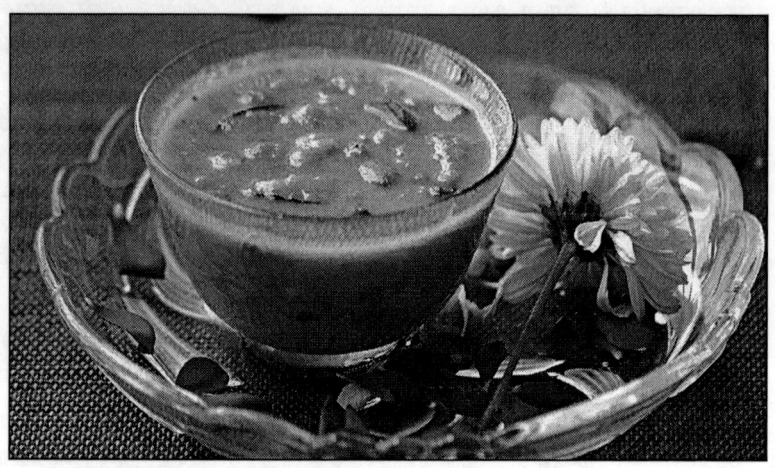

கடலைப்பருப்பு	-	*கால்கிலோ*
வெல்லம்	-	*முக்கால் கிலோ*
தேங்காய்	-	*2*
முந்திரி	-	*50 கிராம்*
திராட்சை	-	*25 கிராம்*
ஏலக்காய்த்தூள்	-	*சிறிதளவு*
நெய்	-	*சிறிதளவு*

கடலைப்பருப்பைக் கழுவிக் கொள்ளுங்கள். வாணலியில் தண்ணீர் வைத்து கொதிக்கவிட்டு அதில் கடலைப்பருப்பைப் போட்டு வேகவையுங்கள்.

பருப்பு மலர்ந்து வந்ததும், எடுத்து மிக்சியில் போட்டு அரைத்துக் கொள்ளுங்கள். முந்திரி, திராட்சையை நெய்யில் வறுத்துக் கொள்ளுங்கள். தேங்காயை துருவி முதல் தரப்பால் கால் லிட்டரும், இரண்டாம் தரப் பால் முக்கால் லிட்டரும் எடுத்துக் கொள்ளுங்கள். வெல்லத்தில் போதிய அளவுக்கு தண்ணீர் ஊற்றி பாகு காய்ச்சுங்கள். வெல்லம் கரைத்து பாகாகியதும், அடித் தங்கிய கழிவுகளை கரண்டியால் அரித்து எடுத்துவிட்டு அரைத்த பருப்பைக் கொட்டி, இரண்டாம் பாலை ஊற்றி கிளறுங்கள். பால்வற்றி வரும் நேரத்தில் முதல்பாலை ஊற்றி ஒருகொதி வந்ததும், முந்திரி, திராட்சை, ஏலக்காய்த் தூளைப் போட்டு இறக்கி விடுங்கள். கடலைப் பாயசம் ரெடி.

வெ. நீலகண்டன்

5
கப்பாக்கறி

கப்பாக்கறி இல்லாமல் கேரள மக்களுக்குச் சாப்பாடே இறங்காது. புட்டு - கப்பாக்கறி, பரோட்டா - கப்பாக்கறி, மீன் - கப்பாக்கறி. எதுவாக இருந்தாலும் தொட்டுக்கையாக கப்பாக்கறி வேண்டும். கிராமப்புற மக்களுக்கு பிரதான உணவே கப்பாக்கறி தான்.

கப்பா என்றால் மரவள்ளிக்கிழங்கு. கேரள உணவில் இக்கிழங்கு மிகுந்த ஆதிக்கம் செலுத்துகிறது. அன்றாடம், ஏதேனும் ஒரு வடிவத்தில் மரவள்ளிக்கிழங்கு இடம்பெற்று விடுகிறது.

மேற்கு அமெரிக்கா, தென் ஆப்பிரிக்கா காடுகளில் தான் மரவள்ளி, முதன்முதலில் இனம்காணப்பட்டது. வேட்டை சிக்காத காலத்தில் மலைவாழ் மக்களின் முக்கிய வாழ்வாதாரம இக்கிழங்கு தான். ஜவ்வாது மலை, பொதிகை மலை, கொல்லி மலையில் வாழும் மலைவாழ் மக்களிடம் இன்னும் அந்த தொன்ம தொடர்ச்சி இருக்கிறது. 10 ஆயிரம் ஆண்டுகளுக்கு முன்பே மரவள்ளியை உணவாக பயன்படுத்தும் பழக்கம் தொடங்கிவிட்டது என்கிறார்கள் ஆராய்ச்சியாளர்கள். மிகப்பழமையான மெக்சிகோ சான் ஆன்ட்ரெஸ் தொல்லியல் ஆய்வுக்களம், மாயன் நாகரீக தொல்லியல் களங்களின் அகழாய்வுகளில் மரவள்ளியின் மகரந்தங்கள் சேகரிக்கப்பட்டுள்ளன.

இப்போது நைஜீரிய மக்கள் தான் அதிக அளவில் மரவள்ளியைப் பயன்படுத்துகிறார்கள். இந்தியாவில் தமிழ்நாடு, ஆந்திரா, கேரள மாநிலங்களில் இது அதிகம் பயிராகிறது. கேரளாவுக்கு இது வந்தது தனிக்கதை. ஆயில்யம் திருநாள் மகாராஜா திருவிதாங்கூர் சமஸ்தானத்தை ஆட்சி செய்தபோது கடும் பஞ்சம் ஏற்பட்டது. வான்பொய்த்து நிலங்கள் வெடித்தன. கடும் வறட்சியையும் தாங்கி, தாக்குப்பிடித்து வாழும் பனைமரங்களே கருகி காற்றில் சரிந்தன. மக்களை பட்டினியில் இருந்து மீட்க இலங்கையின் உதவியை நாடினார் ஆயில்யம் திருநாள். இலங்கை மன்னர், கப்பல், கப்பலாக மரவள்ளிக்கிழங்கை அனுப்பி வைத்தார். பசி போக்க வந்த மரவள்ளியின் ருசியில் மயங்கிப்போன மக்கள், அதையே தங்கள் பிரதான உணவாக மாற்றிக்கொண்டனர்.

மரவள்ளிக் கிழங்கை பலவகையாக சமைக்கிறார்கள். கிழங்கை அவித்து, தேங்காய்ப்பூ, காய்ந்த மிளகாய், கறிவேப்பிலை, சிறுவெங்காயம் சேர்த்து உரலில் போட்டு இடிப்பார்கள். இதற்கு 'இடியல் கப்பா' என்று பெயர். உரைப்பு சுள்ளென்று உச்சிமண்டையில் ஏறும். இதைத் தொட்டுக்கொண்டு, சட்டி, சட்டியாக கஞ்சி குடிக்கலாம்.

கிழங்கு வற்றலும் கேரள உணவில் முக்கியமானது. 'கப்பா சிப்ஸ்'. கிழங்கை உருண்டை ஷேப்பில் வெட்டி, உப்பு கலந்து பொறித்து லேசாக மிளகு கலந்து விற்கிறார்கள். உருளையை பின்னுக்குத் தள்ளிவிடுகிறது கப்பா. நம்மூரில் ஆங்காங்கே தள்ளுவண்டியில் வைத்து விற்கிறார்கள்.

மலைப்பிரதேசங்களில் கப்பாவை பிரதான உணவாகவும், கடலைக்கறியை தொட்டுக்கையாகவும் தருகிறார்கள். வியப்பான சுவை.

மரவள்ளியில் கால்சியம், பாஸ்பரஸ் என பலசத்துக்கள் மிகுந்திருக்கிறது. நின்று பசிதாங்கும். கப்பாக்கறி உழைத்துக் களைப்பவர்களுக்கு தகுந்த உணவு.

நீங்களும் செய்யலாம்

மரவள்ளிக்கிழங்கு - 500கிராம்

மஞ்சள்தூள் - அரை டீஸ்பூன்

பச்சைமிளகாய் - 3

பெரிய வெங்காயம் - 1 (சிறியது)

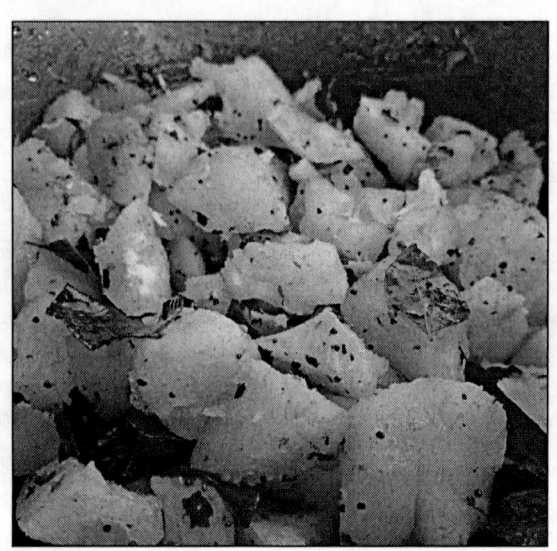

காய்ந்தமிளகாய்	– 2
தேங்காய்ப்பூ	– கால் கப்
கடுகு	– அரை டீஸ்பூன்
உப்பு, கறிவேப்பிலை	– தேவையான அளவு
தேங்காய் எண்ணெய்	– சிறிதளவு

கிழங்கின் மேல்தோல், நடுவேரை அகற்றிவிட்டு சிறு துண்டுகளாக வெட்டி, மஞ்சள்தூள், உப்புச் சேர்த்து வேகவையுங்கள். கிழங்கு அவிந்ததும், தண்ணீரை வடித்துவிட்டு தனியாக வையுங்கள். தேங்காய்ப்பூ, பச்சைமிளகாய், வெங்காயம் மூன்றையும் சேர்த்து மை போல அரைத்துக் கொள்ளுங்கள். ஒரு வாணலியில் எண்ணெய் விட்டு அரைத்த விழுதையும், கிழங்கையும் போட்டு லேசாக மசித்துக் கொள்ளுங்கள். மற்றொரு வாணலியில் கடுகு, காய்ந்தமிளகாய், கறிவேப்பிலை போட்டு தாளித்து கிழங்கு மசியலில் கொட்டி, லேசாக கிளறினால் கப்பாக்கறி ரெடி.

6
கருப்பட்டி தோசை

தமிழ் மண்ணை ஐவகை நிலமாகப் பிரித்து மக்களின் வாழ்வியலை விரிவாக பகுத்துணர்ந்து பதிவு செய்திருக்கிறார்கள் சங்ககால புலவர்கள். ஒவ்வொரு திணைக்கும் உணவு, தொழில், இசை, குணம், வாழ்க்கைமுறை, எல்லாம்... முல்லை நிலத்தில் வாழ்ந்த மக்கள், அவரை விதைகளையும் மூங்கில் அரிசியையும் நெல் அரிசியையும் கலந்து புளி கரைக்கப்பட்ட உலைநீரில் போட்டு வேகவைத்து கூழாக குழைத்துச் சாப்பிட்டனர். பொன்னைப் போன்ற அரிசியில் சோறு சமைத்து, வெள்ளாட்டு இறைச்சியைக் கூட்டி, அதையும் தினைமாவையும் சேர்த்து சாப்பிட்டதாகவும் இலக்கியங்கள் பாடுகின்றன. தொண்டை நாட்டு முல்லை நில மக்கள், பாலில் வேகவைத்த திணையரிசிச் சோறும், அவரையும், வரகரிசியும் கலந்து செய்த உணவை உண்டார்கள். அதன்பெயர் கும்மாயம்.

மருதநிலத்து மக்கள், தம் நிலத்தில் விளைந்த கரும்பையும், அவலையும் குறிஞ்சி நிலத்து மக்களிடம் விற்று அவர்களிடம் இருந்து மானின் இறைச்சியையும், தென்னங்கள்ளையும் பெற்று உண்டு சுகித்தார்கள் என்கிறது இன்னொரு பாடல். வெண்சோறு, பீர்க்கங்காய், நண்டு, பெட்டைக்கோழி பொறியல், பலாப்பழம், இளநீர், வாழைப்பழம், நுங்கு, வள்ளிக்கிழங்கு ஆகியவை மருதநில மக்களின் செழுமையான உணவுகள்.

நெய்தல் நில மக்களுக்கு கடல் தான் உணவாதாரம். இறால், ஆமை, குழல்மீன் ஆகியவற்றோடு கள்ளையும் உண்டு களித்தார்கள். தேனும், கிழங்கும் குறிஞ்சி மண்ணின் உணவுகள். பிற மக்களுக்கு இவற்றை விற்பனை செய்து மீனும், நெய்யும் வாங்கிச் சுவைத்தார்கள். நெய்யில் வெந்த உடும்பு இறைச்சி, பன்றி இறைச்சி, மான் இறைச்சி, புளிநீர், மூங்கிலரிசிச் சோறு, பலாக்கொட்டை, மாம்பழம், கிழங்குகள் இம்மக்களின் விருப்பத்திற்குரிய உணவுகள்.

பாலை நிலம் வறண்ட நிலம். புளியங்கறி இடப்பட்ட சோறும், ஆமைக்கறியும் இவர்களின் விருப்பத்திற்குரிய உணவு. புல்லரிசியை கல்லுரலில் போட்டு இடித்து சமைத்து, அதோடு உப்புக்கண்டம் சேர்த்து சாப்பிட்டதாக பாடுகிறார்கள் புலவர்கள்.

மண்ணின் தன்மையும், மனிதர்களின் தன்மையும் ஒன்றுபோலவே இருக்கும் என்பதற்கு திணை வாழ்க்கையை நம் இலக்கியங்கள் உதாரணமாக காட்டுகின்றன.

நெல்விளையும் பகுதிகளில் அரிசி பிரதானமாக இருப்பதைப் போல, கோதுமை விளையும் பகுதிகளில் கோதுமையே மக்களின் வாழ்க்கையில் கலந்திருக்கும். தமிழன் எங்கு சென்றாலும் பொன்னியரிசி சாதத்தையும், மணக்க, மணக்க சாம்பாரையும் எதிர்பார்ப்பதும், ஒரு பஞ்சாபி உலகின் எந்த மூலையில் இருந்தாலும் சப்பாத்தியை ருசிப்பதும் இயற்கையான உந்துதல் தான்.

ஒரு கேரளக்காரர் உலகில் எந்த மூலையில் வாழ நேர்ந்தாலும், சிவப்பு குண்டரிசி சாதமும், தேங்காயும் வேண்டும். தேங்காய்ப்பால், தேங்காய் எண்ணெய் கலக்காத கேரள உணவுகளை விரல் விட்டு எண்ணி விடலாம். இந்தியாவின் மிகப்பெரிய தேங்காய் உற்பத்தி மண்டலம் கேரளா. அதற்கு அடுத்த இடம் தமிழகத்துக்கு. ஒரு காலத்தில் தமிழகத்திலும் அந்தநிலை தான். துவையல், அவியல், குழம்பு, கூட்டு... அனைத்துக்கும் தேங்காய், தேங்காய் எண்ணெய் தான். மருத்துவம் நவீனமான பிறகு, பட்டறிவு அனைத்தையும் 'பட்ட அறிவுகள்' மழுங்கடித்து விட்டன. தேங்காயில் உள்ள கொழுப்பு இரத்த நாளங்களில் படிந்து இதய இயக்கத்தை பாதிக்கும் என்று பரப்பப்பட்ட செய்தி, அதை அந்நியமாக்கி விட்டது. உண்மையில், தேங்காயில் உள்ளது மத்திம வகைக் கொழுப்பு. இது மற்ற கொழுப்பு வகைகளைப் போல உடம்பில் சேமிக்கப்படுவதில்லை. சக்தியாக மாறி செலவாகிவிடும். தேங்காய் எண்ணெய் பயன்படுத்துவதால் உடம்பு சுறுசுறுப்பாக இயங்கும். உடல் எடையைக் குறைக்கும். தட்டம்மை, சளி, காய்ச்சல், சார்ஸ்

போன்ற நோய்களையும் விரட்டும் என்கிறார்கள் கேரளக்காரர்கள். 'தாய்ப்பாலைப் போலவே தேங்காய்ப்பாலும் சக்திமிக்கது' என்ற உண்மையை கேரளக்காரர்கள் சொல்ல இப்போது நாம் கேட்க வேண்டியிருக்கிறது.

கருப்பட்டி தோசையும் தேங்காய்ப்பால் கலந்த ஒரு சிற்றுண்டி தான். சத்தும், சுவையும் ஒருசேர இணைந்த இந்த தோசையின் மணமே நாவை தூண்டுகிறது. இதை ருசிக்க விரும்புபவர்கள், பண்டிகைக் காலங்களில் கேரளாவுக்கு விருந்தினர்களாக செல்லவேண்டும்.

நீங்களும் செய்யலாம்

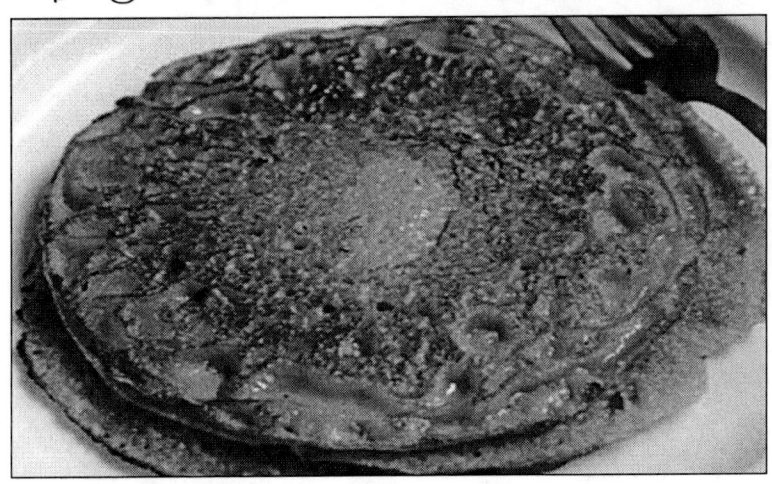

புழுங்கல் அரிசி	-	250 கிராம்
உளுந்து	-	100 கிராம்
வெந்தயம்	-	1 டேபிள்ஸ்பூன்
உப்பு	-	தேவையான அளவு
சர்க்கரை	-	100 கிராம்
தேங்காய்	-	2
கருப்பட்டி	-	150 கிராம்
ஏலக்காய் பொடி	-	சிறிதளவு
முந்திரி	-	25 கிராம்

அரிசி, உளுந்து, வெந்தயத்தை சேர்த்து 3 மணி நேரம் ஊறவைத்து அதிக நீரூற்றாமல் அரைத்துக் கொள்ளுங்கள். 1 தேங்காயை துருவி

வெ. நீலகண்டன்

பால் எடுத்துக் கொள்ளுங்கள். இன்னொரு தேங்காயைத் துருவி தேங்காய்ப்பூவை தனியாக வைத்துக் கொள்ளுங்கள். கருப்பட்டியை மிக்சியில் போட்டு அரைத்து தேங்காய்ப்பாலோடு கலந்து, ஏலக்காய் சேர்த்து மாவில் ஊற்றி, உப்பு சேர்த்து தோசைமாவு பதத்துக்கு கரைத்துக் கொள்ளுங்கள்.

தனியாக வைத்துள்ள தேங்காய்ப்பூவில், முந்திரியை நுணுக்கிப் போட்டு, சர்க்கரை சேர்த்து தூளாக பிசைந்து கொள்ளுங்கள். தோசைக்கல்லில் மாவை ஊற்றி, அதன்மேல் இந்த தேங்காய்ப்பூ கலவையை அள்ளி தோசையெங்கும் படுவதுபோல தூவி விடுங்கள். தோசை வெந்ததும் திருப்பிப்போடாமல் எடுத்து விடுங்கள். தித்திப்பும், மணமும் நிறைந்த கருப்பட்டி தோசை ரெடி.

7

கருத்த அல்வா

கற்பூரக்கோழி, குங்குமக்கோழி, கஸ்தூரிக் கோழி, பால்கோழி, கட்டுக்கோழி, நூலுவக்கோழி, பீரஜ்ஜி, பூர்ண கலச மோதகம், கஜ்ஜாயம், ஸாரத்தலு, கறிவடை, வறுவல் ரொட்டி, சாம்பார் ரொட்டி, ஜீரகப் பாயசம், சொஜ்ஜிப் பாயசம், சீகரணி.. பெயரைச் சொன்னாலே உமிழ்நீர் சுரப்பிகளை வெடுக்கென ஊற்றெடுக்க வைக்கும் இவை, தஞ்சையை ஆண்ட ரகுநாத நாயக்கரின் அன்றாட உணவுகள். ரசனை மிகுந்த அம்மன்னனின் அந்தப்புரத்தை ஒட்டியிருந்த 'சாருவிலாச போஜன சாலை'யின் பேரழகையும், உணவுக் குவியலையும் பார்க்கிறபோதே பசியடங்கி விடுமாம். தங்கத்தட்டில், வாழையிலை விரித்து சாதமிட்டு வெள்ளிக் கிண்ணங்களில் பிற உணவுகளை நிரப்பி சாப்பிடுவாராம். பத்துக்கும் மேற்பட்ட பழ வகைகள் தேனில் மிதந்து கொண்டிருக்குமாம். ஒருவேளைக்கு 42 வகையான உணவுகள்... தண்ணீரை கூட ஏலம், சுக்கு, எலுமிச்சை, வெட்டிவேர் கலந்து சுவை கூட்டி குடித்திருக்கிறார் மனிதர். ரகுநாதரின் மகன் விஜயராகவ நாயக்கர் தான் எழுதிய நூலில் இனிக்க, இனிக்க இதை எழுதியிருக்கிறார்.

இன்று நம் மண்ணோடு இரண்டறக் கலந்து விட்ட பல பதார்த்தங்கள் நமக்கு நாயக்கர் காலத்தில் அறிமுகமானவை தான். பாதுஷா, பூரி, போளி, அல்வா, ஓமப்பொடி, வடை, பஜ்ஜி ஐட்டங்களை நமக்கு அறிமுகப்படுத்தியது நாயக்கர்கள்.

நாயக்கர்களுக்கு சமையல் செய்வதற்காக வந்த லாலாக்கள் செய்த லீலை தான் இந்த பதார்த்தங்கள். அந்த சுவைக்கு நம் நாக்குகள் அடிமையாகி விட்டன.

உணவு வரலாறு மிகவும் சர்ச்சைக்குரியது. ஒருவர் சொல்வதை இன்னொருவர் ஏற்றுக்கொள்வதில்லை. இந்திய உணவுகள் பற்றி பல நூல்களை எழுதியுள்ள கே.டி..அச்சையா, வடை, பஜ்ஜி எல்லாம் தென்னிந்திய உணவுகள் தான் என்று சத்தியம் செய்கிறார். வடை பற்றிய குறிப்புகள் 2500 வருடங்களுக்கு முந்தைய புத்தமத இலக்கியங்களில் இருக்கிறதாம்.

அறிமுகப்படுத்தியது யாராக இருந்தாலும் அதில் வெரைட்டிகளை உருவாக்கியது நம் கைவண்ணம் தான். பால் அல்வா, கேரட் அல்வா, பீட்ரூட் அல்வா, அரிசி அல்வா, கேப்பை அல்வா என தட்பவெப்பத்துக்கு தகுந்த மாதிரி ஏரியாவுக்கு ஒரு வெரைட்டி. நம்மூரில் இருட்டுக்கடை அல்வாவுக்கு இணையாக கேரளாவில் மக்கள் விரும்புவது கருத்த அல்வா. தேங்காய் எண்ணெய் மணக்க, நாக்கில் பட்டால் வழுக்கி உள்ளிறங்கி எல்லா நரம்புகளையும் இனிக்க வைக்கும் இந்த அல்வா கேரள இனிப்பகங்கள் அனைத்திலும் கிடைக்கிறது.

கேரள மக்கள் விருந்தினர் வீட்டுக்குச் செல்லும் போது மறக்காமல் கருத்த அல்வா வாங்கிச் செல்கிறார்கள். வீட்டுக்கு வரும் விருந்தினர்களை கருத்த அல்வா கொடுத்து உபசரிக்கிறார்கள். இப்படி மக்களின் வாழ்க்கையில் இரண்டறக் கலந்த ருசியான இனிப்பு தான் கருத்த அல்வா.

நீங்களும் செய்யலாம்

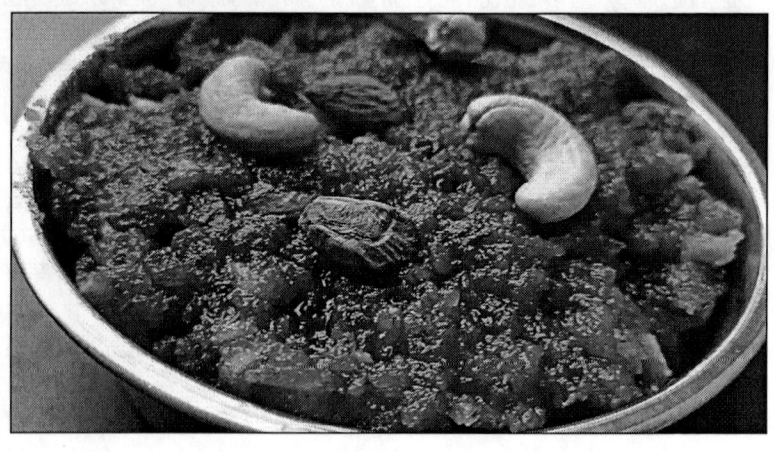

மைதா	-	1 கிலோ
வெல்லம்	-	2 கிலோ
தேங்காய் எண்ணெய்	-	750 மில்லி
முந்திரி	-	50 கிராம்
ஏலக்காய்	-	தேவையான அளவு

மைதாவை நன்கு பிசைந்து மூழ்கும் அளவுக்கு தண்ணீர் ஊற்றி ஓர் இரவு வைத்திருந்து, மறுநாள் தண்ணீரை வடித்து விட்டு, கீழ்படிந்துள்ள மாவில் மீண்டும் தண்ணீர் ஊற்றிக் கரைத்துக் கொள்ளுங்கள். வெல்லத்தை தண்ணீரில் போட்டு கரைத்து, அடியில் மிஞ்சும் தூசிகளை அகற்றிவிட்டு கொதிக்க வையுங்கள். கொதி வந்ததும் மைதாப்பாலை சிறிது, சிறிகாத ஊற்றி அடிப்பிடிக்காமல் கிளறுங்கள். நன்கு வெந்து வாசம் பரவும்போது எண்ணெயை ஊற்றி, முந்திரி, ஏலக்காயை சேருங்கள். வாணலியில் ஒட்டாத பதத்துக்கு வரும்போது இறக்கி அகன்ற டிரேயில் ஊற்றி ஆறவிட்டு துண்டு போட்டுச் சாப்பிடலாம். தேங்காய் எண்ணெய் பிடிக்காதவர்கள் அதற்குப் பதிலாக நெய்யைப் பயன்படுத்தலாம்.

வெ. நீலகண்டன்

8
கான சம்மந்தி

நம் முன்னோர்கள் 'உணவே மருந்து' என்றார்கள். இப்போது சிலருக்கு 'மருந்தே உணவாக' இருக்கிறது. காரணம், ஆட்சி மாற்றம். குழம்பாதீர்கள். அக்காலத்தில் உடம்பை மூளை ஆட்சி செய்தது. இப்போது நாக்கு ஆள்கிறது. உடம்பின் ஆரோக்கியத்தை விட நாவுக்கு ருசியே பிரதானம். விளைவு, பாதி ஆயுள் பறிபோய் விடுகிறது.

தமிழகத்தின் தொடக்க கால விவசாயத்தில் புஞ்சைத் தானியங்கள் தான் முதன்மை பெற்றிருந்தன. இன்று கிட்டத்தட்ட தானிய விவசாயமே வழக்கொழிந்து விட்டது. ஆனால், காலம் மீண்டும் தொடங்கிய இடத்திலேயே வந்து நிற்கிறது. தொடரும் தண்ணீர் பிரச்னைகள், இடுபொருள் விலையேற்றம், விளைய மறுக்கும் வயற்காடுகள் என பல காரணங்களால் விவசாயம் சிக்கலுக்குள்ளாகி தடுமாறும் நேரத்தில், விவசாய வல்லுனர்கள் புஞ்சை தானியங்களை சாகுபடி செய்ய பரிந்துரைக்கிறார்கள்.

ஒருகிலோ அரிசியை உற்பத்தி செய்ய 3 ஆயிரம் லிட்டர் தண்ணீர் தேவைப்படுகிறது. விதைத்தது தொடங்கி அறுப்பது வரை தொண்ணூறு நாட்களும் உயிர் தேய உழைப்பு வேறு. ஆனால் ராகி, கேழ்வரகு, கொள்ளு, திணை போன்ற புஞ்சை தானியங்களுக்கு பத்தில் 1 பாகம் தண்ணீர் போதும். உரம், விஷம், உழைப்பு என்று எதுவும் தேவையில்லை. விதையைத் தூவினால் முளைத்துக் காய்ந்ததும் அறுத்துக் கொண்டு போகலாம்.

புஞ்சை தானிய சாகுபடியில் சமூக முக்கியத்துவம் இருக்கிறது. பசிக்கு சாப்பாடும், சத்துக்கு ஊட்டமும் தனித்தனியாக வழங்க வேண்டியதில்லை. உணவே சத்துணவாகவும் இருக்கும். மருந்தாகவும் மாறும்.

இளைச்சவனுக்கு எள்ளு; கொளுத்தவனுக்கு கொள்ளு என்று ஒரு பழமொழி சொல்வார்கள். உடலில் சதைபிடிக்காத ஒல்லிப் பிச்சான்களுக்கு எள் அருமருந்து. ஏதோவொரு வகையில் எள்ளை தினமும் உணவில் சேர்த்துக் கொண்டால் உடல் பொலிவு பெறும். என்னதான் வாக்கிங், எக்சர்சைஸ் என்று வதைத்துக் கொண்டாலும் தொப்பை கரையாதவர்கள், கொள்ளை உணவில் சேர்த்துக்கொண்டால் 'ஸ்லிம்'மாகி விடுவார்கள். உடம்பில் ஒட்டியிருக்கும் கெட்ட கொழுப்புகளை கரைத்து வெளியேற்றி விடும் சக்தி மிக்கது கொள்ளு.

நெடுங்காலம் வரை கொள்ளை யாரும் உணவுப்பொருளாக பயன்படுத்தவில்லை. வனங்களில் விளைந்து கிடந்த கொள்ளு செடியையும், கொள்ளையும் மேய்ந்த குதிரைகள் வழக்கத்தை விட உற்சாகமாக ஓடித்திரிவதைக் கண்ட பழங்குடிகள், தம் நிலங்களில் அதை விளைவித்து குதிரைக்குரிய உணவாக கொடுத்தனர். அரச அதிகார வாழ்க்கை முறை வந்தபிறகு, கொள்ளு போர்க் குதிரைகளுக்கு உரிய சிறப்புணவாக மாறியது. பெரும் தண்ணீர் தொட்டிகளில் கொள்ளைக் கொட்டிவைத்து பலமாதங்கள் ஊறச்செய்து நீரும், கொள்ளுமாக குதிரைகளுக்கு கொடுத்தார்கள். வீரர்கள் களைத்து நின்றாலும், குதிரைகள் களைப்பற்று களமாடின.

முதன்முதலில் ஆயுர்வேதம் தான் கொள்ளை மனித மருந்தாகப் பயன்படுத்தியது. நாள்பட்ட நோயால் உடல் நலிந்தவர்கள், யுத்தத்தில் காயம்பட்டு நெடுநாள் படுக்கையில் கிடப்பவர்களுக்கு கொள்ளை நீரில் கொதிக்க வைத்து ரசமாக்கிக் கொடுத்தார்கள். நோயாளிகள் மிக விரைவிலேயே திடம்பெற்று எழுந்து நின்றனர். காலப்போக்கில் கொள்ளின் மகத்துவம் அறிந்த சித்த மருத்துவமும் அதை சுவீகரித்துக் கொண்டது.

வயல் வணிகத்துக்கு பழங்குடிகள் பழக்கப்பட்ட தருணத்தில், புஞ்சை நிலத்தின் முக்கிய பயிராக கொள்ளு மாறியது. உலகம் முழுதும் தானியவகை உணவுப்பொருட்களில் ஒன்றாக இருக்கும் கொள்ளுவுக்கு தமிழகத்தில் ஊருக்கு ஒரு பெயருண்டு. தென்மாவட்டங்களில் முதிரை. கேரளாவின் ஒரு பகுதியில் கானம். இன்னொரு பகுதியில் மூதிரா. தஞ்சாவூர் பக்கம் 'கொள்' என்பார்கள்.

வெ. நீலகண்டன்

இன்று பாட்டன் கொடுத்த சொத்து என்று சொல்லிக்கொள்ள நிலபுலன்கள் வருகின்றனவோ இல்லையோ, நீரிழிவு வந்துவிடுகிறது. அதற்கு கொள்ளு அருமருந்து. நீர்நோய், கண்நோய், வயிறுநோய், இதயநோய், சிறுநீரக நோய் என சகலத்துக்கும் தம்மாத்துண்டு கொள்ளுக்குள் மருந்து அடங்கியிருக்கிறது.

கேரளத்தில் அவியல், துவையல், பொறியல், ரசம் என எல்லாவிதங்களிலும் கொள்ளை சமைக்கிறார்கள். துவையல் வடிவத்தில் செய்யப்படும் ஒருவித சைடிஷ் தான் கான சம்மந்தி. சம்மந்தி என்றால் 'ஒன்று சேர்ந்தது' என்று பொருளாம். இதை சுடுசாதத்தில் போட்டு, கொஞ்சம் நல்லெண்ணெய் ஊற்றி பிசைந்து சாப்பிட்டால் கூடுதலாக ஒரு தட்டு உள்ளிறங்கும். ஓண ஸத்யவிலும் ஒரு மூலையில் இதற்கு இடமுண்டு. மழைக்காலத்தில் கேரள மக்களின் சமையலறையில் தினமும் கான சம்மந்தி மண மணக்கிறது. சுடச்சுட வார்க்கப்பட்ட கஞ்சிக்கு கான சம்மந்தி சரியான சைடிஷ்.

நீங்களும் செய்யலாம்

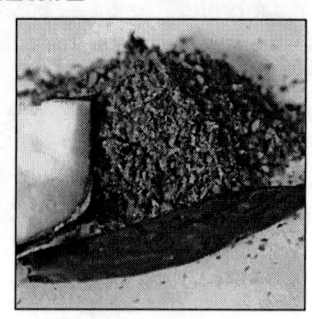

கருப்பு (கானம்) கொள்ளு	-	*100கிராம்*
தேங்காய்	-	*1 மூடி*
காய்ந்த மிளகாய்	-	*4*
பூண்டு	-	*3 பல்*
சீரகம்	-	*1 டீஸ்பூன்*
உப்பு	-	*தேவையான அளவு*

கானத்தை வறுத்து திருகை அல்லது மிக்சியில் போட்டு ஒன்றிரண்டாக உடைத்து தோலை அகற்றுங்கள். தேங்காயை துருவிக் கொள்ளுங்கள். காய்ந்த மிளகாய், பூண்டு, சீரகம், தேங்காய், உப்பு ஆகியவற்றை கானத்தில் சேர்த்து, லேசாக தண்ணீர் ஊற்றி அம்மி அல்லது மிக்சியில் அரைத்துக் கொள்ளுங்கள். சத்தான, சுவையான கான சம்மந்தி ரெடி.

9
கேப்பேஜ் அடா

சித்தா, ஆயுர்வேதம், ஹோமியோபதி, இயற்கை மருத்துவங்கள் நோய்களை அணுகும் விதமும், ஆங்கில மருத்துவம் நோய்களை அணுகும் விதமும் வேறு, வேறானவை. ஆங்கில மருத்துவம், நேரடியாக நோயை உருவாக்கும் கிருமியை இலக்கு வைக்கிறது. அந்த மூர்க்கமான யுத்தத்தில் கிருமியோடு சேர்த்து, நன்மை பயக்கும் சில அப்பாவி திசுக்களும் உயிரிழக்க நேர்க்கிறது. அதுவே பக்கவிளைவுகளுக்கான காரணி. இதனால் உடனடித் தீர்வு கிடைக்கலாம். ஆனால் நிரந்தரத்தீர்வு கிடைப்பதில்லை. அன்றாடம் காற்று, நீர், உணவு வாயிலாக ஆயிரக்கணக்கான கிருமிகள் நம் உடலுக்குள் சென்றுகொண்டே இருக்கின்றன. ஆங்கில மருந்துகள் கிருமிகளை தாக்கும் ஒற்றை ஆயுதங்கள்.

ஆனால் சித்தா உள்ளிட்ட பிற இந்திய வைத்திய முறைகள், கிருமிகளை இலக்காக கொள்வதில்லை. கிருமிகளை அழித்தொழிக்கும் எதிர்ப்பு சக்தியை அதிகப்படுத்தி உடம்பையே ஆயுதமாக மாற்றுகின்றன. இதை இன்னும் தெளிவாகப் புரிந்துகொள்ள மேலோட்டமாக கிருமி வழிப்பாதையை ஒரு ரவுண்டு அடிக்கலாம்.

நோயுருவாக்கும் கிருமியொன்று உடலுக்குள் சென்றதும், ஒரு வேற்றுப்பொருள் உள்நுழைந்ததை அறிந்த உடம்பு அதிவேகத்தில் ஒரு புரதத்தைச் சுரக்கும். அந்த புரதம் சுரக்கிறபோது உடம்பு இயல்பைவிட சூடாகிறது. அதுதான் காய்ச்சல். காய்ச்சல் என்பது நோயல்ல... உருவாகப்போகிற ஏதோ ஒரு நோயின் அறிகுறி.

வெ. நீலகண்டன்

சுரக்கிற அந்தப்புரதம் கிருமியோடு சண்டையிட்டு அதை அழிக்க முனையும். 'ப்ளூ'வாக இருந்தாலும் சரி, டெங்குவை கொண்டுவரும் 'ஆர்போ' வைரஸாக இருந்தாலும் சரி, எதிர்ப்பு சக்தி மிகுந்துள்ள உடம்பில், மிக இயல்பாக அது கொன்றொழிக்கப்படும்.

ஒருவேளை, கிருமி புரதத்தை வென்று, செல்களை நோக்கி நகர்ந்தால் செல்கள் தற்காப்பு முயற்சியில் இறங்கும். தன்னளவில் அக்கிருமியை ஆட்கொண்டு அழிக்க முயலும். அங்கேயும் உடல் தோற்கும் பட்சத்தில் கிருமி நோயை உருவாக்குகிறது.

ஆங்கில மருத்துவம் பட்டியலிடுவதைப் போல, இந்திய மருத்துவமுறைகளில் நோய்களின் பட்டியல் இல்லை. வாதம், பித்தம், கபம்... இதற்குள் எல்லா நோய்களும் அடங்கிப் போகின்றன. மேலோட்டமாக இல்லாமல், நோயின் ஆதியைப் புரட்டி உலுக்கி எடுத்து விரட்டி விடுகிற வித்தை தான் இந்திய மருத்துவம்.

இந்திய மருத்துவத்தில், இயற்கை மருத்துவம் சற்று வித்தியாசமானது. அது நோய்களின் காரணியாக அறுசுவைகளை முன்னிறுத்துகிறது. கசப்பு குறைந்து உப்பு மேலிட்டால் காய்ச்சல். எனவே கசப்பே காய்ச்சலுக்கு மருந்து.

இந்திய மருத்துவமுறைகள் மீதான நம்பிக்கை தற்போது மக்களுக்கு மீண்டும் அதிகரித்து வருவது ஆரோக்கியமான செய்தி. டெங்கு போன்ற நோய்களுக்கு ஆங்கில மருத்துவத்தில் மருந்துகளே இல்லை. மாறாக இந்திய மருத்துவ முறைகளில், டெங்கு உள்பட எல்லா நோய்களையும் அழித்தொழிக்க மருந்துகள் உண்டு. நிலவேம்புசாறு குடித்தால் எப்பேர்பட்ட விஷக்காய்ச்சலும் விலகியோடி விடும். ரத்தத்தட்டை குறைந்து வாய், மூக்கில் ரத்தம் வடிக்கிறதா, ஆடாதொடையை அரைத்து சுண்டைக்காய் அளவு சாப்பிட்டால் ரத்தத்தட்டை அதிகரிக்கும். தினமும் காலையில் பப்பாளி இலைச்சாறு சாப்பிட்டால் தீராக்காய்ச்சலும் தீர்ந்து உடல் வலுப்பெறும்.

கேப்பேஜ் அடாவைப் பற்றி எழுதும்போது மருத்துவத்தைப் பற்றி எதற்காக எழுதவேண்டும்..? அவசியம் இருக்கிறது. கேப்பேஜ் என்றால் முட்டைக்கோஸ். கொங்கன் பகுதியில் முட்டைக்கோஸை 'கேப்பேஜ்' என்றுதான் சொல்கிறார்கள். முட்டைக்கோஸ் அற்புதமான இயற்கை மருந்து. டெங்குவுக்கு மட்டுமல்ல, புற்றுநோய்க்கும் அதில் மருந்து ஒளிந்திருக்கிறது என்கிறார்கள். அதில் முக்கிய உயிர்ச்சத்தான 'ரிஃபோப்ளேவின்' நிறைந்திருக்கிறது.

பல நாடுகளில் இதை சமைக்காமல் சாப்பிடுகிறார்கள். டயட் உணவில் முட்டைக்கோஸ் ஜூஸ் பிரதானமாக பயன்படுகிறது.

கேரளாவில் ஓலன் உள்ளிட்ட பல சைடிஷ்களில் முட்டைக்கோஸ் இடம்பெறுகிறது. 'கேப்பேஜ் அடா' கொங்கன் ஸ்பெஷல். சற்று காரமாக இருந்தாலும் சுவை தனித்துவமாக இருக்கிறது. மாலைநேரத்தில் சாலையோர உணவகங்களில் இது கிடைக்கிறது.

இதற்கு சைடிஷ் தேவையில்லை. சில உணவகங்களில் அப்பளம் பொறித்த எண்ணெயை இதன் மேல் ஊற்றித் தருகிறார்கள். வித்தியாசமான வாசனை. வித்தியாசமான சுவை.

நீங்களும் செய்யலாம்

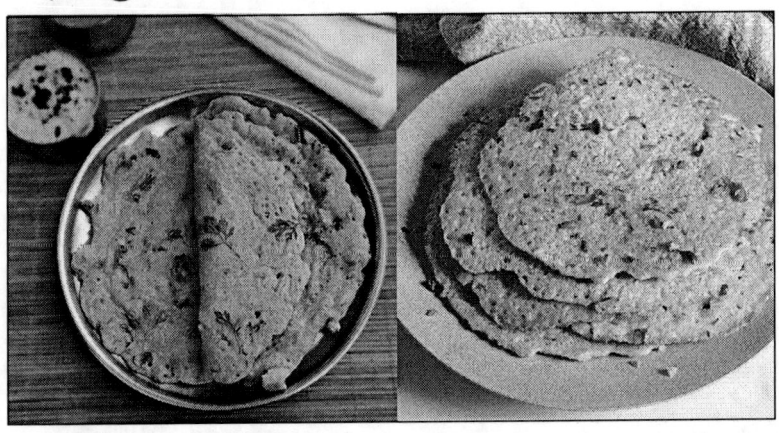

பச்சரிசி – 1 கப்

புழுங்கல் அரிசி – 1 கப்

தேங்காய் – அரைமூடி

முட்டைகோஸ் – 300 கிராம்

காய்ந்த மிளகாய் – 10

பெருங்காயம் – 2 டேபிள்ஸ்பூன்

மஞ்சள்தூள் – 1 டேபிள் ஸ்பூன்

புளி – நெல்லிக்காய் அளவு

உப்பு – தேவையான அளவு

அரிசிகளைச் சேர்த்து ஊறவைத்துக் கொள்ளுங்கள். தேங்காயை துருவிக் கொள்ளுங்கள். முட்டைக்கோஸை பொறியலுக்கு நறுக்குவது போல

சிறிதாக நறுக்கிக் கொள்ளுங்கள். ஊறவைத்த அரிசியோடு தேங்காய், புளி, மஞ்சள்தூள், மிளகாய் அனைத்தையும் சேர்த்து கரகர பதத்தில் அரைத்துக் கொள்ளுங்கள். அரைத்த மாவில் உப்பு, பெருங்காயத்தூள், முட்டைகோஸ் சேர்த்து லேசாக தண்ணீர் ஊற்றி அடைமாவு பதத்துக்கு கலக்கிக் கொள்ளுங்கள். இட்லி சட்டியை அடுப்பில் வைத்து, உள்ளே வாழை இலைகளைப் பரப்பி அதில் மாவை ஊற்றி முக்கால் மணி நேரம் ஆவியில் வேக வையுங்கள். சுவையான கேப்பேஜ் அடா ரெடி.

10
மலபார் இட்லி ஃப்ரை

இட்லி, தென்னிந்தியாவின் பெருமைகளில் ஒன்று. தென்னிந்தியாவைத் தாண்டி உலகில் வேறெந்த இடத்திலும் நம்மூரில் கிடைக்கும் அளவுக்கு மென்மையான இட்லியை செய்ய முடியாது என்கிறது இந்திய உணவு ஆராய்ச்சி நிறுவனம். காரணம், நம் மண்ணில் விளையும் பொருட்களின் தன்மை. இன்னொரு காரணம், நம் தட்பவெப்பம். இட்லியை தன்மை மாறாமல் பதப்படுத்தி ஏற்றுமதி செய்யலாமா என்றெல்லாம் ஆராய்ச்சிகள் நடந்து வருகின்றன.

தென்னிந்திய மக்களின் உணவுப்பட்டியலில் இட்லி பிரதான இடத்தில் இருக்கிறது. 2 இட்லி, 1 வடை போதும்... காலை வேளை ஜோராக ஓடிவிடும்.

கிராமங்களில் வீட்டுக்கடைகள் உண்டு. வீட்டிலேயே நடக்கும் இட்லிக் கடையை தான் 'வீட்டுக்கடை' என்பார்கள். அதிகாலை 4 மணிக்குத் தொடங்கி, காலை 10 மணிக்கு முடிந்துவிடும். தேங்காய் சட்னி, தக்காளி சட்னி, கொத்தமல்லி சட்னியோடு, பொடியும் சைடிஷாக வைப்பார்கள். இந்தப் பொடியை எண்ணெய் சேர்த்துச் சாப்பிட்டால் ஒருசுவை. வெறும் பொடியாகச் சாப்பிட்டால் இன்னொரு சுவை. சட்னிகளோடு சேர்த்துத் தொட்டுச் சாப்பிட்டால் வேறு சுவை. உளுந்தம்பருப்பு, துவரம்பருப்பு, கடலைப்பருப்பு, காய்ந்த மிளகாய், பெருங்காயம் எல்லாம் சேர்த்து, லேசாக

வெ. நீலகண்டன்

எண்ணெய் விட்டு வறுத்து, அரைத்தால் பொடியின் வாசமே ருசிக்கும். இன்னும் கூட பல கிராமங்களில் கையகல இட்லி 50 பைசாவுக்குக் கிடைக்கிறது. அந்தவிலை பொடிக்கே போதுமானது.

கிராமங்களில், மீந்துவிடும் இட்லியை உதிர்த்துப் போட்டு, வெங்காயத்தை பிய்த்துப் போட்டு, கடுகு, உளுந்து போட்டுத் தாளித்து இட்லி உப்புமா ஆக்கி விடுவார்கள். உப்புமா பிடிக்கவில்லையா? தோசைக்கல்லில் எண்ணெய் ஊற்றி, இட்லியை இரண்டுபுறமும் திருப்பி வேகவைத்து எடுத்தால் 'ஃப்ரைடு இட்லி' ரெடி.

ஊருக்கு ஒருவிதமான இட்லி உண்டு. நம் காஞ்சிபுரத்தில் கிடைக்கும் கோவில் இட்லி மகத்துவம் நிறைந்தது. வரதராஜர் கோவிலை ஒட்டிய உணவகங்களில் சாப்பிடலாம். கோவிலுக்குள் ஒரு திண்டில் வைத்து பிரசாதம் விற்கிறார்கள். அங்கே விலையைக் கேட்டால் விக்கல் வந்துவிடும். ஒரு முழு இட்லி 250 ரூபாய் சொல்கிறார்கள்.

கர்நாடகாவில் இட்லியை மருந்தாக்கிச் சாப்பிடுகிறார்கள் மக்கள். பலா இலை, வாழை இலை, பனை ஓலைகளில் மாவை ஊற்றி வேகவைக்கிறார்கள். அந்தந்த இலையின் மருத்துவ குணங்கள் இட்லியில் ஒட்டிக்கொள்கின்றன. பிடதியில் கிடைக்கும் தட்டை இட்லியும் உலகப்புகழ் பெற்றது.

இட்லிக்கு உலகளாவிய மார்க்கெட் இருப்பதாகக் கணித்திருக்கிறது மத்திய அரசு... பலகோடி செலவில் ஆராய்ச்சிகள் நடந்து வருகின்றன. தமிழகத்துக்கு வரும் வெளிநாட்டுக்காரர்கள் இங்குள்ள கலைப்பொருட்களைக் கண்டு வியக்கும் அளவுக்கு இட்லியைப் பார்த்தும் வியக்கிறார்கள். காரணம், அதன் மென்மை... மென்மைக்கு காரணம் உளுந்து. உளுந்தை பதம்பார்த்து, அளவிட்டு போடவேண்டும். கொஞ்சம் கூடக்குறைத்து ஆனாலும் கல்லாகி விடும் இட்லி. பூப்போல இட்லி வேண்டும் என்றால் உளுந்தோடு சேர்த்து கொஞ்சம் வெந்தயமும் போடவேண்டும். இப்படி இட்லியில் ஏகப்பட்ட சூட்சுமங்கள் இருக்கின்றன.

கேரளாவில் சிவப்பு அரிசியிலேயே இட்லி செய்கிறார்கள். நம்மூர் மென்மை மிஸ்ஸிங். இருந்தாலும் சைடிஷில் நாக்கைக் கவிழ்த்து விடுகிறார்கள். ஃப்ரைடு இட்லி கேரளாவின் பிரதான டிபன். இட்லியைப் போல இது பாரம்பரிய உணவில்லை. அண்மைக்காலத்து வரவு என்றாலும் குழந்தைகள் முதல், இளைஞர்கள் வரை எல்லோரையும் கொள்ளை கொண்டிருக்கிறது. இட்லியை தேங்காய் எண்ணெயில் பொறித்து, பொடிபோட்டு

தாளித்து எடுக்கிறார்கள். வடிவத்தைப் பார்த்தாலே நாக்கு சுரக்கிறது. சில உணவகங்களில் சைடிஷ்ஷாக அவியல் வைக்கிறார்கள். சில உணவகங்களில் 'சம்மந்தி சட்னி' என்ற சைடிஷ் தருகிறார்கள். இரண்டுமே ஃப்ரைடு இட்லியை ருசிக்கச் செய்கிறது.

நீங்களும் செய்யலாம்

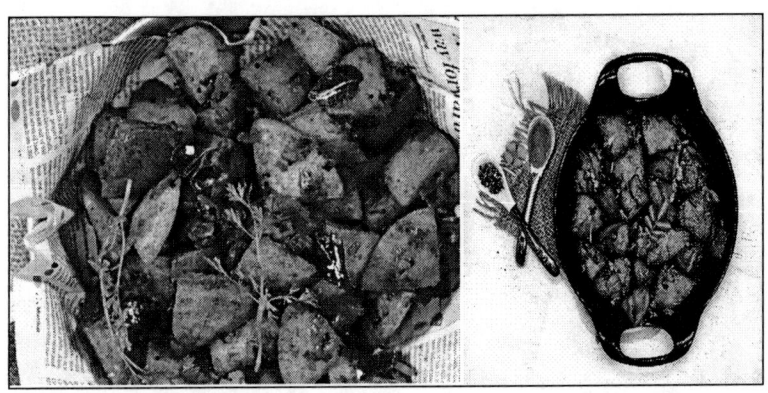

இட்லி	-	3
தேங்காய் எண்ணெய்	-	200 மிலி
வெங்காயம்	-	50 கிராம்
இட்லிப்பொடி	-	2 டேபிள் ஸ்பூன்
கறிவேப்பிலை	-	தேவையான அளவு

வெங்காயத்தை சிறிதாக வெட்டிக்கொள்ளுங்கள். இட்லியை நீளவாக்கில் வெட்டி எண்ணெயில் பொறித்து எடுத்துக்கொள்ளுங்கள். பின் வாணலியை அடுப்பில் வைத்து, லேசாக எண்ணெய் விட்டு, இட்லியைப் போட்டு கறிவேப்பிலை, வெங்காயம், இட்லிப்பொடியோடு சேர்த்து பிரட்டி எடுங்கள். மலபார் ஃப்ரைடு இட்லி ரெடி.

வெ. நீலகண்டன்

11
கொல்லம் கடலைக்குருமா

உலகளாவிய அளவில் கண்ணுக்குப் புலப்படாத விபரீத அரசியல் ஒன்று உண்டு. உலகின் சிறந்த உணவு, உலகின் சிறந்த விவசாயம், உலகில் சிறந்த மரபு என அனைத்தும் தங்களுக்கே உரியதாக்குகிற ரகசியமான செயல்திட்டமே அந்த அரசியலின் அடித்தளம். ஒரு நாடு ஏதோ ஒரு விதத்தில் வளமோடு திகழ்ந்தால் அது சில நாட்டாமை நாடுகளின் கண்களை உறுத்தும். அந்நாட்டின் பாரம்பரியத்தைக் குலைத்து, காலங்காலமாக கடைபிடிக்கும் வழிமுறைகளை களவாடி, அவற்றை தனதாக்கிக் கொள்வதற்காக சத்தமில்லாத சில யுத்தமுறைகளை அந்நாடுகள் கைகொள்ளும்.

ரசாயனங்களையும், விஷங்களையும் கொட்டினால் வழக்கத்தை விட அதிகமாக உற்பத்தி செய்து உலகம் முழுதும் ஏற்றுமதி செய்து கணிசமாக பணம் பார்க்கலாம் என்று பிரசாரம் செய்து, மரபு வழியிலான இயற்கை விவசாய முறைகளை குலைத்து, 'இனி ரசாயனம் இல்லாமல் விவசாயமே செய்யமுடியாது' என்று இந்திய விவசாயிகள் தலையில் கைவைத்து உக்கார்ந்த பிறகு, 'இயற்கை வழியில் விளைந்த உணவே சிறந்தது, அதை மட்டுமே இறக்குமதி செய்வோம்' என்று 'பெப்பே' காட்டுகிறார்களே.., அதுதான் அந்த அரசியலின் வடிவம்.

இந்தியாவில் விளைந்த 10 ஆயிரத்துக்கும் மேற்பட்ட அரிசி ரகங்களை ஒன்றுக்கும் உதவாது என்று சொல்லி, ஹைபிரிட்

ரகங்களுக்கு நம்மை பழக்கிவிட்டு, நம் பாரம்பரிய அரிசிகளை பிலிப்பைன்ஸ்க்கும், அமெரிக்காவுக்கும் கொண்டு சென்றதும் அந்த அரசியலின் ஒரு வகைப்பாடு தான். நம்மூர் வேம்புக்கு காப்புரிமை பெற்றுக்கொள்வதும், உலகமே விரும்பும் நம்மூர் பாசுமதி அரிசியை அவர்களுடையது என்று உரிமை கொண்டாடுவதும், பல்லாயிரம் ஆண்டுகளாக நாம் மருந்தாக பயன்படுத்தும் மஞ்சளை தனக்கானதாக மாற்றிக் கொள்ள போராடுவதும் கூட அந்த விபரீத அரசியலின் விளைவு தான்.

இந்தியாவில் இன்று வழக்கொழிந்து விட்ட பல உணவுப்பொருட்கள் மேலை நாடுகளில் சர்வசாதாரணமாக புழக்கத்தில் உள்ளன. இதுதவிர இன்னொரு அவலமும் இருக்கிறது.

பழவியாபாரி, நல்ல பழங்களை விற்பனை செய்துவிட்டு தன் தேவைக்காக அழுகல் பழங்களை எடுத்து வைத்துக் கொள்வது போல, இந்தியாவில் உற்பத்தியாகும் பொருட்களில் முதல் தரமானவை எல்லாம் வெளிநாடுகளுக்கு சென்று விடுகிறது. டீயில் கூட 'டஸ்ட்' (கழிவு) டீ தான் நாம் பயன்படுத்துகிறோம். கொல்லம் கடலைக்குருமாவைப் பற்றி எழுதும் இடத்தில் இந்த அரசியலைப் பற்றி ஏன் பேசவேண்டும்..?

கொண்டைக் கடலைக்கு காப்புரிமை கோரி அமெரிக்கா விண்ணப்பித்திருப்பது பலருக்குத் தெரியாது. கொண்டைக்கடலையின் பூர்வீகம் தெற்காசியா. இந்தியா தவிர, பாகிஸ்தான், துருக்கி நாடுகளிலும் விளைகிறது. உடம்பின் கொழுப்பைக் குறைக்க, கொண்டைக்கடலை அருமருந்து. நுரையீரல், இதயம் தொடர்பான நோய்களையும் போக்கவல்லது. மெலிந்த உடலை குண்டாக்கும் சக்தி இதற்கு உண்டு. இதுபோன்ற மருத்துவ காரணங்களால் இதன்மீது கண் வைத்திருக்கிறது அந்நாடு.

கேரளாவின் பாரம்பரிய உணவில் கொண்டைக்கடலை பிரதானமானது. பலவிதங்களில் அதைப் பயன்படுத்துகிறார்கள். புட்டு, ஆப்பத்துக்கு சைடிஷாக கடலை குருமா பயன்படுத்துகிறார்கள். பிற பகுதிகளில் வெள்ளைக் கொண்டைக்கடலை. கொல்லத்தில் மட்டும் கருப்புக்கடலை உபயோகித்து செய்கிறார்கள். சுவையிலும் சத்திலும் கொல்லம் கடலைக்குருமாவே முன்நிற்கிறது. கேரளத்தின் அடையாளங்களில் ஒன்றான இது ரசனையான சைடிஷ்.

நீங்களும் செய்யலாம்
கருப்புக் கொண்டைக்கடலை - 300கிராம்
தேங்காய் - 1

வெ. நீலகண்டன்

சோம்பு	- 1 டீஸ்பூன்
பச்சைமிளகாய்	- 2
பெரிய வெங்காயம்	- 2
தக்காளி	- 2
தேங்காய் எண்ணெய்	- தேவையான அளவு
பட்டை	- தேவையான அளவு
உப்பு	- தேவையான அளவு
மஞ்சள்தூள்	- சிறிதளவு
கொத்தமல்லி	- சிறிதளவு
கறிவேப்பிலை	- சிறிதளவு

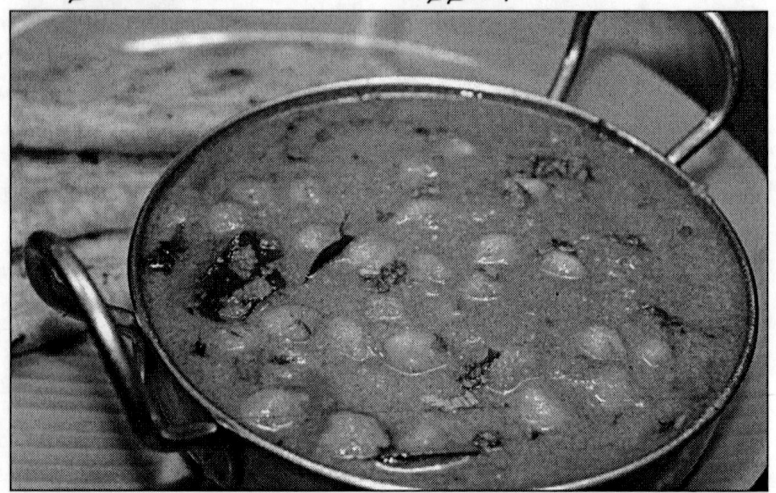

கொண்டைக்கடலையை முதல்நாள் இரவே ஊறவைத்துக் கொள்ளுங்கள். மறுநாள், லேசாக உப்பு சேர்த்து அவித்துக் கொள்ளுங்கள். தேங்காயை துருவி, அதோடு பச்சைமிளகாய், பாதியளவு சோம்பு சேர்த்து அரைத்துக் கொள்ளுங்கள். வெங்காயம், தக்காளியை சிறிதாக நறுக்கிக் கொள்ளுங்கள். வாணலியை அடுப்பில் வைத்து எண்ணெய் ஊற்றி பட்டை, சோம்பு, கறிவேப்பிலை போட்டுத் தாளித்து, தக்காளி, வெங்காயத்தைப் போட்டு வதக்குங்கள். வெங்காயம் பொன்னிறமானதும், அரைத்து வைத்துள்ள கலவையைப் போட்டு, மஞ்சள்தூள், உப்பு சேர்த்து சிறிதளவு தண்ணீர் ஊற்றி, கொதிக்க விடுங்கள். கொதித்து வந்ததும் அவித்து வைத்துள்ள கடலையைக் கொட்டுங்கள். ஒரு கொதி வந்ததும் இறக்கிவிடுங்கள். கொல்லம் கடலைக்குருமா ரெடி.

12
அடைப் பிரதமன்

ஜாதி, மதம், இனம் கடந்து கேரளாவின் தேசியப் பண்டிகையைப் போல கொண்டாடப்படுகிறது ஓணம். ஆவணி மாதத்தில் 'அத்தம்' நட்சத்திரத்தில் தொடங்கி சித்திரா, சுவாதி என 10 நாட்கள் கொண்டாடப்படும் இப்பண்டிகை கேரளத்தை வண்ண பூமியாக்கி விடுகிறது.

10 நாட்களும், அதிகாலை எழுந்து நீராடி, புதுக் கசவுடுத்தி, வாசல் நிறைய அத்தப்பூ கோலமிடுவர். மாவால் கோடிழுத்து கோலத்தின் உள்ளேயும், வெளியேயும் பூக்கள் கொண்டு அழகுபடுத்துவது தான் அத்தப்பூக் கோலம். அத்தம், தும்பை, காசி, அரிப்பூ ஆகிய மலர்களை பயன்படுத்துவர். 4ம் நாளான விசாகத்திருநாள் மிகவும் விஷேசமானது. அன்றுதான் ஓணத்தின் உச்சக்கட்ட கொண்டாட்டமான 'ஸத்ய' படைப்பு.

ஏழை, பணக்காரர் வேறுபாடெல்லாம் கிடையாது. எல்லோரின் வீடுகளிலும் இடைவிடாமல் எரியும் அடுப்பு. வாசனை, கொண்டாட்டத்தை பறைசாற்றும். 'கானம் விற்றேனும் ஓணம் உண்' என்று கேரளாவில் ஒரு பழமொழியே உண்டு. கானப்பயிர் மிகவும் மலிவானது. அதைச் சாப்பிடுவது ஏழ்மையின் அடையாளம். வேறு ஒன்றுமே இல்லாத பட்சத்தில் கானப்பயிரை விற்றாவது ஓணத்தன்று நல்ல உணவு சமைத்துச் சாப்பிடு என்று வலியுறுத்துகிறது அந்தப் பழமொழி.

❦ வெ. நீலகண்டன்

அறுவடைத் திருநாள், பூக்களின் திருநாள் என்றெல்லாம் ஓணத்துக்குப் பெயருண்டு. 'பாயசங்களின் திருநாள்' என்றும் பெயர் வைக்கலாம். ஓணத்தின் 10 நாட்களும் பாயசத்தில் நனைந்து தித்திக்கும் கேரளா. போதாக்குறைக்கு அரசாங்கமே திருவனந்தபுரத்தில் 'பாயச மேளா' நடத்துகிறது. வாழைப்பழம், பலாப்பழம் எல்லாவற்றிலும் பாயசம் செய்கிறார்கள். இருந்தாலும் ஸ்பெஷல் என்றால் அது அடை பிரதமன் தான். பிரதமன் என்றால் பாயசம். வாய்ச்சொல் வழக்கில் 'பிரசமன்' என்கிறார்கள்.

பாயசத்தை கண்டறிந்தவர்கள் யார் என்பது பற்றி உணவியல் அறிஞர்களுக்குள் சர்ச்சை நிலவுகிறது. சங்க இலக்கியங்களிலேயே அதுபற்றி குறிப்பு இருக்கிறது. உளுந்து உள்ளிட்ட தானியங்களை திரிகல்லால் திரித்து இனிப்புக் கூட்டி செய்யப்படும் 'கும்மாயம்' என்ற பதார்த்தத்தைப் பற்றி சிலப்பதிகாரத்தில் சொல்கிறார்கள். அதுதான் 'பாயசத்தின் ஆதிவடிவம்' என்கிறார்கள் சில ஆய்வாளர்கள். இன்றைக்கும் ஆடி 18ம்பெருக்கு அன்று தென் மாவட்டங்களில் பாயசத்தைப் போன்ற 'கும்மாணம்' என்ற பதார்த்தம் செய்யப்படுகிறது. எனவே தமிழர்கள் தான் பாயசத்தின் கர்த்தாக்கள்' என்பது அவர்களின் வாதம். 'இல்லையில்லை.. கேரளாவில் தான் பாயசம் பிறந்தது' என்று சொல்வாரும் உண்டு. ஆனாலும் நாஞ்சில் நாட்டு மரபுணவுகளே கேரளாவில் ஆதிக்கம் செலுத்துவதால், அதன்வழி தமிழகத்தில் இருந்து கேரளாவுக்கு பாயசம் பரவியிருக்க வாய்ப்புண்டு. பிறந்தகம் தமிழகமாக இருந்தாலும் பாயசத்தை பண்முகப்படுத்தியது கேரளா தான். 35க்கும் மேற்பட்ட பாயச வகைகள். பால், பழம், பருப்பு... எதையும் விடுவதில்லை.

அடை பிரதமனுக்கான அடை, அரிசி அல்லது மைதாவில் செய்யப்படுகிறது. கேரளாவில் எல்லாக் கடைகளிலும் கிடைக்கிறது. சிலர் வீடுகளில் செய்து இருப்பு வைத்துக் கொள்கிறார்கள். விருந்தினர்கள் வந்தால் அடையை ஊறவைத்து விட்டு தலைமுட்டும் உயரத்தில் குலைதள்ளி நிற்கும் தேங்காயில் ஒன்றைப் பறித்து பாலாக்கி அன்றைய பொழுதை அடை பிரதமனாகவே இனிக்க வைத்து விடுகிறார்கள். கேரளத்தின் மீது மரியாதையை ஏற்படுத்தி விடுகிறது அடைப் பிரதமன்.

நீங்களும் செய்யலாம்

அடை   - 100 கிராம்
(டிபார்ட்மெண்டல் ஸ்டோர்களில் கிடைக்கும்)
வெல்லம்   - முக்கால் கிலோ

தேங்காய்	- 1
முந்திரி	- 50 கிராம்
திராட்சை	- 50கிராம்
நெய்	- தேவையான அளவு
ஏலக்காய்	- 5

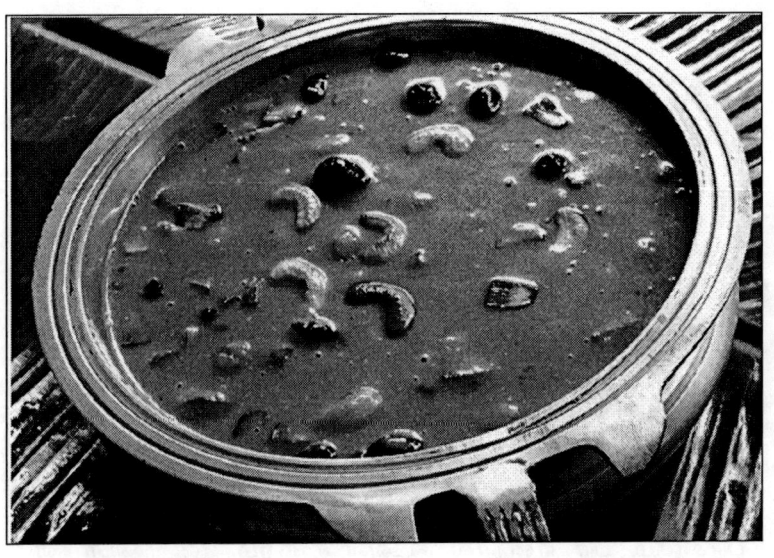

செய்முறை:

அடையை 1 மணி நேரம் ஊறவையுங்கள். தேங்காயைத் துருவி அரைத்து, முதல் தரத்தில் கொஞ்சமும், இரண்டாம் தரத்தில் கொஞ்சமும் பால் எடுத்து வைத்துக் கொள்ளுங்கள்.

முதலில் பிழியும்போது கிடைப்பது கெட்டியான முதல்தர பால். அடுத்து கிடைப்பது இரண்டாம் தரபால். முந்திரி, திராட்சையை நெய்யில் வறுத்துக் கொள்ளுங்கள். ஏலக்காயைப் பொடித்துக் கொள்ளுங்கள். ஊறிய அடையை ஒரு பாத்திரத்தில் போட்டு 2ம் தரத்தில் எடுத்த பாலை ஊற்றி வேகவையுங்கள். அடை நன்றாக வெந்ததும் வெல்லத்தைப் போட்டு அது கரையும் வரை கொதிக்கவிடுங்கள். பின், முதல்தர தேங்காய்ப் பாலை ஊற்றி மிதமான தீயில் வேகவிடுங்கள். வெந்து வாசனை வரும்போது முந்திரி, திராட்சை, ஏலக்காய் பொடியைப் போட்டு இறக்குங்கள். தேங்காய்ப் பாலுக்குப் பதில் பசும்பால் சேர்த்தும் செய்யலாம்.

13
அம்பலப்புழா பாயசம்

'கடவுளுக்குப் படைக்கப்படும் பொருள் புனிதத்தன்மை பெறுகிறது. அந்தப் பொருளை பயன்படுத்தினால் நம் மனது தூய்மைப்படும்' என்கிறார்கள் ஆன்மீகப் பெரியவர்கள். அதனால் தான் பிரசாதங்கள் புனிதமானவையாக கருதப்படுகின்றன. நமக்காகப் படைக்கும்போது அது சாதம். இறைவனுக்குப் படைத்தபின் பிரசாதம். 'பிர' என்றால் 'கடவுள் தன்மை' என்று பொருள்.

திருப்பதி லட்டு, பழநி பஞ்சாமிர்தம், சபரிமலை அரவணப் பாயசம், அழகர்கோவில் மிளகுதோசை போன்றவை தனித்துவம் மிக்கதாக கருதப்பட அந்தப் புனிதத்தன்மை தான் காரணம். அம்பலப்புழா பாயசமும் அப்படியான ஒரு புனிதப் பிரசாதம் தான்.

நம்மூர் கோவில்களில் பொங்கலும், புளியோதரையும் நைவேத்தியம் செய்து பிரசாதமாக வழங்கப்படுவதைப் போல கேரளாவில் பல கோவில்களில் பாயசமே பிரசாதமாக வழங்கப்படுகிறது. ஒவ்வொரு கோவிலிலும் ஒவ்வொரு வகைப் பாயாசம். புகழ்பெற்ற அம்பலப்புழா கிருஷ்ணன் கோவிலில் மூலவருக்கு படைத்து, பக்தர்களுக்கு பிரசாதமாக வழங்கப்படும் பாயசம் தான், அம்பலப்புழா பாயாசம். பச்சை சம்பா அரிசி குருணையும், பாலும், குங்குமப்பூவும் கலந்து பாரம்பரிய முறைப்படி செய்யப்படும் இந்த பாயசப் பிரசாதத்தை வாங்க அதிகாலை முதலே பக்தர்கள் வரிசை

கட்டி நிற்பார்கள். காரணம், தெய்வீகத் தன்மையுடன் கூடிய தனித்தன்மை வாய்ந்த சுவை, மணம். எதனோடும் ஒப்பிடமுடியாத அளவுக்கு தனித்தன்மை வாய்ந்த பாயசம்.

கேரளக் கோவில்களில் பாயச வழிபாடு என்ற வழிபாட்டு முறையே இருக்கிறது. குறிப்பிட்ட தொகை கட்டினால் நம் பெயரில் நைவேத்தியம் செய்து பிரசாதமாகத் தருவார்கள். ஆம்பலபுழாவில், பாயசவழிபாட்டுக்கு பயங்கரப் போட்டி உண்டு. பாயசத்தின் சுவையும் அதற்கு ஒரு காரணம்.

அம்பலப்புழா சென்று பாயசத்தை ருசிக்க முடியாதவர்கள் திருவனந்தபுரம் போன்ற கேரளாவின் பிரதான நகரங்களிலேயே அந்த அனுபவத்தைப் பெறலாம். பெரிய உணவகங்களில் 'ஸத்ய' சாப்பாட்டோடு சேர்த்து அம்பலப்புழா பாயசம் தருகிறார்கள். தனியாக லிட்டர் அளவில் வீட்டுக்கும் வாங்கிச் செல்லலாம். லிட்டர் 150 ரூபாய்க்கு விற்கிறார்கள். குறிப்பாக, திருவனந்தபுரம் பேக்கரி ஜங்ஷனில் உள்ள ஹோட்டல் அருள்ஜோதியில் அம்பலப்புழா தரத்தில் இந்த பாயசத்தை ருசிக்கலாம்.

ஓணம் பண்டிகையை ஒட்டி, கேரள சுற்றுலாத்துறை ஆண்டுக்கு ஒருமுறை 'பாயசமேளா' நிகழ்ச்சியை திருவனந்தபுரத்தில் நடத்துகிறது. 50க்கும் மேற்பட்ட வகைகளில் பாயசம் செய்து விற்பனை செய்கிறார்கள். அங்கும் அம்பலப்புழா பாயசத்தை ருசிக்கலாம்.

நீங்களும் செய்யலாம்

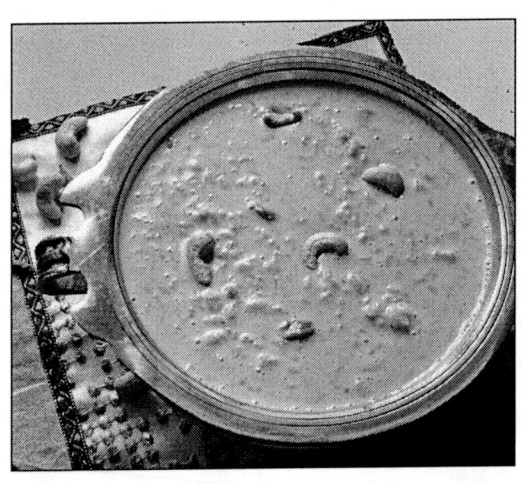

வெ. நீலகண்டன்

சம்பா பச்சரிசி குருணை   - கால்கிலோ
பால்   - 1 லிட்டர்
சர்க்கரை   - முக்கால் கிலோ
குங்குமப்பூ   - 15 கிராம்
முந்திரி   - 50 கிராம்
மில்க் மைடு   - 100 மில்லி
(டிபார்மெண்ட் ஸ்டோர்களில் கிடைக்கும்)
நெய்   - முந்திரியை வறுக்க தேவையான அளவு

குருணையைச் சுத்தம்செய்து பாலில் போட்டு வேக வையுங்கள். குருணை குழைந்து, பால் சுண்டிவரும் போது சர்க்கரையையும், நெய்யில் வறுத்த முந்திரியையும் போட்டுக் கிளறுங்கள். சர்க்கரை கரைந்து மெல்லிய வாசம் பரவும் வேளையில் மில்க் மைடு, குங்குமப்பூ சேர்த்து அடுப்பில் இருந்து இறக்கினால், மணமும், சுவையும் மிக்க அம்பலப்புழா பாயசம் ரெடி.

14
ஆப்பம்

ஓணத்துக்கு இணையாக, கேரளமக்கள் கொண்டாடும் இன்னொரு பண்டிகை, விஷு. கேரளப் புத்தாண்டு. நமக்குப்போலவே அவர்களுக்கும் சித்திரை 1 தான். நட்சத்திர நகர்வுகள் காரணமாக சில நேரங்களில் ஒருநாள் முன், பின் கொண்டாடுவார்கள். அறுவடைத் திருநாளாகவும் கருதப்படுவதால் அன்றைய தினம், பூஜை செய்து விதைப்பது, அறுப்பது போன்ற விவசாயப் பணிகளை தொடங்குவதுண்டு.

'விஷு' என்றால் சமஸ்கிருதத்தில் சமம் என்றுபொருள். விஷு கொண்டாட்டத்திற்கு சாதி, மதமெல்லாம் இல்லை. ஊர்நெடுக தோரணம் கட்டி, விஷுவை மக்கள் உற்சாகமாக வரவேற்பார்கள். விஷுவின் முக்கிய அம்சம், கனிகாணுதல். அதாவது, ஆண்டின் முதல் விடியலை நல்லனவற்றைப் பார்த்து தொடங்குவது.

கேரளத்து வீடுகளில் சமையலறையைப் போலவே பூஜையறையும் பெரிதாக இருக்கும். அங்குதான் 'கனி காணுதல்' நிகழும். வீட்டில் இருக்கும் மூத்த பெண்மணி இதற்கான ஏற்பாட்டைச் செய்வார். அஷ்ட மாங்கல்யம் எனப்படுகிற பஞ்சலோக பாத்திரங்கள், மஞ்சள், தாம்பூலம், அரிசி, புத்தாடை, புத்தகங்கள், மஞ்சள் படர்ந்த மாம்பழம், தோல் கருக்காத வாழைப்பழம், குடுமி குலையாத தேங்காய், சிவப்பு நிரம்பிய ஆப்பிள், தங்கம்,

வெள்ளி அணிகலன்கள், தங்கச்சரிகை கொண்ட கசவுப்புடவை, தண்ணீர் ஆகியவற்றை அழகுற அடுக்கி, அலங்கரிப்பார்கள். இரவு அந்த அறைக்குள்ளாகவே தங்கிவிடும் மூத்த பெண்மணி, மறுநாள் அதிகாலை அனைவருக்கும் முன்பாக எழுந்து, உறங்கிக் கொண்டிருப்பவர்களை ஒவ்வொருவராக எழுப்பி கண்ணைப் பொத்தி அழைத்துச்சென்று இந்தப் பொருட்கள் முன்பாக விழிக்கச் செய்வர். இப்படிச் செய்வதால் ஆண்டு முழுதும் வாழ்க்கை வளமாக கழியும் என்பது நம்பிக்கை.

கோவில்களில் கனிகாணுதல் முடிந்ததும் ‘கைநீட்டம்’ கொடுக்கப்படும். மூத்தவர்கள், இளையவர்களுக்கு பணம் கொடுப்பார்கள். அந்தப் பணத்தை வாங்கி செலவு செய்யாமல் வைத்திருந்தால் பாக்கெட் கனம் குறையவே குறையாதாம்.

பண்டிகைகளை அனுபவித்துக் கொண்டாடுவதில் கேரளத்து மக்களுக்கு யாரும் இணையில்லை. எந்த சூழலில் வாழ நேர்ந்தாலும் பண்டிகைக் கொண்டாட்டத்தை மட்டும் விட்டுத் தருவதில்லை. அதேபோல், எந்தப் பண்டிகை என்றாலும் அதன் உச்சமாக இருப்பது விருந்துதான்.

ஓணத்துக்கு ‘ஸத்ய’ போலவே விஷுவுக்கும் ஏகதடபுடலான ‘விஷு ஸத்ய’ உண்டு. விதவிதமான காய்கறிகள். விதவிதமான சமையல். அன்றைய காலை கொண்டாட்டத்தின் தொடக்கமாக இருப்பது ஆப்பம்.

கேரளா என்றாலே பலபேருக்கு ஆப்பம்தான் நினைவுக்கு வரும். நம்மூரில் இட்லியைப் போல கேரளாவில் ஆப்பம். தமிழகத்திலும் ஆப்பம் கிடைக்கிறது. ஆனால், செய்முறை, சேர்மானம் எல்லாமே வேறு. இங்கு பச்சரிசிக்கு இணையாக, புழுங்கல் அரிசி சேர்ப்பார்கள். கூடவே பாதிக்குப் பாதி உளுந்தும், அதில் பாதி வெந்தயமும். அது தோசைக்கு சகோதரியாகத் தான் இருக்குமே ஒழிய கேரளத்து வளம் அதில் இருப்பதில்லை. பிய்த்தால் பேப்பரைப் போல பிய்ந்து வருகிற நேர்த்தி தான் கேரளத்து ஸ்பெஷல். நாவில் பட்டால் கரைந்து விடும். சைடிஷ்சிலும் வேறுபாடு உண்டு. இங்கு ஆப்பம் என்றாலே தேங்காய்ப் பால்தான். ஆனால் கேரளாவில் சைடிஷ் தான் விஷேசமே.

மலையோர கேரளாவில் ஆப்பத்துக்கு சைடிஷ் கடலைக்கறி. பாலக்காடு பக்கம் போனால் மணக்க, மணக்க தேங்காய் சட்னி. கோழிக்கோடு பக்கம் ஆட்டுக்கறிஆப்பம் பேமஸ்.

கேரளத்து ஆப்பத்துக்கு அடையாளமே மென்மைதான். அதற்கென, அவர்களிடம் பல சூட்சுமங்கள் இருக்கின்றன. அக்காலத்தில், பச்சரிசியை ஊறவைத்து உரலில் போட்டு இடிப்பார்கள். அதை 'அரிக்கி' (சல்லடை) கொண்டு சலிப்பார்கள். மிஞ்சும் கப்பியை நீரூற்றி வேகவைத்து, கூலாக்கி மாவில் சேர்த்து வார்ப்பார்கள். ஆப்பம் நாவில் கரையும். இப்போது ஒருபிடி பழங்கஞ்சி சேர்த்து மாவை அரைக்கிறார்கள். பூப்போன்ற மென்மைக்கு அதுதான் காரணமாம்.

கள் சேர்த்து ஆப்பம் வார்த்தால் (ஆப்பக்)கல்லில் ஒட்டாமல் வரும் என்று கேரளத்தில் சொல்வதுண்டு. ஈழத்துக்குப் போனால் இன்றைக்கும் கள்ஆப்பம் சாப்பிடலாம். கேரளத்தில், விருந்தினர்கள் விரும்பினால் செய்து தருவார்கள்.

நீங்களும் செய்யலாம்

பச்சரிசி   - 500 கிராம்
உளுந்து   - 150 கிராம்
உப்பு   - தேவையான அளவு

பச்சரிசியையும், உளுந்தையும் ஒன்றாக ஊறவைத்து அரைத்து, உப்புப் போட்டு கரைத்து பத்து மணி நேரம் புளிக்க வைக்க வேண்டும். பின் மிதமான தீயில் ஆப்பக்கல்லில் ஊற்றி வேக வைத்து எடுத்தால் கேரள ஆப்பம் தயார். மென்மையை விரும்பினால் மாவு அரைக்கும் போது ஒரு கைபிடி பழைய சாதத்தை சேர்த்துக் கொள்ளலாம்.

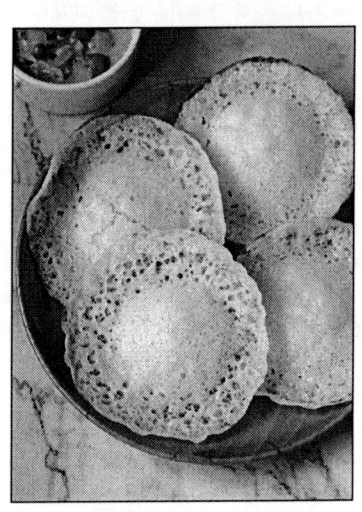

வெ. நீலகண்டன்

15
கோதுமை பாயசம்

சிறுகீரை, அரைக்கீரை, முளைக்கீரை, பாலக்கீரை, முருங்கைக்கீரை சாப்பிட்டிருப்பீர்கள். பண்ணைக் கீரை சாப்பிட்டதுண்டா..? இருப்பதிலேயே சகல சத்துக்களும் நிறைந்த கீரை இதுதான். எங்கே கிடைக்கும் என்கிறீர்களா..? கதிர் அறுத்த வயற்காடுகளுக்குத் தான் போக வேண்டும். விவசாய வேலைக்குப் போன பெண்கள் வீடு திரும்பும்போது, கண்ணில்படும் இளம்தும்பை, குப்பைமேனி, பசலி, பொன்னாங்கண்ணி, குதிரைவாலி, முடக்கத்தான், குப்பைமேனி, நுனிப் பிரண்டை என சகல பச்சைகளையும் பறித்து சேலை முந்தானையில் கட்டிக் கொண்டு வருவார்கள். இதுதான் பண்ணைக்கீரை. அடி, நுனியை அகற்றிவிட்டு பொறியலோ, துவட்டலோ செய்தால், பலசுவை சைடிஷ் ரெடி. சுவை மட்டுமல்ல. பலனும் பல..!

நகரங்களில் சாக்கடைக் கால்வாய்களுக்கு நடுவில் வீடுகள் இருப்பதைப் போல, கிராமங்களில் சத்துணவுகளுக்கு நடுவில்தான் வீடுகள் இருக்கும். வீட்டுக்கு வேலியாக முள்முருங்கை மரத்தை வைத்திருப்பார்கள். கண்வலி வந்தவர்கள் இந்தமரத்தின் பூக்களை பார்த்தால் நோய்போய் விடும் என்பார்கள். சோயாவைப் போல இருக்கும் இதன் கொட்டையை கீழே உரசிவிட்டு உடம்பில் வைத்தால் கொப்புளித்து விடும். சூடுகொட்டை என்பார்கள். கிராமத்துப் பிள்ளைகளின் விளையாட்டுக்களில் சூடுகொட்டை

விளையாட்டும் ஒன்று. கட்டைக்கூத்தில் அணிகலன்கள் செய்வதற்கு இந்த மரத்தின் கட்டையைத் தான் பயன்படுத்துவார்கள். எடை குறைவென்பதால் உடுத்திக்கொண்டு களமாட ஏதுவாக இருக்கும். இம்மரத்தின் இலையோடு அரிசி சேர்த்து அரைத்து தோசை வார்ப்பார்கள். நெஞ்சிலுருக்கும் சளியை முறித்து தள்ளிவிடும். மதுரை, கூடழலகர் தெருவுக்குச் செல்பவர்கள் முள்முருங்கை வடை சாப்பிடலாம். முள்முருங்கை இலையோடு சித்தரத்தை, மிளகு, பச்சரிசி கலந்து செய்கிறார்கள்.

வேப்பம்பூ பூக்கும் சீசனில், அதை சேகரித்து, காயவைத்து ஒரு டப்பாவில் வைத்துக் கொள்வார்கள். அதைக்கொண்டு, மாதமொருமுறை வேப்பம்பூ பொறியல் செய்வார்கள். வயிற்றை வதைக்கும் அத்தனை பூச்சிகளையும் கொன்றொழித்து விடும் இந்த பொறியல்.

கடுங்காய்ச்சல் கண்டவர்களுக்கு என்றே புதருக்கு புதர் முளைத்துக் கிடக்கும் துதுவளை. கொக்கி முள்ளால் நிறைந்திருக்கும் இதன் இலையை துவையல் அரைப்பார்கள், பொறியலும் செய்வார்கள். காயை உடைத்துப் போட்டு ரசம் வைப்பார்கள்.

புதர்தோறும் நெளிந்து கிடக்கும் பிரண்டையின் இளம்தண்டை ஒடித்தால் துவையல் அரைக்கலாம். வயிற்றுக் கோளாறு முதல் ஆண்மைக் கோளாறு வரை எல்லாவற்றுக்கும் மருந்து.

நீரிழிவு நோயாளிகளுக்காக, வெற்றிலை கணக்கில் மரங்கள் தோறும் படர்ந்து கிடக்கும் கசப்புக் குறிஞ்சாக் கொடி. மாதம் ஒருமுறை இதை பொறித்துச் சாப்பிட்டால், சர்க்கரை திசையண்டாது. குளக்கரைகளில் இதழ் விட்டு முளைத்துக் கிடக்கும் வல்லாரை பற்றிச் சொல்ல வேண்டியதில்லை. எல்லோருக்கும் தெரியும். மிதுக்கங்காய் என்றொரு காய். கதிர் அறுத்த வயல்களில் முளைத்துக் கிடக்கும். சுக்கங்காய் என்றும் சொல்வார்கள். இந்த காயைப் பறித்து இரண்டாக வகுந்து மோரில் ஊறவைத்து காயவைக்க வேண்டும். அதை எண்ணெயில் பொறித்தெடுத்தால் கசப்பும், துவர்ப்பும் மிக்க மிதுக்க வற்றல். சுடுகஞ்சிக்கு ஏற்ற அற்புதமான சைடிஷ். இப்படி எண்ணற்ற விஷயங்களை பட்டியல் போட்டுக் கொண்டே போகலாம்.

பஞ்சாப், ஹரியானா போன்ற மாநிலங்களில் இப்படியில்லை. எல்லா நோய்க்கும் ஒரேமருந்து. கோதுமை ஜூஸ். பூக்கத் தொடங்காத இளம் கோதுமைப் பயிரைப் பறித்து வேரை அகற்றிவிட்டு, மிக்சியில் போட்டு சாறெடுத்துக் குடித்தால்

சர்வரோகத்துக்கும் அது நிவாரணி. சென்னையில் உள்ள பெரிய ஷாப்பிங் மால்கள் வரைக்கும் இந்த கோதுமை ஜூஸ் வந்துவிட்டது. 100 மிலி 40 ருபாய்.

கோதுமை என்றால் ஹரியானா, பஞ்சாப் என்பதைப் போல பாயசம் என்றால் கேரளா தான். அம்மக்களின் ரசனைமிகுந்த இனிப்பு பதார்த்த வகைகளில் ஒன்றுதான் கோதுமை பாயசம். உணவகங்களில் மதிய 'ஸத்ய'வோடு இதை ருசிக்கலாம். ஓணம் பண்டிகைக் காலங்களில் கேரள மக்களின் வீடுகளை இனிக்கச் செய்வனவற்றில் கோதுமை பாயசத்துக்கு முக்கிய இடமுண்டு.

நீங்களும் செய்யலாம்

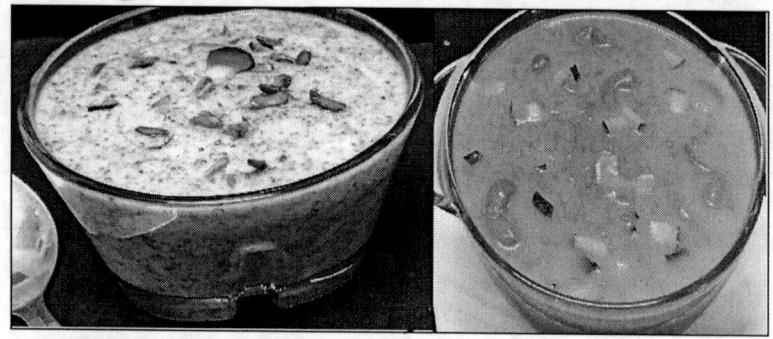

ஏலக்காய் - 3

கோதுமையை மிக்சியில் போட்டு ஒன்றிரண்டாக உடைத்து தண்ணீரில் ஊற வையுங்கள். பச்சரிசியையும் தனியாக ஊறவையுங்கள். தேங்காயைத் துருவிக் கொள்ளுங்கள். பாலை சுண்டக் காய்ச்சிக் கொள்ளுங்கள். ஊறிய பச்சரிசியோடு தேங்காய்ப்பூ, ஏலக்காய் சேர்த்து மாவாக அரைத்துக் கொள்ளுங்கள். பாதாம்பருப்பை சிறுசிறு துகளாக சீவிக்கொள்ளுங்கள்.

ஊறிய கோதுமையை போதிய அளவுக்குத் தண்ணீர் ஊற்றி வேக வையுங்கள். நன்கு வெந்ததும் வெல்லத்தைப் போட்டு கிளறுங்கள். வெல்லம் கரைந்ததும், திராட்சை, முந்திரி, லவங்கத்தோடு, அரைத்து வைத்துள்ள மாவையும் கொட்டி அடிப்பிடிக்காமல் கிளறுங்கள். எல்லாம் கலந்து வாசனை பரவும் நேரத்தில் பால், பாதாம்பருப்பைப் போட்டு கொதிக்கவிட்டு இறக்குங்கள். சுவையும், சத்தும் நிறைந்த கோதுமைப் பாயசம் ரெடி.

16
அரி உருண்டை

தரமான அரிசி எது? என்று கேட்டால் 'வெள்ளை வெளேரென்று வெளுத்திருக்க வேண்டும். வடித்தசோறு மல்லிகைப் பூப்போல மலர்ந்திருக்க வேண்டும். போட்ட வேகத்தில் அரிசி சோறாக வேண்டும்...' என்றெல்லாம் உண்மையில், வெள்ளை வெளேரென்று இருக்கும் அரிசி வெறும் சக்கை என்கிறார்கள் ஊட்டச்சத்து நிபுணர்கள். அரிசியின் மேல் ஒட்டியிருக்கும் மேல்தோளில் தான் மனிதனுக்குத் தேவையான மாவுப்பொருள், வைட்டமின்கள், புரோட்டீன், இரும்பு, மக்னீசியம் எல்லாம் ஒட்டியிருக்கிறது. வேலை மெனக்கெட்டு அந்த மேல்தோலை தீட்டி எடுத்துவிட்டு வெறும் வெள்ளைச் சக்கையை தின்று வருகிறோம். அதனால் தான், 40 வயதுக்கு மேல் மூட்டு வலியில் இருந்து நீரிழிவு வரைக்கும் எல்லா நோய்களும் உடம்பில் வந்து உக்கார்ந்து கொள்கின்றன. உலகத்தில் சத்துக்குறைவால் பாதிக்கப்பட்ட 5 குழந்தைகளில் ஒன்று இந்தியக்குழந்தை. இந்தியாவில் உள்ள கர்ப்பிணிகளில் 60 சதவிகிதம் பேருக்கு இரத்தசோகை பாதிப்பு இருக்கிறது. இதற்கெல்லாம் காரணம், அன்றாடம் சாப்பிடும் சத்துக்கள் அகற்றப்பட்ட வெள்ளைச்சக்கை தான்.

அந்தக்காலத்தில், நீரிழிவு, ரத்தசோகையெல்லாம் ஆயிரத்தில் ஒருவருக்கு வந்தால் பெரிது. அப்போது உரல், உலக்கை இல்லாத வீடுகளே இருக்காது. ரைஸ்மில்கள் அறிமுகமாவில்லை.

நெல்லை அவித்து, உலர்த்தி, உரலில் போட்டு இடித்து, உமியை மட்டும் அகற்றிவிட்டு அரிசியெடுத்துச் சமைப்பார்கள். 90 வயது, 100 வயதெல்லாம் வாழ்ந்ததன் ரகசியம் இதுதான். இன்று, இந்தியர்களின் சராசரி ஆயுள் 60 என்கிறார்கள். 40 ஆண்டுகால வாழ்க்கையை நம் உணவுப்பழக்கம் தின்றுவிட்டது.

உலகத்தில் வேறெங்குமே இல்லாத வகையில் நம்மிடம் 10 ஆயிரத்துக்கும் மேற்பட்ட பாரம்பரிய அரிசி ரகங்கள் இருந்தன. கொட்டாரச்சம்பா, நவரா, மாப்பிள்ளைச்சம்பா, வெள்ளைச் சித்திரக்கார், வெள்ளைக்கார்... விதைத்து விட்டால் அறுக்கப்போனால் போதும்... எல்லாம் ஆறடி, ஏழடி வளர்ந்து நிற்கும். ஒவ்வொரு அரிசியும் ஒவ்வொரு நோய்க்கு மருந்து. தினமும், காட்டுயானத்திலும், மாப்பிள்ளை சம்பாவிலும் சமைத்துச் சாப்பிட்டால் சர்க்கரை நோய் குணமாகுமாம். உடல்சோர்ந்து படுக்கையில் கிடப்பவருக்கு தூயமல்லியில் சமைத்துப்போட்டால் எழுந்து சோம்பல்முறித்து நடக்கத் தொடங்கி விடுவாராம். இடுப்பு வலியெடுத்தவர்கள் இலுப்பைப்பூச் சம்பா சாப்பிட்டால் வலி மறைந்துவிடுமாம்.

உடம்பு சுகமில்லை என்றால் மெடிக்கலுக்கும், மருத்துவமனைக்கும் ஓடமாட்டார்கள். மூட்டு வலி, தொண்டைவலி இருந்தால் தவிட்டு லட்டு. சளி இருந்தால் தடுமங்கஞ்சி. உடம்பு அசதிக்கு அம்மியில் அரைத்த அரிசிப்பொடி மாவு, மூலத்தொல்லையா, அரிசிப்பிரண்டை துவையல், இருமலுக்கு அரிசிப்பால் கஞ்சி.. எல்லாம் மருந்துகளும் அப்போது அரிசிப்பானையிலேயே இருந்தன. ஏழெட்டுப் பிள்ளைகளைப் பெற்றுவிட்டு கம்பீரமாக நடந்தார்கள் பெண்கள். காரணம் உணவு தான்..! கருவுற்ற பெண் கொஞ்சம் வலுவிழந்து நடந்தால் உடனடியாக தவிட்டு உருண்டை பிடித்துக் கொடுப்பார்கள். அரிசிமாவில், வெல்லம் மஞ்சள் சேர்த்து லட்டுப் பிடித்துக் கொடுப்பார்கள். எட்டாவது மாதம் வரைக்கும் பெண்கள் குனிந்து நிமிர்ந்து இயல்பான வேலைகளைச் செய்வார்கள். அறுவை சிகிச்சை என்பதெல்லாம் அன்றைக்கு மரணத்துக்கு இணையானது.

இன்றைக்கு காலம் மாறிவிட்டது. நல்லநாள், நல்லநேரம் பார்த்து குழந்தை பெற்றுக்கொள்கிறார்கள். எந்த மருத்துவரும் இயல்பான பிரசவத்துக்கக் காத்திருப்பதில்லை. தாய்மார்களும் காத்திருக்க விரும்புவதில்லை. குழந்தைக்கு ஜாதகத்தை எழுதிவிட்டு குழந்தை பெற்றுக் கொள்கிற காலம் இது. ஆனால் இதற்கான எதிர்வினைகள் அனைத்தையும் வாழும் காலத்திலேயே நாம் எதிர்கொள்ள வேண்டியிருக்கிறது.

பசிதான் மனிதனை நகர்த்துகிறது. எல்லா இயக்கங்களும் உணவுக்கானதாகவே இருக்கிறது. என்றால், நல்ல உணவுகளைச் சாப்பிடுவதில் என்ன பிரச்னை..? அந்த விஷயத்தில் கேரளா நமக்கு வழிகாட்டுகிறது. கேரளாவில் உள்ள வேளாண் பல்கலைக்கழகங்கள் அதி உன்னதமான ஒரு முயற்சியில் இறங்கியிருக்கின்றன. அக்காலம் தொட்டு நடைமுறையில் இருந்த பாரம்பரிய நெல்ரகங்கள் அனைத்தையும் மீட்டு, இக்கால சாகுபடி முறைகளுக்குப் பொருந்தி, அதிக விளைச்சல் தரக்கூடிய ரகங்களின் விதைகளை விவசாயிகளுக்கு வழங்குகின்றன. அப்படி விளையும் நெல்லை அரிசியாக்கி உலகெங்கும் ஏற்றுமதி செய்கிறார்கள் கேரள விவசாயிகள்.

அரி உருண்டை, உன்னதமான பதார்த்தம். பேறு காலத்தில் பெண்களுக்குச் செய்து தருகிறார்கள். சத்து நிறைந்தது. பூப்படைந்த பெண்களுக்கு அரி உருண்டை செய்து தருவதும் மரபாக இருக்கிறது. தெம்பு அதிகரிக்கும். மிகச்சுவையான இந்த அரி உருண்டையை குழந்தைகள் அதிகம் விரும்புவார்கள். கேரளாவில் எல்லா இனிப்பகங்களிலும் அரி உருண்டை கிடைக்கிறது.

நீங்களும் செய்யலாம்

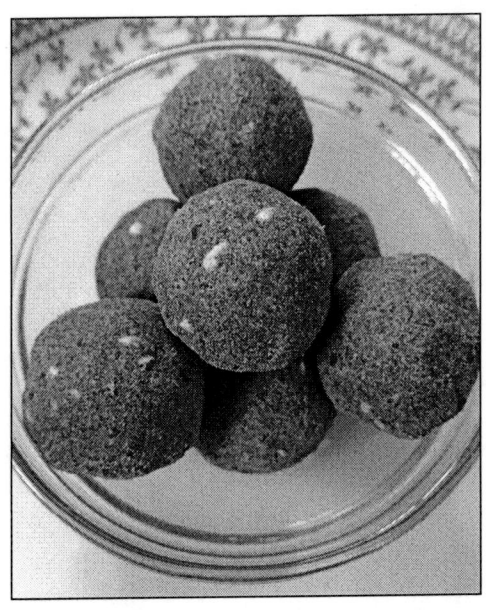

புழுங்கல் அரிசி - 1 கப்
வெல்லம் - 300கிராம்
தேங்காய் - 1
ஏலக்காய் - 5 கிராம்

வாணலியில் அரிசியைக் கொட்டி வறுத்துக் கொள்ளுங்கள். நன்கு பொரிந்த அரிசியில், ஏலக்காயைச் சேர்த்து ரவை பதத்துக்கு மிக்சியில் போட்டு அரைத்துக் கொள்ளுங்கள். தேங்காயை திருகி பூவாக்கிக் கொள்ளுங்கள். வெல்லத்தை மூழ்கும் அளவுக்கு தண்ணீர் ஊற்றி பாகு காய்ச்சுங்கள். அடியில் தங்கும் தூசிகளை அகற்றிவிட்டு மாவை சிறிது, சிறிதாகக் கொட்டி கட்டிபடாமல் கிளறுங்கள். மாவும், பாகும் கலந்து வெந்து வரும்போது தேங்காய்த் துருவலைக் கொட்டி கிளறி இறக்குங்கள். மிதமான சூட்டில் சிறுசிறு உருண்டைகளாக உருட்டிக்கொள்ளுங்கள். அரி உருண்டை ரெடி.

17
அவியல்

இந்தியாவின் எழுபது சதவிகித மக்கள் விவசாயத்தை ஜீவாதாரமாகக் கொண்டவர்கள். இங்கு விவசாயத்தை யாரும் தொழிலாகப் பார்ப்பதில்லை. அது வாழ்க்கை. சாப்பிடுவதைப் போல, உறங்குவதைப் போல விவசாயம் செய்வதும் வாழ்வில் ஒரு அங்கம். 70களுக்கு முன்பு விவசாயிக்கும், சந்தைக்கும் எவ்வித தொடர்பும் இருந்ததில்லை. உணவு, உடை, உறைவிடம் போன்ற வாழ்வியல் தேவைகள் அத்தனையும் கிராமத்துக்கு உள்ளேயே நிறைவடைந்து விட்டன. விவசாயம் உணவுக்கானதாக மட்டுமே இருந்தது. நெல்லை பத்தாயங்களில் நிறைத்து வைத்துக் கொண்டு தேவைக்கேற்ப பயன்படுத்தினார்கள். வயலுக்குள் நெல் விளைய, வரப்பில் காய்கறிகள் முகிழ்ந்து நிற்கும். சுடச்சுட காய்கறி பறித்து சமைக்கும் உணவு முன்நின்றால் அமுதமே பின்நிற்கும். அதுதான் கிராமத்தை வளமாக ஜீவிக்க வைத்தது.

பணத்துக்கானதாக விவசாயம் மாறத் தொடங்கியபோது தான் சிக்கல் ஆரம்பமானது. விவசாயிகளுக்கு சந்தை அறிமுகமாக, விற்றலும், வாங்கலும் தொடங்கியது. விவசாயத்தின் மரபுகள் குலைந்தது அங்கு தான். விற்கவும், வாங்கவும் சரியாக இருந்தது.

வளமான இந்திய விவசாயத்தின் மீது மேலைநாடுகளுக்கு ஒரு ‘கண்’ இருந்தது. பலவீனத்தையும், கிடைத்த சமயத்தையும் பயன்படுத்திக் கொண்டார்கள். உலகுக்கே விவசாய நுட்பத்தை

பயிற்றுவித்த நமக்கு மேலைநாட்டு விஞ்ஞானிகள் வந்து விவசாயம் கற்றுத் தந்தார்கள். நம் மரபு குலைந்து வயலும், வாழ்வும் கைவிட்டுப் போய்விட்டது. விற்ற பொருளுக்கு விலையில்லை. வாங்கும் பொருளின் விலை மட்டும் ஏறிக்கொண்டே செல்கிறது.

இப்போது கம்ப்யூட்டரில் சாகுபடி செய்யும் நவீன விவசாயிகள், பண்ணை விவசாயம் பற்றிப் பேசத் தொடங்கியிருக்கிறார்கள். பண்ணை விவசாயம் என்றால், கார்பரேட் விவசாயம். விவசாயிகள் பெரும் முதலாளிகளிடம் நிலத்தை விற்றுவிட்டு அவர்களிடம் வேலைக்குச் சேர வேண்டும். அல்லது வேறு தொழில் நாடி ஓட வேண்டும். அந்த முதலாளிகள் உலகளாவிய தொழில்நுட்பங்களை பயன்படுத்தி 'விவசாயம்' செய்து சாகுபடியை அதிகரிப்பார்கள். உணவுக்கானதாக இருந்த விவசாயம் தொழிற்சாலைகளின் மூலப்பொருள்களை உற்பத்தி செய்வதாக மாறிவிடும்.

அமெரிக்கா, ஆஸ்திரேலியாவில் எல்லாம் இதுதான் நடக்கிறது. 98 சதவீத மக்களுக்கான உணவை வெறும் 2 சத விவசாயிகள் உற்பத்தி செய்கிறார்கள். மற்ற 98 சத விவசாயிகள் எங்கே..? யாருக்குத் தெரியும். சில்லறை விற்பனையில் அந்நிய முதலீட்டை அனுமதிப்பது இறுதியில் பண்ணை விவசாயத்தில் வந்து முடிந்துவிடும் என்று அஞ்சுகிறார்கள் விவசாயிகள். இந்திய அளவில் கல்வியறிவில் முதலிடத்தில் இருக்கும் கேரளாவில் நிலை சற்று பரவாயில்லை. பெரும்பாலான மக்கள் இயற்கையோடு இணக்கமாகவே வாழ்கிறார்கள். மலைநாட்டுப் பகுதிகளில் இன்றளவுக்கும் இயற்கை விவசாயம் நடக்கிறது.

கேரளாவின் இயற்கை வளத்தை வெளிப்படுத்தும் உணவு வகைகளில் ஒன்று தான் அவியல். பல்வேறு காய்கறிகளின் கூட்டில் உருவாகும் சைடிஷ். கேரள மக்களின் பண்பாட்டு உணவுகளில் இதுவும் ஒன்று. உலகில் எந்த மூலையில் வசித்தாலும் அவியல் அவர்களது அடையாளமாக இருக்கிறது.

போதுமான அளவுக்கு காய்கறிகள் சாப்பிட்டால் மாத்திரை சாப்பிட வேண்டிய அவசியம் இருக்காது. தொப்பையும், குப்பையுமாக உடம்பு வளர்ந்து வதைக்காது. காய்கறிகளை அதிகம் சேர்த்துக் கொள்ளும் மனிதர்களின் புத்திசாலித்தனம் கூட அதிகரிக்கும் என்று சீனாவில் கண்டு பிடித்திருக்கிறார்கள். அந்தவகையில் அவியல் மிகவும் ஆரோக்கியமான, சத்துக்கள் சேதாரம் ஆகாமல் சமைக்கப்படும் சைடிஷ்.

கேரளாவில் 'ஸத்ய'வுக்கு மட்டுமின்றி, பரோட்டா, சப்பாத்திக்கும் இதை வைக்கிறார்கள். பசுமையும், வெண்மையும் கலந்த நிறத்தில் விழித்து, விழித்துப் பார்க்கின்றன காய்கறிகள். ரசனையான, சுவையான சைடிஷ்.

நீங்களும் செய்யலாம்

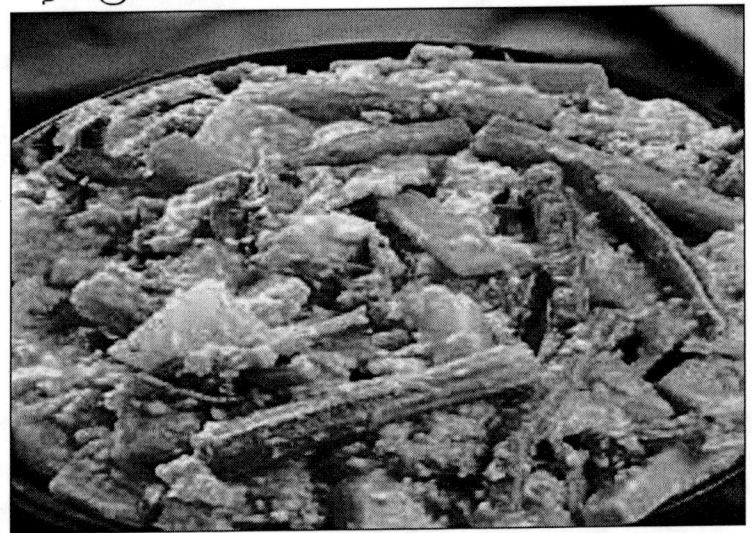

சேனைக்கிழங்கு	-	250 கிராம்
கேரட்	-	200 கிராம்
நீண்ட கத்திரிக்காய்	-	150 கிராம்
வாழைக்காய்	-	2
பூசணிக்காய்	-	250 கிராம்
முருங்கைக்காய்	-	2
பட்டாணி	-	100 கிராம்
மஞ்சள் தூள்	-	1 டீஸ்பூன்
உப்பு	-	தேவையான அளவு
தேங்காய்	-	1
தயிர்	-	1 கப்
தேங்காய் எண்ணெய்	-	50 மிலி
பச்சை மிளகாய்	-	காரத்துக்கு ஏற்ப
சீரகம்	-	2 ஸ்பூன்
கறிவேப்பிலை	-	தேவையான அளவு

வெ. நீலகண்டன்

(உருளை, கொத்தவரங்காய், போன்ற காய்கறிகளையும் சேர்த்துக் கொள்ளலாம்.)

காய்கறிகளைக் கழுவி நீளவாக்கில் பெரிதாக நறுக்கிக் கொள்ளுங்கள். தேங்காயைத் துருவி, அதோடு சீரகம், பச்சை மிளகாயைச் சேர்த்து மிக்சியில் அரையுங்கள்.

காய்கறிகளை உப்பு, மஞ்சள்தூள் சேர்த்து வேக வையுங்கள். முக்கால் பதத்துக்கு வெந்ததும் மேலும் சிறிது தண்ணீர் ஊற்றி அரைத்த தேங்காய் கலவையைக் கொட்டி மிதமான தீயில் வைத்துக் கிளறுங்கள். காய்கறிகளும், தேங்காயும் கலந்து வெந்ததும் தயிரைப் போட்டு கிளறி, தேங்காய் எண்ணெயை ஊற்றுங்கள். மேலே கறிவேப்பிலையை தூவி இறக்குங்கள். அவியல் தயார்.

18
அன்னாசி அல்வா

வீடுநாடி வரும் மனிதர்களை அன்பொழுக உபசரித்து அனுப்புவது ஆதிகாலம் தொட்டு மனிதர்களின் பண்பாடாக இருந்துள்ளது. இன்றுள்ள நெருக்கடியான வாழ்க்கையில், உபசரிப்பின் உயிர்த்தன்மை நீர்த்துப் போய்விட்டது. குறிப்பாக நகரத்து நெருக்கடிகள் வாழ்க்கையின் எல்லாக் கூறுகளையும் கசகசத்துப் போகச் செய்வதால் பண்பாட்டு விழுமியங்கள் கரைந்துபோவதில் வியப்பில்லை. ஆனால் கிராமங்கள் இன்னும் உயிர்ப்புடன் தான் இருக்கின்றன.

வழக்கமாக கிராமத்து வீடுகளில், விருந்தாளிகளை எதிர்நோக்கி, ஒருபிடி அரிசி கூடுதலாகப் போட்டுத்தான் சோறாக்குவார்கள். ஒருவேளை யாரும் வராவிட்டால், அது காகங்களுக்கோ, கால்நடைகளுக்கோ உணவாகிவிடும். நல்லுணவுகள் வாங்க வழியற்ற ஒரு தருணத்தில் விருந்தினர்கள் வந்தால் கூட அதற்கும் சில வழிகள் வைத்திருப்பார்கள்.

தஞ்சை வட்டாரத்தில், ஒவ்வொரு வீட்டுத் தோட்டத்திலும் எப்போதும் குலைததும்ப வாழைமரங்கள் நிற்கும். திடீரென விருந்தாளிகள் வரும்பட்சத்தில் முற்றிய வாழைக்காய் ஒன்றைப் பறித்து, தோலைச் சீவியெறிந்துவிட்டு, காயை நெருப்பில்சுட்டு உதிர்த்து, பருப்பு, காய்ந்த மிளகாயை வறுத்துச் சேர்த்து துவையலாக்கி விடுவார்கள். ஒரு இளம் வாழைக்கட்டையை

நறுக்கி, தண்டை உரித்து, சிறிது, சிறிதாக நறுக்கி, மோரில் ஊறவைத்து, ஒரு எலுமிச்சைப் பழத்தைப் பிழிந்து உப்புச் சேர்த்தால் வாழைத்தண்டு பச்சடி தயாராகி விடும். நடுத்தரமான நார்த்தை இலைகளோடு, மிளகாய், பெருங்காயம், உப்பு சேர்த்து உரலில் போட்டு இடித்து, லேசாக விளக்கெண்ணை கலந்து சிறு, சிறு உருண்டைகளாக உருட்டி, பாட்டிலில் போட்டு வைத்திருப்பார்கள். தயிர்சாதத்துக்கு இதைவிட இனிய சைடிஷ் இல்லை. 'சுள்'ளென சுவை விரும்பிகள் வந்தால் அவர்களுக்கு 'கொரடா' என்ற ஒரு 'இன்ஸ்டன்ட் சைடிஷ்' வைத்திருக்கிறார்கள். பச்சைமிளகாய், இஞ்சி, உப்பு, மல்லித்தழை நான்கையும் சேர்த்து அரைத்து எழுமிச்சம் பழத்தை பிழிந்து விட்டால், கொரடா ரெடி. தேங்காயைத் துருவி, தயிரில் ஊறவைத்து உப்புச் சேர்த்தால் தயிர்குழம்பி. இதெல்லாம் சரி.. இனிப்பு வேண்டுமே..? இருக்கவே இருக்கிறது, வீட்டுக்கு வீடு கொடிபரப்பி வயிறு தள்ளிக் கிடக்கும் பரங்கிக்காய். பிஞ்சுப் பறங்கியை வெட்டி, பாலில் வேகவைத்து, குழையும் தருணத்தில் சர்க்கரை போட்டு இறக்கவேண்டும். சீரகம் போட்டு தாளித்து கொட்டினால் பறங்கி பல்தாங்கி ரெடி.

தமிழகத் தென்மாவட்டங்களில் பனம்பழத்தில் சில சுவையான டிஷ்கள் உண்டு. தேர்ந்த பனங்காயை சிறுதுண்டுகளாக நறுக்கி, உப்புப் போட்டு வேகவைப்பார்கள். தோல் நாக்கைக் கிழிக்காமல் ருசிக்க வேண்டும். அதன் சுவைக்கு எதுவும் ஈடாகாது. இன்னும் சிலர் பனம்பழத்தை தென்னை ஓலைக்கு நடுவில் வைத்து, நெருப்பு மூட்டிச் சுடுவார்கள். ஒரு பழத்தில் மூன்று பாகங்கள் உண்டு. சுட்டபழத்தை மூன்றுபுறமும் மூவர் நின்று பிய்ப்பார்கள். மாவாக உள்ளிறங்கும் பனம்பழம். இஸ்லாமிய சகோதரிகள், கனிந்த பனம்பழத்தை பிய்த்து, அதிலிருக்கும் மாவுப்பகுதியை அள்ளியெடுத்து அகன்ற தட்டில் சீராக தடவி வெயிலில் காயவைப்பார்கள். காய்ந்ததும், அதன் ஒருமுனை பிடித்து உரித்தால் தோசை போல திரண்டு வரும். அதில் கிடைக்கும் சுவையும், தித்திப்பும் எந்த பதார்த்தத்திலும் கிடைக்காது.

கேரளாவிலும், விருந்தினர்களை திகைக்கச் செய்யும் இப்படியான இன்ஸ்டன்ட் உணவுகள் ஏராளம் உண்டு. எல்லாவற்றுக்கும் பழங்களே பிரதானம். மாம்பழத்தில் சர்க்கரையைக் குழைத்து செய்யும் 'மாம்பழக் குழாலை'ச் சுவைத்தோர் பாக்கியம் செய்தோர். மாம்பழத்தை விட பலா, வாழை, அன்னாசிப்பழங்களின் பயன்பாடு கேரளாவில் அதிகம். அன்னாசிப் பழத்தை

வெட்டுவதில் ஒரு நேர்த்தி இருக்கிறது. அதன் சதைப்பகுதி சிதையாமல் நடுத்தண்டை பிரித்தெடுக்க வேண்டும். அது கல் கணக்காக பல்லை வதைக்கும். அன்னாசி சாப்பிட்டால் சிலருக்கு நாக்கு அரிக்கும். பல்கூசும். அதனால் தேன் அல்லது சர்க்கரைத் தண்ணீரில் ஊறவைத்துத் தருகிறார்கள். அன்னாசி மூலம் கேரளாவில் பல பதார்த்தங்கள் செய்யப்படுகின்றன. அன்னாசி புளிச்சேரி கேரளத்தின் பாரம்பரிய சைடிஷ்.

அன்னாசியை வைத்து செய்யும் இன்னொரு புகழ்பெற்ற பதார்த்தம், அல்வா. அன்னாசி அல்வாவின் வாசமும், வடிவமுமே நாவைத் தூண்டுகிறது. மலபாரில் வீட்டு விருந்துகளில் ருசிக்கலாம். கேரளாவில் எல்லா இனிப்பகங்களிலும் இந்த இனிப்பு கிடைக்கிறது.

நீங்களும் செய்யலாம்

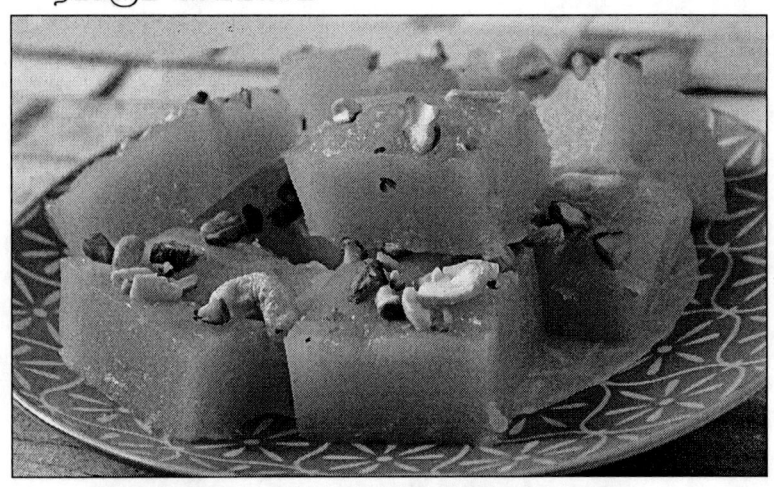

நன்கு பழுத்த அன்னாசி	-	*பாதி*
சர்க்கரை	-	*ஒன்றரை கிலோ*
மைதா	-	*300 கிராம்*
நெய்	-	*300 கிராம்*
முந்திரி	-	*50 கிராம்*
ஏலக்காய்தூள்	-	*சிறிதளவு*
உணவு மஞ்சள் வண்ணம்	-	*சிறிதளவு*

அன்னாசியை தோல்சீவி 1 சிறிய பீஸை மட்டும் தனியாக எடுத்து

வைத்துக்கொண்டு மற்றவற்றை மிக்சியில் அரைத்து ஜூஸ் எடுத்துக் கொள்ளுங்கள். எடுத்துவைத்த 1 பீஸை சின்னத் துண்டுகளாக பீஸ் போட்டுக் கொள்ளுங்கள். முந்திரியை நெய்யில் வறுத்துக் கொள்ளுங்கள். மைதாவை நன்கு பிசைந்து மூழ்கும் அளவுக்கு தண்ணீர் ஊற்றி ஓர் இரவு வைத்திருந்து, மறுநாள் தண்ணீரை வடித்து விட்டு, கீழ்படிந்துள்ள மாவில் மீண்டும் தண்ணீர் ஊற்றிக் கலக்கிக் கொள்ளுங்கள். இதுவே மைதாப் பால். சர்க்கரையை மூழ்கும் அளவுக்கு தண்ணீர் ஊற்றி பாகு காய்ச்சுங்கள். நூல் பதம் வரும்போது அதில் மைதாப்பாலை ஊற்றிக் கிளறுங்கள். இடையிடையே நெய்யையும், வண்ணப்பொடியையும் சிறிது, சிறிதாக சேர்க்கவேண்டும். எல்லாம் ஒன்றிவரும் போது அன்னாசி ஜூஸை ஊற்றி, ஏலக்காய் தூள், அன்னாசி பீஸைக்கொட்டி கிளறுங்கள். கரண்டியில் ஒட்டாத அளவுக்கு நீர்த்தன்மை வற்றி வரும்போது இறக்குங்கள். அன்னாசி அல்வா ரெடி.

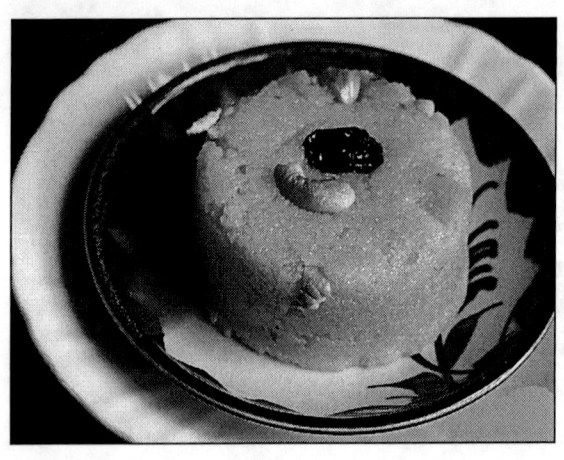

19
மிளகு நேந்திரம்

எயிற்றியர் உணவு, எயினர் உணவு, வலைஞர் உணவு, உழவர் உணவு, ஆயர் உணவு, செல்வர் உணவு, பார்ப்பார் உணவு, வேளாண் மக்களின் உணவு என சங்க இலக்கியங்கள் தொழில்சார்ந்து ஒவ்வொரு இனக்குழுவுக்குமான உணவுகளை வகைப்படுத்துகின்றன.

'எயினர்கள் வேடர்குலத்தின் தலைவர்கள். அவர்களின் உணவு பிறக் குழுக்களைக் காட்டிலும் மேம்பட்டது. சோறும் கூட மேட்டு நிலத்தில் விளைந்த அரிசியால் மட்டுமே சமைக்கப்படும். இவர்கள் உடல் வருத்தி வேட்டைக்குச் செல்வதில்லை. நாய்க்கும், நரிக்கும் வேட்டை பழக்கி களமிறக்குவர். கிடைக்கும் கறியை தம் கீழுள்ள மக்களுக்கு பகிர்ந்தளிப்பர்' என்கிறது ஒரு சங்கப்பாடல்.

எயிற்றியர் என்போர் வேடர்குலத்தின் ஒரு தனிப்பிரிவு. இக்குலப் பெண்கள் புளிக்கறி சமைப்பதில் வல்லவர்கள். வேட்டையாடிக் கொண்டு வரும் மானை பொருத்தமாக புளிகூட்டி சமைக்கும் எயிற்றியர் குலப் பெண்களின் திறமையைப் போற்றுகிறது இன்னொரு சங்கப்பாடல்.

நெய்தல் நில வலைஞருக்கு மீனில்லா விட்டால் உணவில்லை. இவர்களின் உணவில் காரமே பிரதானம். உழவர் குலப்பெண்கள் கைக்குத்தல் அரிசியால் சோறு சமைப்பார்கள். வயலில் களமாடி நண்டு பிடிப்பர். கொல்லையில் தொங்கும் பீர்க்கங்காயையும்

வெ. நீலகண்டன்

சேர்த்து சமைப்பர். புஞ்சை நில உழவர்கள், வரகரசிச் சோறும், அவரைப் பருப்பும் கலந்து சமைப்பர்.

ஆயர் உணவில் பாலுக்கே முதலிடம். பால்ச்சோறும், தினைச்சோறும் இவர்களின் பண்பைக் காட்டும். ராஜ அன்னம் புசிப்பவர்கள் செல்வர்கள். நெற்சோற்றுடன், பெட்டைக்கோழி பொறியல் சேர்த்து உண்ணுவர்.

அந்தணர் உணவு, அருசுவை உணவு. பாற்சோறு, பருப்புச்சோறு, தயிர்ச்சோறு, மாஞ்சோறு, புளியஞ்சோறு என இவர்களின் சோறுகளை வகைப்படுத்துகிறது பெரும்பாணாற்றுப்படை. மாதுளம்பிஞ்சை பிளந்து, மிளகுப்பொடியும், கறிவேப்பிலையும் கலந்து வெண்ணை இட்டு வேகவைத்து எடுத்த பொறியல் இவர்களின் அருசுவையில் ஒருசுவை. கிழங்கும், பலா, இளநீர், வாழை, நுங்கும் வேளாண்குலத்தின் உணவுகள்.

இன்று உணவு பொதுத்தன்மை வாய்ந்ததாக மாறிவிட்டது. ஆனால், பழங்குடித் தன்மை வாய்ந்த தத்தம் பண்பாட்டு அடையாளங்களை உணவின் வழி மக்கள் அவ்வப்போது மெய்ப்பிக்கத்தான் செய்கிறார்கள்.

தஞ்சையை ஒட்டிய பகுதிகளில் வேளாண் குடிமக்கள் சாப்பிடும் ஈசல் பொறியல், சுவாரஸ்யம். வானம் இருண்டு, மெல்லிய மழைத்துளிகள் பூமியை நனைக்கும் தருணத்தில், மண்ணைத் துளைத்துக் கொண்டு வெளிவரும் ஈசலைப் பிடித்து, அதன் சிறகுகளை அகற்றிவிட்டு அரிசியோடு சேர்த்து வறுத்துத் தின்பது ஒரு கொண்டாட்டமாகவே நிகழ்கிறது.

இன்னும் சில பகுதிகளில் உடும்பைப் பார்த்தால் கொண்டாட்டம். ஓணானைப் போல பத்து மடங்கு நீள, அகலத்தில் இருக்கும் உடும்பைப் பிடிக்க வரிந்துக்கட்டிக் கொண்டு இளைஞர்கள் களமாடுவார்கள். கடித்தால் விடாது. அதனால் நீண்டகம்பு கொண்டு அடித்துப் பிடிப்பார்கள். ஒரு பொதுவிடத்தில், பொதுச்சட்டி வைத்து பொதுச்சமையல் நடக்கும். கறிவெந்து இளகும்முன்னே, தோலை பானையில் கட்டி, மேளமடிக்கத் தொடங்கி விடுவார்கள். அன்றைய மாலை, விருந்தும் கூத்துமாகக் கழியும்.

மதுரைப்பக்கம் கிளித்தட்டு, காய்ச்சூல் தட்டு, குயில்தட்டு என குருவிக்கொரு தட்டு வைத்திருப்பார்கள். மஞ்சனாத்தி மரக் குச்சியை அரைக்கோளத்தில் வளைத்து, வாழைநாரால் வலை

பின்னுவார்கள். நடுவில் ஒரு கொவ்வாப்பழம் வைத்து, அதன் அருகில் வலையிட்டு, புதரில் ஊன்றி வைத்து விடுவார்கள். மறுநாள் போய் பார்த்தால், பழத்தைக் கொத்த வரும் பறவை வலையில் கால் மாட்டி கதறிக்கிடக்கும்.

சிவகங்கையை ஒட்டிய பகுதிகளில் விரிந்து கிடக்கும் கண்மாய்களில் மீன்குஞ்சுகளை விட்டு வளர்ப்பார்கள். ஒரு சுபதினத்தில் ஊரே கண்மாயில் கூடி மீன்பிடிக்கும். சகதியில் திளைத்து, துள்ளலும், எள்ளலுமாக உயிர் மீன்களை பிடிப்பது சவாலான சுகானுபவம். அக்கொண்டாடத்துக்குப் பெயர், மீன்பிடித் திருவிழா. அன்றைய தினம் ஊரின் எல்லாத் திசைகளிலும் மீன்மனம். இப்படி ஊருக்கொரு உணவுத்திருவிழா.

கேரளாவிலோ எந்த திருவிழாவாக இருந்தாலும் அது உணவுத் திருவிழா. பண்டிகைகள், கொண்டாட்டங்கள், திருவிழாக்கள் எதுவாக இருந்தாலும் அதிலொரு பொதுத்தன்மை இருக்கும் என்றால் அது நேந்திரம் தான். பலா, மாவைப் போல நேந்திரம் சீசன் பழமல்ல. கேரளாவில் எல்லா தட்பவெப்பதிலும் விளைகிறது. அதை பல்வேறு வகைப்படுத்தி ருசிப்பதில் கேரளக்காரரர்களின் ரசனையே தனி. ஒரு பழத்தை முழுதாக சாப்பிட்டால் நமக்கு வயிறு அடைத்துக் கொள்ளும். அவர்கள் வயிறு நிறைய விருந்திட்டு கடைசியில் கை நீளத்துக்கு ஒரு பழமும் வைப்பார்கள். சாப்பிட்டு எழுந்தால் தான் விருந்துக்கு மரியாதை.

நேந்திரம் பாயாசம், நேந்திரம் பணியாரம், நேந்திரம் பஜ்ஜி என நேந்திரத்தை வைத்து பல்வேறு சித்து வேலைகள் செய்யும் கேரளமக்கள், அதை வற்றலாகவும் வகைப்படுத்துகிறார்கள். காயாக வெட்டிப் பொறித்து உப்புப் போட்டால் நேந்திரம் சிப்ஸ். பழமாக வெட்டிப் பொறித்து சர்க்கரை போட்டால் சர்க்கரை வரட்டி. காயை நீளமாக வெட்டி பொறித்து மிளகு போட்டால் அது மிளகு நேந்திரம்.

மிளகு நேந்திரத்தை பார்க்கும் போதே எடுத்துக் கடிக்கத் தோன்றுகிறது. பெரிய மனிதர்கள் வீட்டு விருந்துகளில் கட்டாயம் இடம்பெறும். இனிப்பகங்களில் வாங்கியும் ருசிக்கலாம்.

நீங்களும் செய்யலாம்

நன்கு தேர்ந்த
நேந்திரம் வாழைக்காய்- 3

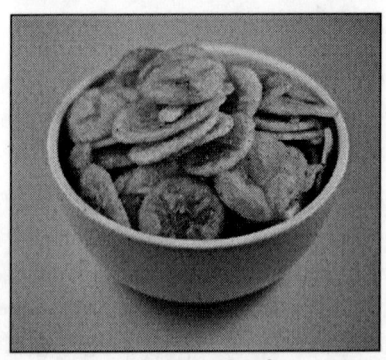

குறுமிளகு	-	25 கிராம்
நல்லமிளகு	-	25கிராம்
உப்பு	-	தேவையான அளவு
தேங்காய் எண்ணெய்	-	அரை லிட்டர்

வாழைக்காயைத் தோளெடுத்து, பஜ்ஜிக்கு சீவுவது போல நேர், நேராக சீவிக்கொள்ளுங்கள். குறுமிளகு, நல்லமிளகைச் சேர்த்து தூளாக்கி ஒரு டப்பாவில் கொட்டி வைத்துக் கொள்ளுங்கள். அந்த டப்பாவின் மூடியில் சிறியளவில் நான்கைந்து ஓட்டை போட்டுக் கொள்ளுங்கள். சீவிய வாழைக்காயில் உப்புச் சேர்த்து லேசாக பிசைந்து தேங்காய் எண்ணெயில் பொறித்தெடுங்கள். மிளகுக் கலவை போட்டுள்ள டப்பாவைக் கவிழ்த்து சீராக எல்லா இடங்களிலும் படும்படி தெளியுங்கள். காரம், மணமான மிளகு நேந்திரம் ரெடி.

20

நெய்யப்பம்

நகரத்தில் வசிப்பவர்களுக்கு 'நீச்சத்தண்ணி' குடிக்கும் அனுபவம் வாய்ப்பதில்லை. கிராமத்து மனிதர்களிடம் கேட்டால் தெரியும் அதன் மகத்துவம். காலைமுதல் மாலைவரை களைப்பில்லாமல் உழைக்கும் சக்தியை அவர்களுக்கு வாரி வழங்கியது 'நீச்சத்தண்ணி' தான்.

வேறொன்றுமில்லை. முதல்நாள் மீந்த சாதத்தை ஒரு பானையில் போட்டு கழுத்தளவுக்கு தண்ணீர் ஊற்றி மூடிவிடுவார்கள். காலையில் எடுத்தால் சோறும், நீரும் இரண்டறக் கலந்திருக்கும். அதுதான் 'நீச்சத்தண்ணி'. சின்னவெங்காயம், பச்சைமிளகாயைக் கடித்துக்கொண்டு குடித்தால் நான்கைந்து சொம்பு இறங்கும். நீர்ச்சத்து மட்டுமில்லாமல் உடம்புக்குத் தேவையான வேர்ச்சத்துக்களையும் தரவல்லது.

நகரத்து வாழ்க்கையில் 'நீச்சத்தண்ணி'யை நினைத்துக்கூட பார்க்கமுடியாது. இங்கே குக்கர்கள் தான் சாதம் சமைக்கின்றன. வடிக்காத சாதத்தில் தண்ணீர் ஊற்றி வைத்தால் குடிக்கச் சகிக்காது. மேலும் இங்கே சாதம் மீந்து போகவும் வாய்ப்பில்லை. கட்டுச்செட்டான சமையல்.

கிராமங்களில் எப்போதும் ஓராளைக் கூடுதலாக கணக்கிட்டே அரிசி போடுவார்கள். திடீர் விருந்தாளி, பிச்சைக்காரர்கள்

என யாருக்கேனும் அந்த சாதம் சட்டியில் காத்திருக்கும். பசுமைப்புரட்சி இந்த கிராமத்து வழக்கத்துக்கெல்லாம் முடிவு கட்டிவிட்டது. பாரம்பரிய அரிசி ரகங்கள் இப்போது நிலத்தில் முளைக்க மறுக்கின்றன. உரங்களைத் தின்று பழகியதால் நிலங்கள் சுயமாக எதையும் பிரசவிப்பதில்லை. முன்பெல்லாம், கெட்ட பூச்சிகளை அழிக்க ஏராளமான நல்லபூச்சிகள் இருந்தன. பூச்சி மருந்தென்றால் அதிகபட்சம் வேப்பிலைக் கரைசல். இன்று விஷத்தில் விஷம் கலந்து ஊற்றினாலும் பூச்சிகள் தங்களை தகவமைத்துக் கொள்கின்றன. உணவின் வழி அந்தவிஷம் மனிதனுக்குள் தான் இறங்குகிறது.

மோதகம், தேன்முறுக்கு, வாய்ப்பன், புளிச்சல், சிப்பி, வட்டிலப்பம், பனங்காய் பணியாரம், பயந்தம் பணியாரம், வெள்ளூரொட்டி, காப்பரசி, சீனி அரியாரம், அச்சுப்பலகாரம், அதிரசம் என மருதநில மக்கள் மத்தியில் ஏராளமான சுவைமிகு பலகாரங்கள் இருந்தன. அவற்றில் ஒன்றுதான் நெய்யப்பம்.

நெய்மணம் கமழ, கருப்பட்டி தித்திப்பு நாக்கில் சொரிய, தின்றடங்காத வேட்கையை உருவாக்கும் நெய்யப்பம் பிற பலகாரங்களைப் போலவே அருகிவிட்டது. ஆனால் கேரளா இதை சுவீகரித்துக் கொண்டது. அங்கு டீக்கடைகள் தொடங்கி, பெரிய இனிப்பகங்கள் வரை எங்கும் கிடைக்கிறது. திருமணம் முடிந்து கணவன் வீட்டுக்குச் செல்லும் போதும், சீமந்தத்தின் போதும் பெண்களுக்கு இப்பலகாரத்தை சீராக செய்து கொடுத்தனுப்புகிறார்கள். இவ்விதம், கேரள மக்களின் கொண்டாட்டங்களில் திகட்டல் இல்லாமல் இனிப்பூட்டுகிறது நெய்யப்பம்.

நீங்களும் செய்யலாம்

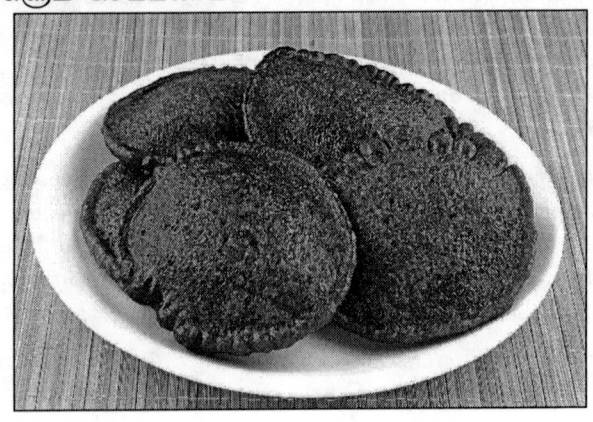

பச்சரிசி	-	அரைகிலோ
கருப்பட்டி	-	300 கிராம்
பூவன் வாழைப்பழம்	-	1
சுக்கு, ஏலக்காய்	-	தேவையான அளவு
நெய்	-	50 கிராம்
தேங்காய் எண்ணெய்	-	தேவையான அளவு

அரிசியை ஊறவைத்து, புட்டுமாவு பதத்தில் பொறுபொறுப்பாக அரைக்கவும். ஏலம், சுக்கைப் பொடித்துக் கொள்ளவும். கருப்பட்டியில் சிறிதளவு தண்ணீர் ஊற்றி பாகு காய்ச்சி, அதில் பொடித்த ஏலம், சுக்கு, அரைத்த மாவு, வாழைப்பழம், நெய் அனைத்தையும் போட்டுப் பிசைந்து, கரண்டியில் அள்ளி ஊற்றும் பதத்துக்குக் கரைத்து, மூன்று மணி நேரம் புளிக்க வைக்கவும். பின்னர், ஒவ்வொரு கரண்டியாக ஊற்றி தேங்காய் எண்ணெயில் பொறித்தெடுக்கவும். நெய்யப்பம் ரெடி.

வெ. நீலகண்டன்

21
ஓலன்

மாடிவீடோ, கூரைவீடோ... பூசணி, பறங்கி, பாவை, புடலைக் கொடிகள் படராத வீடுகளை கிராமங்களில் பார்க்கவே முடியாது. சமையலுக்கு நறுக்கும் முற்றிய காய்களில் பதுங்கியிருக்கும் விதைகளை அள்ளியெடுத்து சுவரில் அப்பி விடுவார்கள். பசைபோல் ஒட்டிக்கொள்ளும். ஆடிமாதம் அமாவாசையன்று ஈரமடங்கிப் பதப்பட்ட அந்த விதைகளை பிய்த்தெடுத்து குப்பைக் குழியிலோ, பாத்திரம் கழுவுமிடத்திலோ வட்டவாகில் ஊன்றி விடுவார்கள். ஐந்தாம்நாள் பூமியைத் துளைத்துத் துருத்திநிற்கும் விதை. கார்த்திகை மாதத்தில் வெளியெங்கும் கொடிநீட்டி பச்சைப் பரப்பிவிடும். மார்கழியில் பூக்கும் பருவம். எல்லாப் பூவும் காய்ப்பதில்லை. பிஞ்சுக்கு முன்னால் தாழ் நீட்டிப்பூக்கும் பூவே காய்க்கும். மற்றவை பொய்ப்பூ.

மார்கழி ஒன்று முதல் பொங்கலுக்கான ஆயத்தங்கள் கிராமங்களில் தொடங்கி விடும். சில பகுதிகளில் மார்கழி முழுதும் நோன்பிருக்கும் வழக்கம் இருக்கிறது. அதிகாலை எழுந்து, கூந்தலில் நீர்சொட்டக் குளித்து, கோலமிட்டு நடுவில் சாணப் பிள்ளையார் வைத்து அதன் தலையில் ஒரு பொய்ப்பூவை பிடுங்கி வைப்பார்கள். மாலையில் மீண்டும் வாசல் தெளித்து, கோலமிட்டு காலையில் வைத்த பிள்ளையாரையும், பூவையும் எடுத்து சேமித்து வைப்பார்கள். கன்னிப்பொங்கல் அன்று,

சேமித்த பிள்ளையார்களையும், பூக்களையும் ஒரு பாத்திரத்தில் பயபத்திரமாக எடுத்துக் கொண்டு அதற்கென்று உள்ள பாடல்களைப் பாடியபடி கும்மி கொட்டிக்கொண்டு அருகில் உள்ள நீர்நிலைகளில் கரைப்பார்கள். இப்படிச் செய்தால் நினைத்தது நடக்கும், நீர்நிலைகள் நிரம்பும், நிலம் விளையும் என்பது நம்பிக்கை. இதற்கு கொப்பி பொங்கல் என்று பெயர்.

நீர்மச்சத்து நிறைந்த காய்கறிகளில் பூசணிக்கு பிரதான இடமுண்டு. வாரம் ஒருமுறை பூசணிச் சேர்த்துக் கொண்டால் சிறுநீரகம் சிக்கல் செய்யாது. நரம்புத்தளர்ச்சி, வயிற்றுப் புண்ணுக்கும் பூசணி நல்மருந்து. இந்தியாவில் 60முதல் 70சதவித பெண்கள் இரத்த சோகைக்கு ஆளாகிறார்கள். குறிப்பாக கர்ப்பிணிகள். ரத்தத்தில் இரும்புச்சத்து குறைவதால் தான் ரத்தசோகை வருகிறது. பூசணியின் விதையில் போதும் போதும் என்கிற அளவுக்கு இரும்புச்சத்து பொதிந்திருக்கிறது. பால்விட்டு அரைத்து பக்குவப்படுத்தி சாப்பிடலாம்.

தமிழர் சமையலில் பூசணி மிகுந்த முக்கியத்துவம் பெறுகிறது. பொறியல், கூட்டு என பல அரிதாரங்கள் அதற்குண்டு. சமையலில் மட்டுமின்றி, இறை வழிபாட்டிலும் இடம் பெறுவதுண்டு. விரத உணவுகளில் பூசணியை சேர்த்துக் கொள்வது மரபு. பூசணியை திருஷ்டி போக்கியாகவும் பயன்படுத்துகிறார்கள்.

பூசணியில் கல்யாணப்பூசணி, வெண்பூசணி என சிலவகைகள் உண்டு. வட மாநிலங்களில் வெண்பூசணி மூலம் செய்யப்படும் காசிஅல்வா மிகச்சுவையானது. கல்யாணப் பூசணியை பலர் சாப்பிடுவதில்லை. ஆனால் அதிலும் உடம்பை பலப்படுத்தும் பல சத்துக்கள் புதைந்திருக்கின்றன.

கேரள உணவிலும் பூசணிக்காய் வெகுவாக இடம்பெறுகிறது. அம்மாநிலத்தின் அடையாளமான அவியலுக்கு பூசணியே தலைவன். ‘ஓண ஸத்ய’வில் இடம்பெறும் ஓலனுக்கும் பூசணிக்காயே பிரதானம். ‘ஓலன்’ என்றால் ‘வேகவைத்தல்’ என்று பொருள். அவியலும் இல்லாத, பொறியலும் இல்லாத, தேங்காய்ப் பாலில் வேகவைத்த சைடிஷ்தான் ஓலன். இலையில் எத்தனை ஐட்டங்களை பறிமாறினாலும் ஓலன் இருந்தால் தான் விருந்துக்கு மரியாதை.

சில உணவுகள் மக்களையும், அவர்களின் வாழ்க்கைச்சூழலையும் அடையாளம் காட்டும். அந்த வகையில் ஓலன், கேரளத்தின் வளத்தையும், ரசனையையும் வெளிப்படுத்துகிறது.

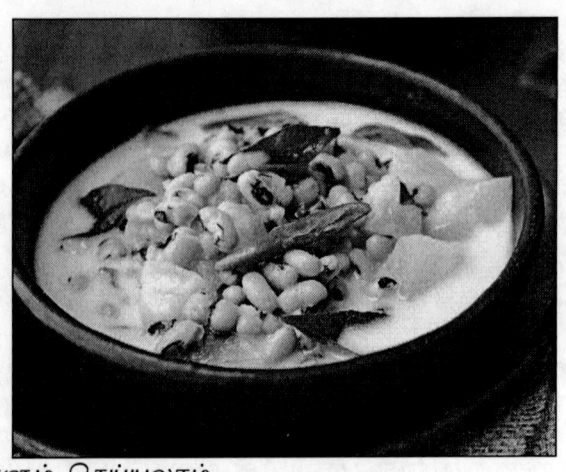

நீங்களும் செய்யலாம்

பூசணிக்காய்	-	150கிராம்
பரங்கிக்காய்	-	கால்கிலோ
கேரட்	-	100கிராம்
சேப்பங்கிழங்கு	-	சிறியபீஸ்
நீள கத்திரிக்காய்	-	100 கிராம்
தட்டைப்பயிறு	-	100 கிராம்
பச்சை மிளகாய்	-	4
தேங்காய்	-	1
தேங்காய் எண்ணெய்	-	தேவையான அளவு
கறிவேப்பிலை	-	சிறிதளவு
உப்பு	-	தேவையான அளவு
மஞ்சள்தூள்	-	1 டீஸ்பூன்

பூசணிக்காய் (தோல் சீவவும்), கேரட், சேம்பு, கத்தரிக்காய், பரங்கிக்காய் ஆகியவற்றை நீளவாக்கில் வெட்டிக் கொள்ளுங்கள். தேங்காயைத் துருவி இரண்டு தரத்தில் பால் எடுங்கள். தட்டாம் பயிறை காய்கறிகளோடு கலந்து இரண்டாம்தரப் பாலை ஊற்றி வேக வையுங்கள். கொதித்து வரும்போது மிளகாயை நீளவாக்கில் கீறிப்போட்டு, உப்பு, மஞ்சள்தூள் சேர்த்து, வற்றி வரும்போது முதல்தரப் பாலை ஊற்றி ஒரு கொதி வந்ததும் தேங்காய் எண்ணெய், கறிவேப்பிலையைப் போட்டு இறக்கி விடுங்கள். பாரம்பரியமான 'ஓலன்' ரெடி.

22
ஓம முறுக்கு

எதைச் சாப்பிட வேண்டும், எப்படிச் சாப்பிட வேண்டும், எப்போது சாப்பிட வேண்டும் என்பது பற்றியெல்லாம் நம் சித்தர்கள் பல்வேறு இலக்கணங்களை வகுத்து வைத்திருக்கிறார்கள். இனிப்பு, புளிப்பு, உறைப்பு, துவர்ப்பு, கசப்பு, உவர்ப்பு ஆகிய அறுசுவை நிரம்பிய உணவே முழுமையான உணவு. அவற்றை சரிவிகிதத்தில் சாப்பிடுவதன் மூலம் உடம்புக்குத் தேவையான தாதுக்களை பெற்று ஆரோக்கியமான வாழமுடியும் என்பது அவர்களது பாடம்.

எப்படிச் சாப்பிட்டால் என்ன..? எல்லாமே வயிற்றுக்குள் தானே போகிறது என்று மேதைமையாக சிலர் சொல்வார்கள். அதைவிட அறியாமை வேறெதுவும் இல்லை. அறுசுவை உணவாக இருந்தாலும் அதை எப்படி சாப்பிடுகிறீர்கள் என்பதில் தான் ஆரோக்கியத்தின் சூட்சுமம் அடங்கியிருக்கிறது. முதலில் இனிப்பு. அடுத்து புளிப்பு, கசப்பு, உறைப்பு, துவர்ப்பு, உவர்ப்பு... இந்த வரிசையில் சாப்பிட்டால் தான் சுரப்பிகள் பீறிட்டு தின்ற உணவு செரிமானமாகும். இயங்கு சக்தி உடம்பில் படியும்.

எவ்வளவு சாப்பிடுவது என்றும் அளவு சொல்கிறார்கள் சித்தர்கள். இரைப்பை என்பது உணவுக்கானது மட்டுமல்ல. உணவோடு சேர்ந்து அக்னியும், வாயுவும் ஜீவிக்க வேண்டும்.

வெ. நீலகண்டன்

அப்போது தான் தின்ற உணவு எரியும். எனவே முக்கால் வயிறு உணவு... கால்வயிறு நீராகாரம்.

நீரென்றால் சாதாரணமில்லை. 18 வகை நீரிருக்கிறது. ஒவ்வொரு நீருக்கும் ஒவ்வொரு மகத்துவம். ஊற்றுநீர் அருந்தினால் பித்தம் போகும். பாறைநீர் அருந்தினால் வாந்தி, மயக்கம், நீர்க்கடுப்பு நீங்கும். அருவிநீர் அருந்தினால் உடல் பலம்பெறும். வயல்நீர் அருந்தினால் குளிர்ச்சி. நண்டுக்குழி நீர் அருந்தினால் நீங்காவிக்கல் நீங்கும். மழைநீர் அருந்தினால் அறிவு விருத்தியாகும். ஆலங்கட்டி நீர் அருந்தினால் பெரும்பாடு, மெய்மயக்கம், சுவாச நோய்கள் போகும். பனிநீர் அருந்தினால் சொறி, சிரங்கு, குஷ்டம் போகும். ஆற்றுநீர் அருந்தினால் வாதம், கபம் கரையும். அத்தனை நுணுக்கமாக ஆய்வுசெய்து பகுத்திருக்கிறார்கள் சித்தர்கள்.

எப்போது சாப்பிடுவது என்ற கேள்விக்கும் விடை இருக்கிறது. சூரியன் உதய நேரத்தில் இருந்து சரியாக ஒன்றரை மணி நேரத்தில் முதலுணவு. ஆறுமணி நேரத்துக்குள் இரண்டாம் உணவு. சூரியன் மறைந்து மூன்று மணி நேரத்துக்குள் மூன்றாம் உணவு.. இந்தக் காலமுறை தவறி உண்டால் உடம்பு உபாதைகளுக்கு உள்ளாகும். சொல்லியதோடு அல்லாமல் செய்தும் காட்டியதால் தான் அவர்களால் காலத்தை வென்று வாழமுடிந்தது.

இப்போது சில அறிவாளிகள் இதையெல்லாம் முட்டாள்தனம் என்பார்கள். எல்லா உபாதைகளுக்கும் அடிப்படைக் காரணம் உணவுதான் என்பதை ஏற்றுக்கொள்ள மனது தயாராக இருந்தாலும் நாக்கு விரும்புவதில்லை. அவர்களைப் பற்றியும் சித்தர்கள் சிந்தித்திருக்கிறார்கள். உணவு உபாதைகளில் தவிப்பவர்களுக்காக அவர்கள் சுட்டும் பொருளொன்று உண்டு. அதுதான் ஓமம். வயிறு உப்பி மூச்சுவிட தவிப்பவர்கள் கூட ஒருதுளி ஓமத்தண்ணீர் அருந்தினால் அடுத்தநொடி நிம்மதி மூச்சு விடுவார்கள். அவ்வளவு மகத்துவம் இருக்கிறது ஓமத்தில்.

சீதம், சுரம், காசம், மந்தம், பொருமல், பேதி, குடலிரைச்சல், இறைப்பு. அனைத்துக்கும் ஒரு அருமருந்து உண்டென்றால் அது ஓமம்தான். கிராமங்களில் வேப்பெண்ணெய், விளக்கெண்ணெய், நல்லெண்ணெய், கடலை எண்ணெய் வரிசையில் ஓமத் திராவகத்தையும் ஒரு போத்தலில் வைத்து கட்டித் தொங்க விட்டிருப்பார்கள்.

கேரள உணவுகள் அனைத்திலும் செரிமானத்துக்கான சேர்மானங்கள் இருக்கும். இலை நிறைய குவிந்திருக்கும் 'ஸத்ய'வின்

ஒரு ஓரத்தில் இஞ்சிப்புளியும், கொத்துமல்லி துவையலும் இருக்கும். அதைப்போல பதார்த்தங்களில் ஓமம் சேர்ப்பதும் அங்கு வழக்கமாக இருக்கிறது.

ஓம முறுக்கு கேரளாவில் புகழ்பெற்ற பதார்த்தம். பண்டிகைக் காலங்கள், விடுமுறைக் காலங்களில் வீடுகளில் செய்யப்படுவதுண்டு. ஓணத்தின் போது பெரியகண் முறுக்குக் கட்டையில் பிரமாண்டமான முறுக்குகளைப் பிழிந்து காட்சிப்பொருளைப் போல இறைவனுக்குப் படைப்பார்கள். ஓமத்தின் சுறுசுறு சுவை நாக்கை தீண்ட, இந்த முறுக்கை ருசிப்பது இதமான அனுபவம்.

கேரள இனிப்பகங்கள், பேருந்து நிலையக் கடைகளில் ஓம முறுக்கு கிடைக்கிறது.

நீங்களும் செய்யலாம்

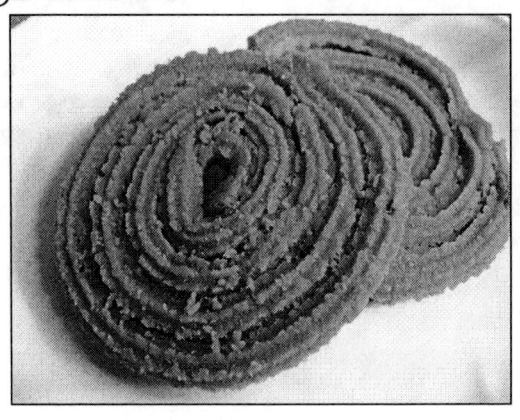

பச்சரிசி	-	1 கிலோ
உளுந்து	-	200 கிராம்
ஓமம்	-	25 கிராம்
எள்	-	25 கிராம்
பெருங்காயம்	-	சிறிதளவு
டால்டா	-	100 கிராம்
உப்பு	-	தேவையாள அளவு
தேங்காய் எண்ணெய்	-	1 லிட்டர்

அரிசியை தண்ணீர் ஊற்றி களைந்து, நிழலில் காயவைத்துக் கொள்ளுங்கள். உளுந்தை மேலோட்டமாக வறுத்து, அரிசியோடு கலந்து

வெ. நீலகண்டன்

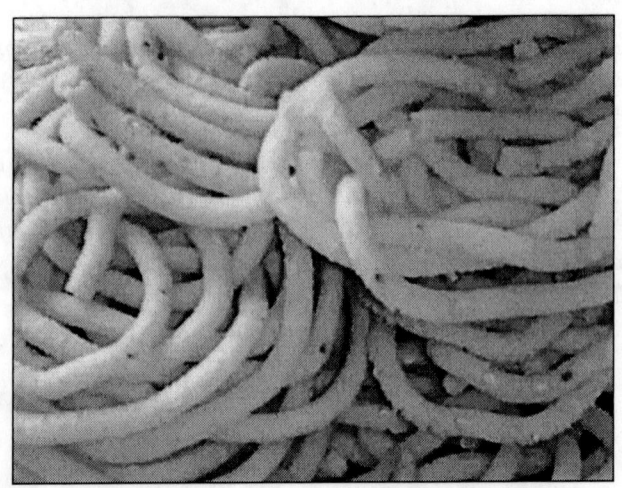

அரைத்துக் கொள்ளுங்கள். எள், ஓமம் இரண்டையும் லேசாக வறுத்து மாவோடு கலந்து கொள்ளுங்கள். சிறிதளவு தண்ணீரைக் கொதிக்க வைத்து அதில் பெருங்காயத்தையும், உப்பையும் கலந்து கொள்ளுங்கள். மாவில் டால்டாவை சேர்த்து, இந்தத் தண்ணீரை சிறிது, சிறிதாக ஊற்றி இடியாப்ப மாவு பதத்துக்கு பிசைந்து கொள்ளுங்கள். பின் முறுக்கி பிழி கட்டையில் வைத்து பிழிந்து, மிதமான தீயில் தேங்காய் எண்ணெயில் பொறித்தெடுங்கள். ஓம முருக்கு ரெடி.

23

நேந்திரம் பாயசம்

பிறக்கும் குழந்தை ஆணா? பெண்ணா? என்று தீர்மானிக்கும் காரணிகள் எதுவென்பது பற்றி அண்மையில் இங்கிலாந்தைச் சேர்ந்த மருத்துவர்குழு ஆராய்ச்சி ஒன்றை நடத்தியது. அதில், குழந்தைகளின் தன்மையைத் தீர்மானிப்பதில் உணவும் ஒரு முக்கியக் காரணி என்பது தெரியவந்தது. கால்சியம், வைட்டமின் சி, பி-12 போன்றவை குழந்தையின் பாலினத்தை தீர்மானிப்பதில் பங்கு வகிப்பதும் தெரியவந்துள்ளது.

கால்சியம், வைட்டமின் சி, பி-12 போன்ற சத்துக்கள் பழங்களில் மிகுந்திருக்கின்றன. கர்ப்பிணிகள் குறிப்பிட்ட காலத்தில் குறிப்பிட்ட பழங்களை நிறைய சாப்பிடவேண்டும் என்று பெரியவர்கள் சொல்வது வெறும் சத்துக்காக மட்டுமில்லை. அதில் வேறு சமாச்சாரங்களும் இருக்கின்றன.

பழங்கள், இயற்கையின் கொடை. உடம்பை சமப்படுத்தி சீராக இயங்கவைக்கும் சக்தி பழங்களுக்கு உண்டு. பழங்களின் தன்மையும், தூய்மையும் கருதிதான் அதை இறைவனுக்குப் படைக்கிறார்கள். மா, பலா, வாழையை முக்கனிகள் என்று கொண்டாடுவதற்கு காரணம் அவற்றின் சுவை மட்டுமல்ல. அவை உடலை சமன்படுத்தும் ஆற்றல் மிக்கவை. முக்கனிகளில் வாழையை 'அற்புதக்கனி' என்று கொண்டாடுகின்றது சித்த மருத்துவம். நகரங்களில் வாழையை மலமிளக்கியாக மட்டுமே பார்க்கும் நிலை உள்ளது. உண்மையில், உடம்புக்கு அவசியமான

பல சத்துக்களை தனக்குள் புதைத்து வைத்திருக்கிறது வாழை. சாப்பிட்ட பின்பு வாழைப்பழம் சாப்பிடுவதற்கு செரிமானம் மட்டும் காரணம் இல்லை. உணவில் இருந்து மக்னீசியம், கால்சியம் போன்ற சத்துக்களைப் பிரித்தெடுத்து தேவையான பகுதிகளுக்கு கொண்டு செல்லும் வேலையையும் அப்பழம் செய்கிறது. நடுத்தர அளவுள்ள வாழைப்பழத்தில் 4.7 கிராம் ஸ்டார்ச் உள்ளது. கோதுமை, மக்காச்சோளம், சிவப்பரிசி, பருப்புகள், உருளைக்கிழங்கு... இவற்றில் கிடைக்கும் பலன்கள் வாழைப்பழத்திலும் கிடைக்கிறது.

உலகில் அதிகஅளவு பயன்பாட்டில் இருக்கும் பழம் வாழைதான். 132 நாடுகளில் பயிரிடப்படுகிறது. வாழைக்கு பழமையான சரித்திரப் பின்னணிகள் உண்டு. கி.பி.650களில் அரேபிய நாடுகளை மையங்கொண்டு ஆப்பிரிக்காவின் மத்திய பகுதிகளில் நடந்த அடிமை வியாபாரத்தில் யானை தந்தத்தையும், வாழைப்பழத்தையும் தான் பண்டமாற்றாக பயன்படுத்தியுள்ளார்கள்.

முதன்முதலில் மலேசியாவில் தான் வாழை அடையாளம் காணப்பட்டது. ஆனாலும் இன்றளவில் அதிகமாக உற்பத்தி செய்வது இந்தியாதான். உலகெங்கும் பலவிதமான வாழை ரகங்கள் உண்டு. அமெரிக்கா, ஆஸ்திரேலியா போன்ற நாடுகளில் மரபணு மாற்றம் மூலம் வியப்பூட்டும் ரகங்களை எல்லாம் விளைவிக்கிறார்கள். ஆனால் தென்னிந்தியாவில் விளையும் பாரம்பரிய வாழைப்பழங்களுக்கு உலகெங்கும் வரவேற்பு உண்டு. குறிப்பாக பூவன், ரஸ்தாலி, செவ்வாழை, பழநி மலைப்பகுதிகளில் விளையும் மலைவாழை, நேந்திரம்...

நேந்திரம் பழம் கேரளாவின் ஜீவன். நம்மூரில் அரிசியை இருப்பு வைத்திருப்பது போல் அங்கு நேந்திரம் பழம், நேந்திரம் சிப்ஸ் இருப்பு வைத்திருக்கிறார்கள். சீசன் காலமெல்லாம் இல்லை. எல்லா காலங்களிலும் நேந்திரன் கிடைக்கிறது.

நேந்திரன் பழத்தை வைத்து கேரளக்காரர்கள் செய்யும் மாயாஜாலங்களில் நேந்திரம் பாயாசம் குறிப்பிடத்தகுந்தது. நாக்கை விட்டு நகர மறுக்கும் அளவுக்கு அற்புதமான சுவை கொண்டது. ஓணம் கொண்டாட்டத்தில் இது முக்கிய இடம்பெறும். ஸத்ய விருந்துகளிலும் ருசிக்கலாம். சென்னையில் இயங்கும் கேரள உணவகங்களில் விஷேசக்காலங்களில் நேந்திரம் பழ பாயாசம் தந்து சிலிர்ப்பூட்டுகிறார்கள்.

நீங்களும் செய்யலாம்

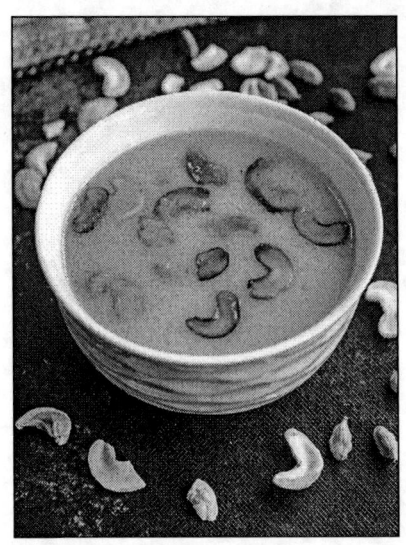

நேந்திரம் பழம்	-	6
வெல்லம்	-	350கிராம்
தேங்காய்	-	1
நெய்	-	100 கிராம்
முந்திரி	-	25 கிராம்
சுக்கு	-	சிறிதளவு
ஏலக்காய்	-	தேவையான அளவு

நேந்திரம் பழத்தை உரித்து இட்லிதட்டில் வைத்து வேகவையுங்கள். நன்கு வெந்ததும் மிக்சியில் போட்டு அரைத்துக் கொள்ளுங்கள். வெல்லத்தை பாகு காய்ச்சுங்கள். தேங்காயை துருவி 2 தரத்தில் பால் எடுங்கள். முந்திரியை நெய்யில் வறுத்துக் கொள்ளுங்கள். வாணலியை அடுப்பில் வைத்து நெய் ஊற்றி அரைத்த பழத்தைப் போட்டு நன்கு வதக்குங்கள். வதங்கியபிறகு வெல்லப் பாகை ஊற்றி கிளறுங்கள். பாகும், பழமும் கலந்து வாசனை வரும்போது இரண்டாம் தர தேங்காய்ப்பாலை ஊற்றுங்கள். வற்றி வரும்போது முதல்தர பாலை ஊற்றி ஏலம், சுக்கு, முந்திரியைப் போட்டு இறக்குங்கள்.

வெ. நீலகண்டன்

24
ஓரட்டி

தமிழகத்தில் ஒவ்வொரு ஊருக்கும் ஒவ்வொரு சிறப்பு உண்டு. திருநெல்வேலி என்றால் அல்வா நினைவுக்கு வருவது போல, ஊரின் பெயரைச் சொன்னாலே அங்கு கிடைக்கும் உணவோ, பொருளோ நினைவுக்கு வரும். வேறிடங்களில் அப்பொருள் கிடைத்தாலும், குறிப்பிட்ட ஊரின் சிறப்போ, பெருமையோ அதற்கு வாய்ப்பதில்லை. வேறு எங்கு வாங்கினாலும் அது வெறும் இனிப்பு. ஸ்ரீவில்லிபுத்தூரில் வாங்கினால் தான் அது பால்கோவா. கடைக்குக் கடை கிடைக்கிறது கடலைமிட்டாய். ஆனால், கடலைமிட்டாய் என்றால் நினைவுக்கு வருவது, கோவில்பட்டி தான். இந்தியாவின் பல மாநிலங்களில் மல்லிகை மலரத்தான் செய்கிறது. ஆனால் மதுரையில் இருந்து வந்தால் தான் அரேபியர்களும், ஆஸ்திரேலியர்களும் மல்லிகைப்பூவை வாங்குகிறார்கள். குன்றிருக்கும் இடமெல்லாம் குமரன் இருப்பது போல, முருகன் கோவில் இருக்குமிடமெல்லாம் பஞ்சாமிர்தம் விற்கிறார்கள். ஆனால், பழநி பஞ்சாமிர்தம் தான் அமிர்தம். பாய் முடையும் தொழில்நுட்பம் ஊருக்கு ஊர் வந்தாலும், பத்தமடையில் முடையும் பாய்க்கு தனி மரியாதை.

மாம்பழம் விளையாத ஊரேயில்லை. ஆனால் சேலத்து மாம்பழம் என்றால் கூடுதலாக வாய் இனிக்கிறது. அதைப்போலவே பண்ருட்டி பலாப்பழமும்.

ராஜபாளையம் நாய், உறையூர் சுருட்டு, ஆவூர் வெற்றிலை, வேதாரண்யம் உப்பு, உடன்குடி கருப்பட்டி, சாத்தூர் காரச்சேவு, திண்டுக்கல் பூட்டு, மார்த்தாண்டம் தேன், பவானி ஜமுக்காளம், குற்றாலம் நெல்லிக்காய், ஊத்துக்குளி வெண்ணெய், கொடைக்கானல் பேரிக்காய், அரியலூர் கொத்தமல்லி, தஞ்சாவூர் கதம்பம், ஈரோடு மஞ்சள், உசிலம்பட்டி ரொட்டி, காரைக்குடி ஓலைக்கூடை, மேட்டுப்பாளையம் உருளைக்கிழங்கு, சிங்கம்புணரி காரா உருண்டை.... பட்டியல் போட்டால் பக்கம் நிறைந்துவிடும்.. இப்படி ஊரின் பெருமையாக ஒட்டியிருக்கிற பொருட்கள் தமிழகத்தில் ஏராளம் உண்டு.

அதேபோல், சர்க்கரைக்குப் பெயர்போன ஊர் ஒன்று உண்டு. ஈரோட்டுக்கு அருகில் இருக்கிற கவுந்தம்பாடி.

'சர்க்கரை' என்ற பெயரை வெள்ளை நிற சர்க்கரை பறித்துக் கொண்டதால் உண்மையான சர்க்கரை, 'நாட்டுச் சர்க்கரை' ஆகி விட்டது. கரும்பைப் பிழிந்து, பால் எடுத்து சிறிதளவு சுண்ணாம்பு, சமையல் சோடா கலந்து நன்கு காய்ச்சி தயாரிக்கப்படுவது தான் நாட்டுச்சர்க்கரை. பனைமரப் பால் மூலம் தயாரிக்கப்படும் கருப்பட்டியைப் போலவே இதுவும் பல நோய்களுக்கு மருந்து. பக்க விளைவுகளும் இல்லை.

மிதமான இனிப்பு, மென்மையான புளிப்புச் சுவையுடையது இந்த நாட்டுச் சர்க்கரை. கவுந்தம்பாடியில் கரும்பு வியாபாரிகள் யாரும் கரும்பை ஆலைகளுக்குத் தருவதில்லை. வயலுக்கு வயல் பிரமாண்டமான கொப்பறைகளை வைத்து தாங்களே சர்க்கரை தயாரித்து விற்கிறார்கள்.

'விவசாயத்தின் பின்னடைவுக்குக் காரணமே, தான் விளைவிக்கும் பொருட்களுக்கு விலை வைக்கும் உரிமை விவசாயிகளுக்கு இல்லாதது தான்' என்கிறார்கள். கவுந்தம்பாடி கரும்பு விவசாயிகளுக்கு அந்தநிலை இல்லை. அவர்கள் விளைவிக்கும் கரும்பை, அவர்களே சர்க்கரையாக்கி, ஒரு கூட்டுறவு சங்கத்தை உருவாக்கி, ஒரு சந்தையையும் நடத்துகிறார்கள். வாரத்தில் இரண்டு நாட்கள் நடக்கும் அந்த சந்தைக்கு வியாபாரிகள் வந்து, சொன்ன விலை கொடுத்து வாங்கிக்கொண்டு போகிறார்கள்.

சர்க்கரை வேறு, வெல்லம் வேறில்லை. உதிரியாக இருந்தால் சர்க்கரை. அதையே உருண்டை பிடித்தாலோ, அச்சில் வார்த்தாலோ வெல்லம். வெள்ளைநிற சர்க்கரை உணவில் ஆழ வேரூன்றி விட்டாலும், பொங்கல் போன்ற பாரம்பரிய

பண்டிகைகளுக்கு மக்கள் இன்றளவும் நாட்டுச் சர்க்கரை, நாட்டு வெல்லத்தையே நாடுகிறார்கள்.

சர்க்கரை விஷயத்தில் தமிழகம் போலில்லை கேரளா. அங்கு வெள்ளைநிற சர்க்கரையைக் காட்டிலும், கருப்பட்டியையும், நாட்டுச் சர்க்கரையையுமே அதிகம் பயன்படுத்துகிறார்கள். கவுந்தம்பாடியில் உற்பத்தியாகும் சர்க்கரையில் 40 சதவீதத்துக்கு மேல் கேரளாவுக்குத் தான் செல்கிறது. பாரம்பரியத்தின் மீதும், பழமையின் மீதும் மக்கள் கொண்டிருக்கும் நம்பிக்கை தான் கேரள உணவை மருந்தாக மாற்றுகிறது.

அது சரி, ஓரட்டிக்கும் நாட்டுச் சர்க்கரைக்கும் என்ன சம்பந்தம்?

இருக்கிறது. ஓரட்டிக்கு சைடிஷே நாட்டுச் சர்க்கரை தான். அரிசியும், தேங்காய்ப்பூவும் கலந்து செய்யப்படும் எளிமையான சிற்றுண்டி ஓரட்டி. கேரள இஸ்லாமிய மக்கள் மத்தியில் ஓரட்டி வெகு பிரபலம். சில பகுதிகளில் இறைச்சியை சைடிஷாக பயன்படுத்துகிறார்கள். செய்முறை வெகு எளிது. வயிற்றுக்கும், நாவுக்கும் இதமளிக்கிற சிற்றுண்டி இது.

நீங்களும் செய்யலாம்

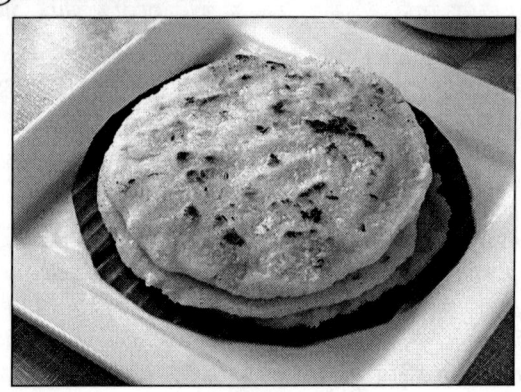

புழுங்கல் அரிசி	-	*அரைகப்*
பச்சரிசி	-	*அரைகப்*
தேங்காய்ப்பூ	-	*முக்கால் கப்*
உப்பு	-	*தேவையான அளவு*
தேங்காய் எண்ணெய்	-	*சிறிதளவு*

இரண்டு அரிசியையும் சேர்த்து, தண்ணீரில் அலசி வெயிலில் சிறிது நேரம் உலர்த்தி இடியாப்ப மாவைப் போல) அரைத்துக் கொள்ளுங்கள். அதில் தேங்காய்ப்பூ, உப்பு சேர்த்து லேசாக நீர்தெளித்து சப்பாத்தி மாவு பதத்துக்குப் பிசைந்து, மிதமான உருண்டைகளாக உருட்டிக் கொள்ளுங்கள். தோசைக்கல்லில் லேசாக எண்ணெய் தடவி ஒவ்வொரு உருண்டையாக ரொட்டி போல தட்டி வேக வையுங்கள். சிவக்க வெந்ததும் எடுத்து, சுடச்சுட ருசியுங்கள்.

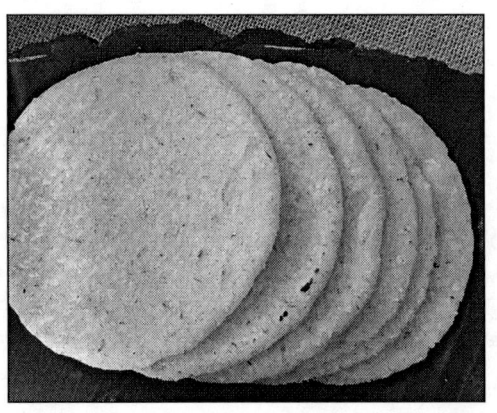

வெ. நீலகண்டன்

25
கொத்துக்கறி

பெயரைப் பார்த்தவுடன் ஏதோ அசைவ ஐட்டமென்று முடிவுக்கு வந்து விடாதீர்கள். கேரள மக்களின் வாழ்க்கையில் கலந்த ப்யூர் வெஜிடேரியன் ஐட்டம். கேரளத்து சிவப்பரிசி சாதத்துக்கு இந்தக் வெஜிடபிள் கொத்துக்கறி மறக்க முடியாத சைடிஷ்.

கேரளத்து உணவுகளில் பாலக்காடு தவிர பிற பகுதிகளில் அசைவ ராஜ்ஜியம் தான். அதுவும் கேரளத்து கடல் உணவுகளுக்கு உலகம் முழுதும் ரசிகர்கள் உண்டு. கேரளத்து மீன்கறியின் சுவைக்கு இணை, வேறெதையும் சொல்ல முடியாது. சூழல் பாதிப்பற்ற அரபிக்கடலில் கிடைக்கும் கடலுணவுகளுக்கு இயல்பிலேயே சுவை அதிகம். அவற்றை மிதமான மசாலாவில் குழைத்து, அவித்தெடுப்பார்கள். வாழை இலை, பலா இலை என சுற்றி அவிக்கும் இலைக்கு ஏற்ப சுவையும் மாறுபடும்.

மூணாறை ஒட்டிய பகுதிகளில் கள்- கப்பா- மீன்கறி வெகு பிரபலம். தூய தென்னங்கள். அதோடு சேர்த்து சுள்ளென்ற சுவையில் கப்பாக்கறி. கப்பா என்றால் மரவள்ளிக்கிழங்கு. வேறகற்றிய கிழங்கை அவித்து, அதோடு கறிவேப்பிலை, மிளகாய், சின்ன வெங்காயம் சேர்த்து உரலில் போட்டு இடித்தெடுப்பார்கள். இதற்கு சைடிஷ் மீன்கறி. கறிமீன் என்றொரு வகை. கேரள ஸ்பெஷல். தசை நிறைந்த மீன். நேராக கோடு இழுத்தது போல ஒரே ஒரு முள் இருக்கும். அவ்வளவு தான்.

அதேபோல், வஞ்சிரம் மீன் புட்டு, விலைமீன் அவியல், நண்டு மசாலா, இறால் புட்டு... இதையெல்லாம் கேரளத்து கடலோர உணவகங்களில் சுடச்சுடச் சாப்பிட வேண்டும். கேரள கடலுணவின் சுவைக்குக் குண்டுசம்பா சிவப்பரிசியும் ஒரு காரணம்.

கேரளத்தில் முதன்முதலில் சாப்பிடுபவர்கள், சிவப்பரிசியைக் கண்டு சற்று மலைத்து விடுவார்கள். விழித்து, விழித்துப் பார்க்கும். ஆனால் அதற்கு இணையான சத்து வேறெந்த அரிசியிலும் இல்லை. மேலைநாடுகள் எல்லாம் அரிசி உணவுக்கு குட்பை சொல்லி நாளாகி விட்டது. 'அரிசி என்றாலே சுகர் வரும்', 'தொப்பை வரும்', 'குண்டாயிடுவோம்' என்று மிரளுகிறது உலகம். உண்மையில் பிரச்னை அரிசியில் இல்லை. அதை உற்பத்தி செய்யும் முறையில் தான் இருக்கிறது.

உலகம் முழுதும் சுமார் 4 லட்சம் பாரம்பரிய அரிசி வகைகள் இருந்தன. எல்லாவற்றையும் தொலைத்து விட்டு, மகசூலை அதிகரிக்கிறோம் என்ற பெயரில் வெள்ளை வெளேரென்று பாலீஸ் செய்யப்பட்ட அரிசி ரகங்களை விஞ்ஞானம் அறிமுகப்படுத்தியது. அந்த சக்கையைத் தான் நாம் சாப்பிட்டுக் கொண்டிருக்கிறோம்.

ஆனால் கேரளா மட்டும் இன்னும் சிவப்பு குண்டு சம்பாவை கைவிடவில்லை. அந்த அரிசி இல்லாவிட்டால் கேரள மக்களுக்கு நாள் நகராது. சிவப்பரிசியில் 'லைகோபின்' எனப்படும் நோய் எதிர்ப்பு சத்து இருக்கிறது. அது புற்றுநோயைக் கூட வென்றுவிடுமாம்.

கேரளாவில் 'ஞவரை' என்றொரு அரிசியும் உண்டு. அதுவும் சற்று கனத்த அரிசி தான். விலை கொஞ்சம் அதிகம். விருந்துகளுக்கு இந்த அரிசியைத் தான் பயன்படுத்துகிறார்கள். நீண்டநாள் நோய்வாய்ப்பட்டு உடல் மெலிந்து கிடப்பவர்கள் இந்த அரிசியில் கஞ்சி செய்து சாப்பிட்டால் புத்துணர்வோடு எழுந்து நிற்பார்கள். உணவே மருந்தாகிறது.

பாலக்காட்டை ஒட்டியுள்ள சைவ உணவகங்களில் சிவப்பரிசி சாதத்துக்கு கொத்துக்கறி சைடிஷ் தருகிறார்கள். சுள்ளென்று நாக்கைச் சீண்டுகிறது. கொத்துக்கறியின் பெயர் காரணம் தெரியவில்லை. ஆனால் சுவையில் அசைவம் தோற்றுவிடும்.

நீங்களும் செய்யலாம்

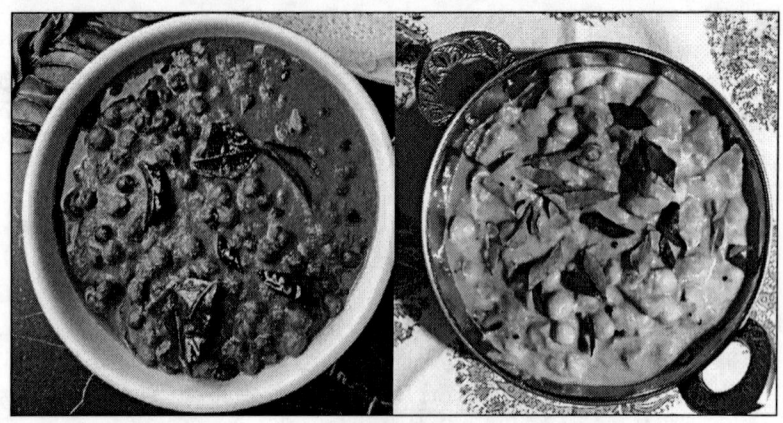

பச்சைப்பயிறு	-	200 கிராம்
தேங்காய்	-	1
காய்ந்த மிளகாய்	-	10
மல்லி (தனியா)	-	1 தேக்கரண்டி
சோம்பு	-	1 தேக்கரண்டி
மிளகு	-	அரை தேக்கரண்டி
சீரகம்	-	1 தேக்கரண்டி
முந்திரி	-	50 கிராம்
சின்ன வெங்காயம்	-	200 கிராம்
தக்காளி	-	3
மஞ்சள்தூள்	-	சிறிதளவு
பட்டை, கிராம்பு	-	தேவையான அளவு
தேங்காய் எண்ணெய்	-	100 மில்லி
உப்பு	-	தேவையான அளவு

பச்சைப் பயிறை ஊறவைத்து அவித்துக் கொள்ளுங்கள். தேங்காயைத் துருவிக் கொள்ளுங்கள். துருவிய தேங்காயோடு மல்லி, சீரகம், மிளகு, சோம்பு, காய்ந்த மிளகாய், முந்திரியை வறுத்து மிக்சியில் அரைத்துக் கொள்ளுங்கள். வாணலியில் தேங்காய் எண்ணெய் விட்டு பட்டை, கிராம்பு, சின்ன வெங்காயம், தக்காளி சேர்த்து வதக்குங்கள். வதங்கியதும், அரைத்த கலவையைக் கொட்டி, உப்பு சேருங்கள். அதில், அவித்த பச்சைப் பயிறைக் கொட்டி, மஞ்சள் தூள் போட்டு கிளறி மிதமான தீயில் 5 நிமிடம் வேகவிட்டு இறக்கி விடுங்கள். கொத்துக்கறி ரெடி.

26
ஓடப்பம்

தென்னிந்தியாவில் அதிக பயன்பாட்டில் உள்ள உணவுப்பொருட்களில் மைதா முதன்மையானது. மைதாவை பயன்படுத்தும் பலருக்கு அது எதில் இருந்து தயாராகிறது என்பது தெரியாது. மைதாவின் மூலப்பொருள் கோதுமை. கோதுமையின் உள்ளேயுள்ள மாவுப்பொருளே மைதா. அரிசியில் உள்ள பிரச்னை தான் இதிலும். சத்துக்கள் மிகுந்த மேல்தோலை அகற்றிவிடுகிறார்கள். கோதுமைக்கே உரித்தான மஞ்சள் நிறத்தைப் போக்கி தும்மைப்பூ வெண்மையை கொண்டு வருவதற்காக ‘பென்சாயில் பெராக்சைடு’ போன்ற சில ரசாயனங்களை மைதாவில் சேர்ப்பதாகச் சொல்கிறார்கள். இந்த ரசாயனங்கள் உடம்புக்கு ஒவ்வாதவை.

மைதாவை இந்தியா உள்ளிட்ட சில நாடுகளில் மட்டுமே உணவாகப் பயன்படுத்துகிறார்கள். ஐரோப்பா, சீனா, இங்கிலாந்து நாடுகளில் மைதா பயன்பாட்டில் இல்லை. இரண்டாம் உலகப்போரின் போது, அரிசி மற்றும் கோதுமைத் தட்டுப்பாடு நிலவியதால் இந்தியர்கள் மைதாவை உணவாக்கிக் கொள்ளும் நிர்ப்பந்தம் ஏற்பட்டதாக எழுதுகிறார்கள் ஆய்வாளர்கள்.

கோதுமையில் இருக்கும் எந்த சத்தும் மைதாவில் இல்லை. குறிப்பாக நார்ச்சத்து. நார்ச்சத்தில்லாத உணவு அனைத்தும் செரிமானத்தை சிரமத்துக்கு உள்ளாக்கும். இரவு பரோட்டா சாப்பிட்டால் மறுநாள் காலையில் வயிறு கபடி விளையாடும்.

காரணம், செரியாமை. மைதாவை தொடர்ந்து பயன்படுத்தினால், சிறுநீரக நோய், இதயநோய் வரக்கூடும் என்றெல்லாம் பயமுறுத்துகிறார்கள். ஆனால் அது அதீத அச்சம் என்று கூறும் மருத்துவர்களும் இருக்கிறார்கள்.

தமிழகத்தைப் பொறுத்தவரை கோதுமை மைதா பயன்பாட்டில் இல்லை. நாம் உபயோகிப்பது மரவள்ளிக்கிழங்கு மைதா. சேலம் வட்டாரத்தில் மரவள்ளிக்கிழங்கில் ஜவ்வரிசி, மைதா தயாரிக்கும் தொழிற்சாலைகள் ஏராளமாக உள்ளன. மரவள்ளிக்கிழங்கு மைதாவில் ரசாயனப் பயன்பாடு குறைவு என்கிறார்கள். இருந்தும் அளவோடு பயன்படுத்த வேண்டும்.

கேரளத்தில், பிரேக்பாஸ்ட் முதல் டின்னர் வரை எல்லாவற்றிலும் மைதா கலந்து உறவாடுகிறது. நீரிழிவு மற்றும் இதய நோய்கள் அதிகரிப்பதற்கு தொடர்ந்து மைதா பயன்படுத்துவதே காரணம் என்று எச்சரிக்கை மணி அடிக்கிறார்கள் கேரள மருத்துவர்கள்.

மைதா பயன்பாட்டைக் குறைக்கச்சொல்லி பிரசார இயக்கங்களும் ஆங்காங்கே நடத்தத் தொடங்கி விட்டார்கள். கேரள தொலைக்காட்சிகளில் விவாதங்கள் தூள் பறக்கின்றன. உணவு வல்லுனர்கள், மைதா பயன்படுத்தாமல் சமைக்கும் நுட்பத்தை விளக்கி பயிற்சி முகாம்களை நடத்துகிறார்கள்.

அதெல்லாம் ஒருபுறம் நடந்தாலும், கேரள மக்கள் ஓடப்பத்தைக் கொண்டாடத்தான் செய்கிறார்கள். எளிமையான செய்முறை கொண்டதால் பெரும்பாலும் இதுவே காலை டிபனாக இருக்கிறது.

ஓடில் செய்யப்படும் அப்பம். அதனால் ஓடப்பம் என்று பெயர் வந்தது. ஓடென்றால் மண்பாண்டம். மிகவும் கலைநயத்தோடு செய்யப்பட்ட அப்ப ஓட்டின் மேல் மாவை ஊற்றி வேகவைக்கிறார்கள். இன்றைக்கு சமையல் தொழில்நுட்பம் எவ்வளவோ முன்னேறிவிட்டது. 'இப்போது யார் வீட்டில் மண்பாண்ட பொருட்கள் எல்லாம் இருக்கப்போகிறது' என்று சலித்துக் கொள்பவர்கள் ஒருமுறை கேரளாவுக்குச் செல்ல வேண்டும். கேரளத்தில் எல்லா வீடுகளிலும் மண்பாண்டத்தால் செய்யப்பட்ட அப்ப ஓடு, பணியாரச் சட்டி இருக்கும். எந்த உணவை எந்தப் பாத்திரத்தில் செய்வது என்பது சமையல் கலையில் முக்கிய அம்சம். அதற்கு கேரள மக்களிடம் பாடம் படிக்க வேண்டும்.

இரும்பு, எவர்சில்வர், அலுமினியக் காலத்தைக் கடந்து இப்போது நான்ஸ்டிக் காலம். ஆனால் இந்த நான்ஸ்டிக் பொருட்களில்

உணவுப்பொருட்கள் ஒட்டாமல் இருக்க பயன்படுத்தப்படும் ரசாயனம் உடம்பை கனக்கச் செய்துவிடும் என்று மிரட்டுகிறார்கள் ஆய்வாளர்கள். மண்பாண்டம் தான் மனித உடலுக்கேற்றது. மைதாவால் ஏற்படும் பாதிப்பை மண்பாண்டத்தால் சரிகட்டி விடுகிறார்கள் கேரள மக்கள்.

ஒடப்பம் செய்வதே ஒரு கலையம்சம் பொருந்திய வேலையாக இருக்கிறது. தேங்காய்ப்பால் இதற்குத் தகுந்த சைடிஷ். உருளைக்கிழங்கு ஸ்டியூவும் தருகிறார்கள். அசைவ உணவகங்களில் சிக்கன் தருகிறார்கள்.

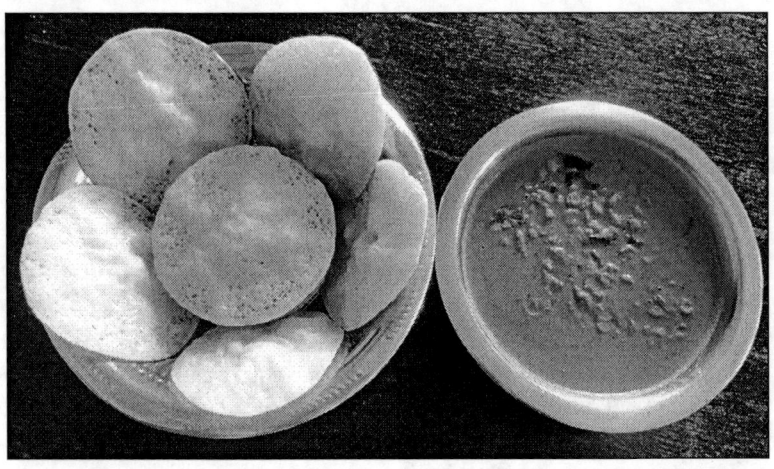

நீங்களும் செய்யலாம்

மைதா - அரைகிலோ

முட்டை - 1

உப்பு - தேவையான அளவு

மைதாவில் முட்டையை உடைத்து ஊற்றி, உப்பு, தண்ணீர் சேர்த்து தோசைமாவு பதத்துக்கு கரைத்துக் கொள்ளுங்கள். இம்மாவை அப்ப ஓட்டில் ஊற்றி வேக வைத்தால் ஒடப்பம் ரெடி. அப்ப ஓடு இல்லாத பட்சத்தில் இருப்புச்சட்டி, தோசைக்கல்லில் ஊற்றி எடுக்கலாம்.

27
பால் அல்வா

பால் சாப்பிடத் தகுந்த உணவுப் பொருளா, இல்லையா என்பது பற்றி உலகம் முழுவதும் நெடுங்காலமாக ஆய்வுகள் நடந்து வருகின்றன. 'மாட்டின் பால் கன்றுக்குட்டிகளுக்கானது, மனிதர்களுக்கானதல்ல' என்கிறார்கள் சிலர். 'ஆரோக்கியமாக வாழ வேண்டும் என்றால் வாழ்க்கையில் இருந்து பால், சர்க்கரை, உப்பு... ஆகிய மூன்று வெள்ளையர்களையும் வெளியேற்ற வேண்டும்' என்று சிலேடை பேசுவோரும் இருக்கிறார்கள்.

ஆனால் ஆயுர்வேதம், வாத, பித்த, கப தோஷங்களுக்கு பாலை விட சிறந்த மருந்தில்லை என்கிறது.

இப்படி, ஆண்டாண்டு காலமாக தொடரும் சர்ச்சைக்கு அறிவியல்பூர்வமாக முடிவு கட்டும் வகையில் லண்டனில் 3000 பேரை வைத்து ஒரு ஆய்வு நடந்து முடிந்திருக்கிறது. 20 வருடங்களாக நடந்த அந்த ஆய்வில், தினமும் அரைலிட்டர் அளவுக்கு பால் அருந்தும் ஆண்களுக்கு இதயநோய், சர்க்கரை நோய் வரும் வாய்ப்பு குறைந்திருப்பது கண்டறியப்பட்டுள்ளது. உடலுக்கு ஆரோக்கியம் அளிப்பது மட்டுமின்றி மன அழுத்தத்தைக் குறைக்கும் சக்தியும் பாலுக்கு இருப்பதும் தெரியவந்திருக்கிறது.

பால் பற்றிய குறிப்புகள் நம் வேத இலக்கியங்களில் இடம்பெற்றுள்ளன. சங்க இலக்கியங்களிலும் மேய்ச்சல் தொழில்

பற்றிய செய்திகள் இடம்பெற்றுள்ளன. பால் மற்றும் பால் பொருட்களின் பயன்பாடு இந்தியாவை விட மேலை நாடுகளில் தான் அதிகம். ஆனால் உற்பத்தியில் இந்தியாவுக்குத் தான் முதலிடம்.

தமிழக பாரம்பரியத்தில் பால் முதன்மையான அங்கம். பிறப்பில் இருந்து இறப்பு வரைக்கும் உடன் வருகிறது. கிடாரி, மேகரை, செம்மரை, கீகரை, ஆலம்பாடி, மொட்டை, கோநாடன், உப்பளச்சேரி, புங்கனூர் குட்டை, காராம்பசு... இப்படி ஏராளமான பாரம்பரிய பசுக்கள் நம் நாட்டில் இருந்தன. இங்கு குடும்பத்தில் ஒரு அங்கமாகவே பசுக்கள் வளர்க்கப்பட்டன. ரசாயன தொற்றின்றி விவசாயம் நடந்த காலங்களில் பசுக்களின் சாணம் தான் உரம். கோமயம் தான் பூச்சிமருந்து. பசுவில், காராம் பசு ரொம்பவும் விஷேசம். அதன் பால் கூடுதல் சத்தும், சுவையும் கொண்டது. தெய்வக் காரியங்களுக்கு காராம்பசுவின் பாலையே பயன்படுத்துவார்கள்.

இன்று எல்லாம் மாறிவிட்டது. 1970ல் தேசிய பால்பண்ணைக் கழகத்தின் தலைவராக இருந்த வர்க்கீஸ் குரியன், சுவிஸ் நாட்டு உதவியோடு வெண்மைப் புரட்சியைக் கொண்டு வந்தார். ஸ்விஸ் ப்ரௌன், ஜெர்ஸி, ஏயர்ஷையர் போன்ற வெளிநாட்டு மாடுகள் வரவழைக்கப்பட்டன. இம்மண்ணின் தன்மைக்கு மாறாக புதிய பல கலப்பினங்கள் உருவாக்கப்பட்டன. பசுக்கள் பால் சுரக்கும் இயந்திரங்களாக மாற்றப்பட்டன. இன்று கிராமங்களில் கூட 'பவுச்' பால்தான். சுடச்சுட பால் கறந்த கரத்தால் குளிரக்குளிர பால் பாக்கெட்டை எடுத்து காபி போடுகிறார்கள். மாடுகளின் மடிபற்றி கையால் பால் கரந்த காலமெல்லாம் மலையேறி விட்டது. மடிக்கொரு வேக்வம் டியூப்பை மாட்டிவிட்டு ஒரு கம்பியை அழுத்தினால் கடைசிச் சொட்டு பாலையும் கறந்துவிடுகிறது.

தென்னகத்தில் பாலைக் கொண்டு பல்வேறு பதார்த்தங்கள் செய்யப்படுகின்றன. தமிழகத்தில், நீடாமங்கலம், ஸ்ரீவில்லிபுத்தூர் பகுதிகளில் செய்யப்படும் பால்கோவா உலகம் முழுதும் பயணிக்கின்றன. செட்டிநாட்டு பால் பணியாரத்துக்கு ஈடு சொல்ல எதுவுமில்லை. கேரளாவைப் பொறுத்தவரை பால் பாயாசமும், பால் அல்வாவும் அம்மாநிலத்தின் செழித்த உணவுப் பண்பாட்டுக்குச் சான்று. பொதுவாக பால் கலந்து செய்யப்படும் அனைத்து இனிப்பு வகைகளும் சுவையில் ஒன்றுபோலவே இருக்கும். ஆனால் பால் அல்வா வித்தியாசமானது. நாக்கில் வைத்தால் கரைந்தோடி சுவை நரம்புகளைச் சுண்டும்.

கேரளாவில் எல்லா இனிப்பகங்களிலும் கிடைக்கிறது. குறிப்பாக, திருவனந்தபுரம் பேக்கரி ஜங்ஷனில் உள்ள அம்ப்ரோஷியா பேக்கரியில் பாரம்பரிய சுவையை ருசிக்கலாம்.

நீங்களும் செய்யலாம்

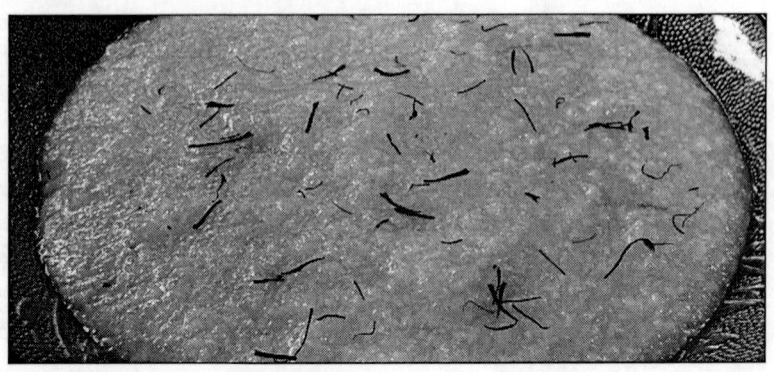

மைதா	–	கால்கிலோ
சர்க்கரை	–	1 கிலோ
பால்	–	2 லிட்டர்
நெய்	–	250 கிராம்
முந்திரி	–	25 கிராம்
பிஸ்தா	–	25 கிராம்
பாதாம்	–	25 கிராம்
திராட்சை	–	25 கிராம்
ஏலத்தூள்	–	சிறிதளவு

மைதாவை இளக்கமாகப் பிசைந்து மூழ்கும் அளவுக்கு தண்ணீர் ஊற்றி மூன்றுமணி நேரம் வைத்திருந்து, பிறகு கரைத்து பாலாக்கிக் கொள்ளுங்கள். சர்க்கரையில் தண்ணீர் ஊற்றி மிதமான தீயில் பாகு காய்ச்சுங்கள். கெட்டியான பதத்துக்கு வந்தவுடன் மைதாப் பால், பசும்பாலை ஊற்றி அடிப்பிடித்து விடாமல் கிளறுங்கள். பால் நன்கு வற்றி வந்ததும் நெய், ஏலக்காய், முந்திரி, பிஸ்தா, பாதாம், திராட்சையைப் போட்டு இறக்கி அகலமான பாத்திரத்தில் கொட்டி சிறிது நேரம் ஆறவிடுங்கள். கேரள ஸ்பெஷல் பால் அல்வா ரெடி.

28
அரிசி வடா

'நகர்ப்புற வாழ்க்கை கொண்டாட்டமானது' என்ற பிம்பம் மெல்ல, மெல்ல தகர்ந்து வருகிறது. காரணம், சொகுசு வாழ்க்கை ஏற்படுத்திய மாற்று விளைவுகள். கிராமப்புறங்களில் உணவையும், உழைப்பையும் கூட்டிக்கழித்துப் பார்த்தால் கணக்கு சரியாக இருக்கும். நிறைவான உணவு, நிறைவான உழைப்பு. நகர்ப்புற வாழ்க்கையில் உணவுக்கு ஏற்ற உழைப்பு இல்லை. உடலுக்கேற்ற உணவாக இல்லாமல், நாவுக்கேற்ற உணவாக மாறத் தொடங்கியதன் விளைவை மக்கள் அனுபவிக்கத் தொடங்கி விட்டார்கள்.

உணவுப்பழக்கத்தின் மாற்றத்தால் ஏற்பட்டுள்ள முதன்மை விளைவு, உடல்பருமன். உலகெங்கும் 100 கோடிப் பேருக்கு இந்தப் பிரச்னை இருக்கிறது. இவற்றில் 30 கோடி பேர் சிகிச்சை தேவைப்படும் அளவுக்கு சிக்கலில் இருக்கிறார்கள். 3ல் ஒரு இந்தியர் உடல் பருமனால் பாதிக்கப்பட்டுள்ளார்.

ஒரு பக்கம், உரிய சத்துணவு கிடைக்காமல், நாள்தோறும் உயிரிழப்புகள் நிகழ்ந்து கொண்டிருக்கும் நிலையில், இன்னொரு பக்கம் உடல்பருமன் பிரச்னை. இந்தியாவின் வினோதங்களில் ஒன்று இது.

சென்னைவாசிகளில் 38 சதவீதம் பேர் உடல் பருமனால் பாதிக்கப்பட்டுள்ளார்கள் என்கிறது ஒரு ஆய்வு. இந்தியாவின்

உடல்பருமன் பட்டியலில் பஞ்சாப், கோவா, ராஜஸ்தானை அடுத்து நான்காவது இடம் தமிழகத்துக்கு.

உடல் பருமனால் பாதிக்கப்பட்டவர்களில் 41 சதவீதம் பெண்களே என்கிற அந்த ஆய்வு, அண்மைக்காலமாக பிறக்கும் குழந்தைகள் எடைச்சமநிலை இல்லாமல் பிறப்பதாகவும் எச்சரிக்கை மணி அடிக்கிறது. உரிய அளவுக்கு மேல் அதிக எடை கொண்ட குழந்தைகள் மரபு நோய்களுக்கு ஆளாக நேரிடும் என்றும் சொல்கிறது அந்த ஆய்வு. 62 சதவீதம் பேரின் உடல் பருமனுக்கு தவறான உணவுப்பழக்கமே காரணம்.

கடந்த 50 ஆண்டுகளில் ஏற்பட்ட மாற்றம். பாரம்பரியமும், சத்தும் மிகுந்த நம் உணவுகளில் மேற்கத்திய கொழுப்பும், சர்க்கரையும், உப்பும் மிதமிஞ்சிக் கலந்துவிட்டது. நேரடியாக கொழுப்பாகவும், சர்க்கரையாகவும் திணிக்கப்படும் உணவை நம் வயிறால் எதிர்கொள்ள முடியவில்லை. வெளியேற்ற வழியறியாமல், செயல் இழந்து, கொட்டப்படுகிற கலோரியை முழுமையாக சேமிக்கிறது நம் உடல்.

உடம்பில் உறையும் கொழுப்பை சமநிலை அடையச் செய்வதற்காகவே நம் முன்னோர்கள் விரதங்களை கடைபிடித்தார்கள். இன்று விரதம் இருக்கவெல்லாம் யாருக்கும் நேரமில்லை. சமைப்பதற்கே நேரமில்லையே..? துரித உணவுகள், பாக்கெட் நொறுக்குத் தீனிகள், டப்பாக்களில் அடைக்கப்பட்ட உணவுகள்.. ஏன்...? தயிர்சாதம் கூட இப்போது பாக்கெட்டுகளில் கிடைக்கிறது. பிரீசரில் வைத்து குளிர, குளிரக் கொடுக்கிறார்கள்.

ஒவ்வொரு மனிதனும் தினமும் அரைமணி நேரமாவது உடல் உழைப்பில் ஈடுபட வேண்டும் என்கிறது உலக சுகாதார அமைப்பு. ஆனால் 60 சதவீதம் பேர் அரைமணி நேர உடல் உழைப்பில் கூட ஈடுபடுவதில்லை என்பதே எதார்த்தம். இவ்வாறு அரைமணி நேரம் உழைத்தால் மட்டுமே உலகில் ஆண்டுக்கு 19 லட்சம் பேரின் மரணத்தை தடுத்து விட முடியுமாம்.

உணவுச்சூழலும், உழைப்புச் சூழலும் மாறியதே வாழ்க்கைமுறை நோய்களின் தாக்குதலுக்குக் காரணம்.. இனியும் இதுபற்றி யோசிக்காவிட்டால் அடுத்த தலைமுறை பெரும் பாதிப்புக்கு உள்ளாகும் என்கிறார்கள் மருத்துவர்கள்.

இந்த விஷயத்தில் தமிழகம் கேரளாவிடமும், கர்நாடகத்திடமும் பாடம் படிக்க வேண்டும். கர்நாடகத்தில் நீரிழிவுத் தாக்குதல்

அதிகமாகத் தொடங்கிய நிலையில், உடனடியாக தானிய உணவுகள் பற்றிய பரப்புரை தொடங்கப்பட்டது. நான்கைந்து ஆண்டுகளில் கேழ்வரகு, கம்பு, கோதுமை, சாமை என முழுக்க, முழுக்க தானியத்துக்கு மாறிவிட்டது கர்நாடகா.

ஆயுர்வேத சிகிச்சைக்குப் பெயர்போன கேரளாவிலோ ஒருபடி மேலேபோய் உணவே மருந்தாக மாறி இருக்கிறது. சைவ, அசைவ வேறுபாடு இல்லாமல், திட்டமான சேர்மானங்கள், செய்முறைகளால் வயிறே வாழ்த்தும் அளவுக்கு சமைக்கிறார்கள். பண்டிகைக்கால பதார்த்தங்களும் அதே நேர்த்தி. கேரள மக்களின் எழிலுக்கு அவர்களின் உணவும் ஒரு காரணம்.

அரிசிவடா கேரளத்தின் பாரம்பரிய பதார்த்தம். வடிவத்தில் நம்மூர் பருப்பு வடையை ஒத்திருக்கும் இது, தேங்காய் எண்ணெயில் பொறித்தெடுப்பதால் தனித்துவமான வாசனையோடும் சுவையோடும் இருக்கிறது. வாயை வதைக்காத இதமான பதார்த்தம். பண்டிகை, வழிபாடு, சடங்குகளில் இறைவனுக்குப் படைக்கப்படும் பதார்த்தங்களில் இதுவும் ஒன்று.

நீங்களும் செய்யலாம்

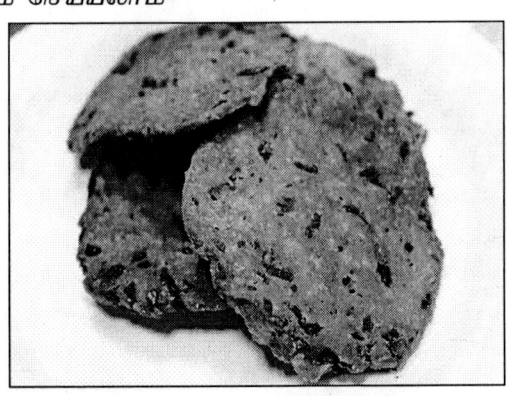

புழுங்கல் அரிசி	- 1 கப்
தேங்காய்	- அரைமூடி
பச்சை மிளகாய்	- 4
சின்ன வெங்காயம்	- 10
தேங்காய் எண்ணெய்	- பொறிக்க தேவையான அளவு
உப்பு	- தேவையான அளவு

வெ. நீலகண்டன்

அரிசியை வறுத்து, இடியாப்ப மாவு பதத்துக்கு அரைத்துக் கொள்ளுங்கள். தேங்காயை துருவிக்கொள்ளுங்கள். பச்சை மிளகாய், வெங்காயத்தை சிறு துண்டுகளாக வெட்டி தேங்காயோடு சேர்த்து மிக்சியில் அரைப் பதத்துக்கு அரைத்துக் கொள்ளுங்கள். இந்தக் கலவையை மாவில் சேர்த்து, உப்பு சேர்த்து பிசைந்து, வட்டவடிவில் தட்டி எண்ணெயில் போட்டு பொறித்தெடுங்கள். மாவில் தண்ணீர் அதிகமானால் வடையில் எண்ணெய் தேங்கிவிடும். கவனம்.

29

மலபார் பத்திரி

மனிதனின் அகத்தையும் புறத்தையும் தூய்மையடையச் செய்யும் ஒரு பயிற்சியே விரதம். உமிழ்நீர் அருந்தா விரதம், உயிர்நீர் அருந்தா விரதம் என 27 வகை விரதங்களை இந்து சமயம் வகைப்படுத்துகிறார்கள். புத்த, சமண, சீக்கிய மதங்களும் நோன்மையையும் மௌனத்தையும் முதன்மைப் படுத்துகின்றன. இஸ்லாம் சமயத்தின் 5 கடமைகளில் ரமலான் நோன்பு பிரதானம். ரமலான் மாதம் முழுதும், அதிகாலை முதல் மாலை வரை, உண்ணாமல், நீரருந்தாமல், புகைக்காமல் கட்டுக்கோப்புடன் நோன்பு மேற்கொள்வர்.

சித்தர்கள் நோன்பை 'உயிரைக் காக்கும் விருந்து' என்றார்கள்.

நோன்பு பற்றி நம் மக்களிடையே பல மூடநம்பிக்கைகள் உண்டு. நோன்பு என்றால் சிலர் பட்டினி கிடப்பது என்று நினைக்கிறார்கள். நோன்பிருந்தால் சக்தி குறைந்து உடல் பலவீனமாகிவிடும் என்ற கருத்தும் உண்டு. உண்மையில் நோன்பு என்பது மருந்து. இயற்கை வைத்தியத்தில் நோன்பை மருந்தாக பரிந்துரைக்கிறார்கள். வயிற்றுக்கும் செரிமான உறுப்புகளுக்கும் ஓய்வு கொடுப்பதே நோன்பு. நோன்பின் போது உடலின் ஒவ்வொரு உறுப்பும் தூய்மையடைகிறது. கொழுப்பு, சர்க்கரை, புரதச் சேமிப்புகள் கரைந்து உடலில் சக்தியாக சங்கமிக்கின்றன. வெப்பம் சமமடைகிறது. ரத்தமும் நிணநீரும் துய்மையாகிறது.

வாரம் ஒருமுறை, முடியாதவர்கள் மாதம் ஒருமுறை நோன்பிருப்பது உடலுக்குச் செலுத்தும் ஊட்டம்.

கேரளத்தில் ரமலான் கொண்டாட்டங்கள் கோலாகலமாக நடக்கின்றன. அங்கு ரமலான் வருவதை அறிவிக்கும் அடையாளங்களில் ஒன்று பத்திரி. நோன்பு திறக்கும் போது எல்லா இஸ்லாமிய மக்களின் வீடுகளிலும் பத்திரி செய்யப்படுகிறது. பார்க்க சப்பாத்தி போலிருக்கும் பத்திரி, சுவையில் மிகவும் தனித்தன்மை வாய்ந்தது. சத்து நிறைந்தது. நோன்புக்கான ஊட்டத்தை தர வல்லது. பத்திரிகளில் பலவகை உண்டு. மலபார் பகுதிகளில் செய்யப்படும் தேங்காய் பத்திரி வித்தியாசமான சுவை கொண்டது. இதற்கு சைடிஷ்ஷாக உள்ளித்தீயல், காரச் சட்னி தருகிறார்கள்.

கேரளத்தின் பிற சமூக மக்கள் பத்திரியை அன்றாட டிபனாகவே செய்கிறார்கள். நேரடியாக அரிசிமாவில் செய்யப்படாமல், மாவை வேக வைத்து, மசாலாக்கள் கலந்து செய்வதால் வாசனையே பத்திரியை சாப்பிடத் தூண்டுகிறது. முட்டை பத்திரி, மீன் பத்திரி, இறைச்சி பத்திரி என பலவித சுவைகளில் இதை ருசிக்க முடிகிறது. எண்ணெய் பயன்பாடு மிகவும் குறைவென்பதால் எல்லா வயதினரும் தைரியமாகச் சாப்பிடலாம். காலை, மாலை வேளைகளில் உணவகங்களிலும் கிடைக்கிறது.

நீங்களும் செய்யலாம்

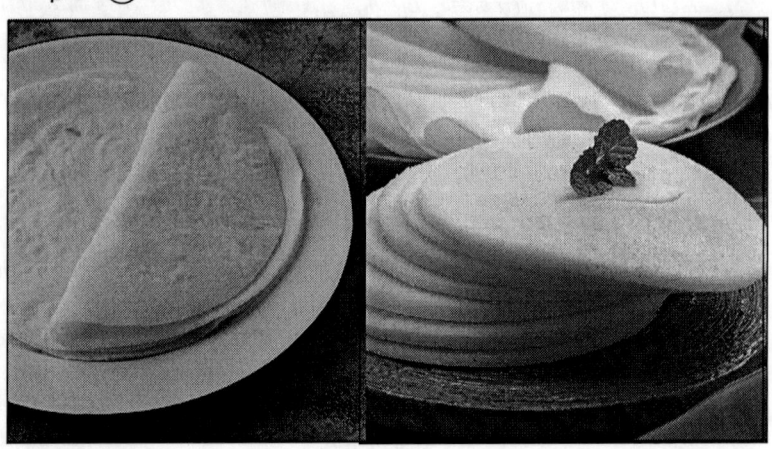

பச்சரிசி - கால் கிலோ

தேங்காய் - கால் மூடி

சின்ன வெங்காயம் - 5

பூண்டு	-	2 பல்
சீரகம்	-	சிறிதளவு
உப்பு	-	தேவையான அளவு
எண்ணெய்	-	தேவையான அளவு

அரிசியை களைந்து காய வைத்து இடியாப்ப மாவு பதத்துக்கு அரைத்துக் கொள்ளுங்கள். தேங்காயைத் துருவிக் கொள்ளுங்கள். வெங்காயம், பூண்டு, சீரகத்தோடு தேங்காய்பூ சேர்த்து அரைத்துக் கொள்ளுங்கள். அகலமான வாணலியை அடுப்பில் வைத்து கொஞ்சம் தண்ணீர் ஊற்றுங்கள். அதில் சிறிதளவு உப்பு, எண்ணெய் சேர்த்து நன்கு கொதிக்க விடுங்கள். நன்கு கொதிவந்ததும் அரைத்து வைத்துள்ள தேங்காய்பூ கலவையைச் சேருங்கள். பின், தீயைக் குறைத்துவிட்டு அரிசிமாவை சிறிது சிறிதாகப் போட்டு கட்டிப்படாமல் கிளறுங்கள். பின்னர், 5 நிமிடம் மூடிவைத்து வேக விடுங்கள். மாவு சற்றுக் குழைந்து கெட்டியான பதத்துக்கு வந்ததும் அடுப்பை அணைத்து விடுங்கள்.

பின்னர், சூடு பொறுக்கும் பதத்தில் மாவை எடுத்து சிறுசிறு உருண்டைகளாக உருட்டிக் கொள்ளுங்கள். அந்த உருண்டைகளை சப்பாத்தி கட்டையால் பூரிக்குத் தேய்ப்பது போல தேய்த்துக் கொள்ளுங்கள். மாவு பூரிக்கட்டையில் ஒட்டாமல் இருக்க, அரிசிமாவை தூவிக் கொள்ளலாம். தேய்த்த பத்திரிகளை சூடான தோசைக்கல்லில் ஒவ்வொன்றாகப் போட்டு சுட்டு எடுங்கள். மலபார் பத்திரி ரெடி.

30
பட்டாம்பி பரோட்டா

'பல் உள்ளவனுக்குப் பரோட்டா... பல் இல்லாதவனுக்கு இட்லி' என்று கிராமத்தில் வேடிக்கையாக ஒரு சொலவடை சொல்வார்கள். பூர்வீகம் எதுவோ, தென்னகத்து மக்களின் வாழ்க்கையில் தவிர்க்க முடியாத அளவுக்கு இரண்டறக் கலந்துவிட்டது பரோட்டா. உணவியல் ஆய்வாளர்கள், 'பரோட்டாவை இந்தியாவுக்கு கொண்டு வந்தவர்கள் முகலாயர்களே...' என்கிறார்கள். 'இல்லை, பஞ்சாப் தான் பரோட்டாவின் தாயகம்' என்பாரும் இருக்கிறார்கள். எதுவென்றாலும் உலகெங்கும் இருக்கும் பொதுமைகளில் பரோட்டாவும் ஒன்றாகிவிட்டது இன்று.

பரோட்டா எங்கிருந்து வந்தாலும், பரோட்டா மாஸ்டர்கள் என்னவோ தமிழகத்தில் இருந்துதான் உலக நாடுகளுக்குப் பயணிக்கிறார்கள். முதுகலை படித்துவிட்டு விமானம் ஏறுபவர்கள் கூட குறைந்த கூலிக்கு ஒட்டகம் மேய்க்கும் நிலையில், எட்டாம் வகுப்பு கட்டடித்து விட்டு ஓட்டல் வேலையில் சேர்ந்து பரோட்டா அடிக்க கற்றுக் கொண்டவர்களுக்கு அங்கு ராஜமரியாதை. கைநிறைய சம்பளம். வாரந்தோறும் விடுமுறை... கொழிக்கிறார்கள். இவர்களின் கர லாவகத்தில் பரோட்டாவை சாப்பிடாமலே சொக்கிப் போகிறார்கள் அங்குள்ளவர்கள்.

இதைக் காரணமாகச் சுட்டி பரோட்டா தமிழகத்தின் பூர்வீக உணவென்று சொல்வாரும் இருக்கிறார்கள். உண்மையில்

பரோட்டா தென்னகத்துக்கு அறிமுகமானது பஞ்சாப் மாநிலத்தில் இருந்து தான். சிங்கப்பூரில் உணவகம் நடத்தும் நம்மூர் ஷாநவாஸ் 'ஒரு முட்டைப் பரோட்டாவும், ஒரு சாதாப் பரோட்டாவும்' (உயிர்மை வெளியீடு) என்றொரு நூலை எழுதியிருக்கிறார். அந்நூலில் பரோட்டா மகாத்மியத்தையே அலசியிருக்கிறார். அவரும் சொல்கிறார், பரோட்டா பஞ்சாபில் இருந்து தான் தென்னகத்துக்கு வந்ததென்று.

பரோட்டாவின் மூலமான மைதா தென்னகத்துக்கு அறிமுகமானது 1940களுக்குப் பிறகுதான். இரண்டாம் உலகப் போரின்போது தென்னகத்தை கடும் பஞ்சம் ஆட்கொண்டது. அரிசி, கோதுமை கையிருப்பு இல்லாத நிலையில் வேறொரு மாற்று உணவுப் பொருளுக்கான தேவை உருவானது. அப்போது தான் மைதா தென்னகத்துக்கு வருவிக்கப்பட்டது.

மைதா என்பது ஒருவகை ஸ்டார்ச். ஒரு காலத்தில் கோதுமையில் இருந்து தயாரிக்கப்பட்டது. இப்போது ஆரோரூட், மரவள்ளிக்கிழங்கில் இருந்து தயாரிக்கிறார்கள். மைதாவில் விட்டமின், நார்ச்சத்து உள்ளிட்ட எந்த ஊட்டமும் இல்லை. அதனால் சீக்கிரம் செரிமானம் ஆகாது.

தமிழகத்தில் ஊருக்கு ஒரு ஸ்பெஷல் பரோட்டாவும், பரோட்டா கடையும் உண்டு. விருதுநகர் எண்ணெய் பரோட்டா, கடலூர் நெய் பரோட்டா, பேராவூரணி வீச்சுப்பரோட்டா, தஞ்சாவூர் சாந்தி பரோட்டா... இவற்றை எல்லாம்விட தமிழர்களின் உள்ளம் கவர்ந்த இன்னொரு ஸ்பெஷல் பரோட்டா இருக்கிறது. செங்கோட்டை பார்டர் பரோட்டா. தமிழ்நாடு - கேரளா பார்டரில் கிடைப்பதால் அது 'பார்டர் பரோட்டா'வாம். குற்றாலம் செல்பவர்கள் கொஞ்சம் தள்ளிப்போய் பார்டர் பரோட்டா சாப்பிடாமல் வருவதில்லை. எந்நேரமும் கூட்டம் தள்ளி விலக்கும். நாட்டுக்கோழி சால்னா சைடிஷாக தருவார்கள். குளித்த குளியலுக்கு, சால்னாவில் ஊறவைத்த ஒரு டஜன் பரோட்டாவை உள்ளே தள்ளலாம்.

கேரளாவிலும் இதுபோன்ற அடையாள பரோட்டாக்கள் பலவுண்டு. பரோட்டாவை விட சைடிஷ் அங்கு ஃபேமஸ்.. மூணாறு போன்ற மலைப்பகுதிகளுக்குப் போனால் பரோட்டாவுக்கு கப்பாக்கறி தருவார்கள். கப்பா என்றால் மரவள்ளிக்கிழங்கு. மலபார் பக்கம் போனால் கடலைக்கறி. பாலக்காட்டு பக்கம் மணக்க மணக்க உருளைக்கிழங்கு குருமா. பட்டாம்பி பரோட்டாவுக்கு உள்ளித்தீயல்.

பட்டாம்பி பாலக்காட்டை அடுத்துள்ள நதிகிராமம். இங்குள்ள எல்லா உணவகங்களிலும் 'பட்டாம்பி' பரோட்டாவை ருசிக்கலாம். மிதமான இனிப்பு சுவை... பிய்த்தால் உதிரும் மென்மை... தனித்துவம் மிகுந்த இந்த பரோட்டாவை 'சுளீரென' நாக்கை சுண்டும் உள்ளித்தீயலோடு ருசிப்பது நல்ல அனுபவம்.

பொதுவாக பரோட்டாவை வீடுகளில் செய்வது சிரமம். ஆனால் பட்டாம்பி மக்கள் வீடுகளில் வெளுத்து வாங்குகிறார்கள். பெரிய தட்டை திருப்பிப்போட்டு மாவை தட்டி மென்மையாக்கி, சப்பாத்திக்கட்டையால் தேய்த்து, வடிவத்தில் கடை பரோட்டாவை தோற்கடித்து விடுகிறார்கள். ரசனையான மக்கள். ரசனையான பரோட்டா.

நீங்களும் செய்யலாம்

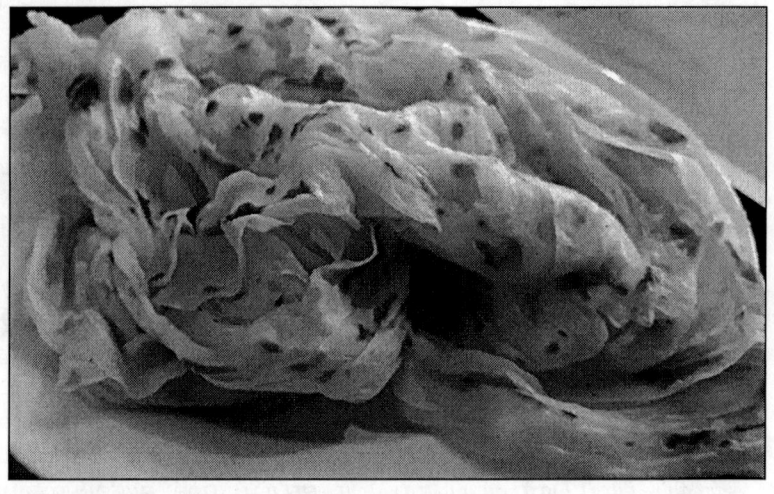

மைதா	–	அரைகிலோ
சர்க்கரை	–	100 கிராம்
பால்	–	அரைலிட்டர்
உப்பு	–	தேவையான அளவு
சோடா உப்பு	–	சிறிதளவு
தேங்காய் எண்ணெய்	–	கால் லிட்டர்

மைதாவை சலித்துக் கொள்ளுங்கள். அதில் உப்பு, சோடா உப்புவை கலந்து கொள்ளுங்கள். சர்க்கரையை பாலில் கரைத்துக் கொள்ளுங்கள்.

மாவில் சிறிது, சிறிதாக பாலை ஊற்றி சப்பாத்தி மாவு பதத்துக்கு பிசைந்து எலுமிச்சை அளவுக்கு உருண்டைகளாக உருட்டிக் கொள்ளுங்கள். ஒரு அகன்ற பாத்திரத்தில் எண்ணெயை ஊற்றி உருட்டிய மாவை அதில் நனைத்தெடுத்து ஒருமணி நேரம் ஊற வையுங்கள்.

பின், இந்த உருண்டைகளை அகலமாக்கி சப்பாத்திக்கட்டையால் மெல்லிய அளவுக்குத் தேய்த்து மடித்து தேசைக்கல்லில் போட்டு வேக வையுங்கள். சிவக்க வெந்ததும் எடுத்து இரு கைகளாலும் அழுத்தி தட்டினால் பரோட்டா மிருதுவாகும்.

வெ. நீலகண்டன்

31
பழ மிக்சர்

'அடுப்பற்ற வீடுகளே ஆரோக்கியமானவை' என்ற பிரசாரம் உலகம் முழுவதும் தொடங்கியிருக்கிறது. கட்டுப்பாடற்ற உணவுப்பழக்கம் கொண்ட மேலைநாடுகள் எல்லாம் அதிவேகத்தில் அடுப்பற்ற வீடுகளுக்கு மாறி வருகின்றன. அதென்ன அடுப்பற்ற வீடு..? வீட்டில் அடுப்பே இல்லாமல் எப்படி சமைப்பது..? சாப்பிடாமல் எப்படி உயிர் வாழ முடியும்..?

அதுதான் இயற்கை அன்னை சூரிய வெப்பத்தில் சமைத்து குவித்து வைத்திருக்கிற இயற்கை உணவுகள் இருக்கிறதே..! சூடாக்காமல், மசாலா சேர்க்காமல், இயற்கைத் தன்மையைக் குலைக்காமல் அப்படியே சாப்பிடுவது தான் இயற்கை உணவு. நேரம் காலமின்றி உழைத்துக் களைக்கிற இளம் தலைமுறைக்குத் தகுந்த உணவு, இயற்கை உணவு தான் என்கிறார்கள் மருத்துவர்கள். மதமதப்பு அகற்றி மனதையும், உடலையும் உற்சாகமாக இயங்கச் செய்யும் ஆற்றல் இயற்கை உணவுகளுக்குத் தான் இருக்கிறது.

உணவைச் சமைக்கும் போது சத்து செத்துவிடுகிறது. வெறும் சக்கையை மட்டுமே வயிற்றுக்குள் தள்ளுகிறோம் என்கிறார்கள் மருத்துவர்கள். உடம்பின் எதிர்ப்பாற்றலுக்கான சக்தியை சமைத்த உணவுகளால் தரவியலாது. அதன்காரணமாகவே புதிது, புதிதான நோய்கள் மனித சமூகத்தை ஆட்கொள்கின்றன. இப்போது அலோபதி மருத்துவர்களே இயற்கை உணவு பற்றி

பிரசாரம் செய்யத் தொடங்கி விட்டார்கள். மேல்தட்டு மக்கள் வீட்டு திருமணங்கள், பார்ட்டிகளில் சைவம், அசைவம் போல இயற்கை உணவுக்கென தனி ஏரியா வைத்திருக்கிறார்கள். டிபார்ட்மெண்டல் ஸ்டோர்களில் முளை கட்டிய தானியங்கள், உடனே சாப்பிடத்தகுந்த காய்கறிகள், பழத்துண்டுகளை டிஸ்பிளே செய்து விற்கிறார்கள்.

'வேகவைக்காத இயற்கை உணவைச் சாப்பிடும்போது, உடல் உறுப்புகள் இலகுவாக தங்கள் வேலைகளைச் செய்ய முடியும். தேவையற்ற கார்பன்கள், கொழுப்புகள் உடலில் தங்காது. கழிவுகள் வெகு எளிதாக வெளியேறும். துளி வீணாகாமல் சக்தி முழுதும் உடம்பில் தங்கும். அதனால் எதிர்ப்பு சக்தி அதிகரிக்கும். எந்நோயும் அண்டாது. ஆயுள் அதிகரிக்கும்' என்கிறார்கள் இயற்கை மருத்துவர்கள்.

உலகத்தையே இப்போது நிலைகுலையச் செய்துவரும் இதயநோய், நீரிழிவு, புற்றுநோய் போன்றவற்றை எதிர்த்து ஒழிக்கும் சக்தி இயற்கை உணவுக்கு உண்டு என்கிறார்கள்.

தழை, இலை, காய்கறிகள், பழங்கள், கொட்டைகள்... இவைதான் இயற்கை உணவின் அங்கங்கள். ஒரு பழத்தைச் சாப்பிடும்போது ஒருநாள் ஆயுள் கூடும் என்பார்கள். பழங்கள் சாப்பிடுவதால் எந்தக் கெடுதலும் ஏற்படாது. சிலருக்கு திராட்சை சாப்பிட்டால் சளி பிடிக்கும். உடனடியாக 'இது நமக்கு ஒத்துக்கொள்ளாது' என்று ஒதுக்கி விடுவார்கள். உண்மையில் ஜலதோஷம் என்பது கழிவுகளை அகற்றும் ஒரு காரணி. ஜலதோசம் பிடித்தால் உடம்பில் உள்ள துர்நீரை வெளியேற்றுவதற்கான வேலை தொடங்கியுள்ளது என்று பொருள். சிலர் ஜலதோஷம் பிடித்து இரண்டு தும்மல் போட்டவுடனே மருந்தகத்தை நாடி ஓடுவார்கள். ஒரு மாத்திரையைப் போட்டு அந்தப்பணியை குலைத்து விடுவார்கள். 'ஜலதோஷத்துக்கு மாத்திரை போட்டால் ஏழுநாள்.. மாத்திரை போடலைன்னா ஒரு வாரம்' என்று கிராமத்தில் ஒரு பழமொழியே உண்டு. எனவே உடலில் எதிர்ப்பு சக்தி இருந்தால் எல்லாம் தானாக சரியாகிவிடும். மேலும் தன்னோடு ஐக்கியப்படும் ஒரு உயிரை இயற்கை எப்போதும் வதைக்காது.

பதப்படுத்தப்பட்ட பழங்கள், கொட்டைகளில் ஆரோக்கியத்தோடு வாழத் தேவையான ஏகப்பட்ட சத்துக்கள் உள்ளன. உலர் திராட்சை, அத்தி, முந்திரி, பாதாம், அக்ரூட், வால்நட், வேர்க்கடலை போன்றவற்றை அன்றாட உணவில் சேர்த்துக் கொள்ள வேண்டும்.

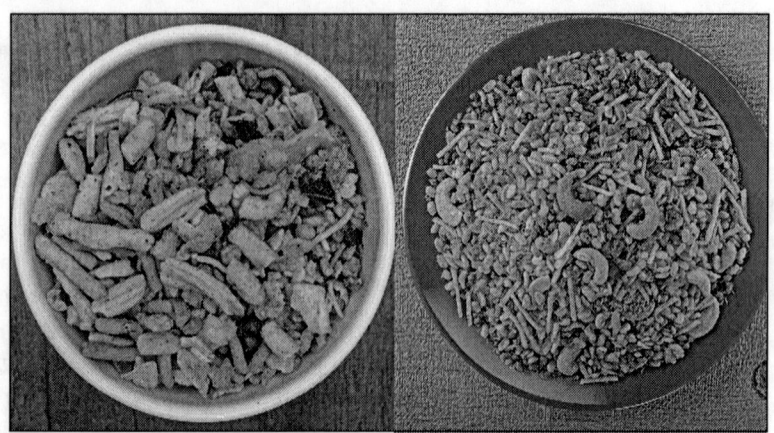

உயர்தரமான திராட்சைப் பழங்களை பதப்படுத்தி நீர்ச்சத்து அகற்றி தயாரிக்கப்படுவது தான் உலர் திராட்சை. இதை 'கிஸ்மிஸ் பழம்' என்பார்கள். பெயர்க்காரணம் புரியவில்லை. பச்சைத் திராட்சையை விட 10 மடங்கு சக்தி பொதிந்தது இது. ரத்தசோகை, காமாலை, உள்மூலம் என பலநோய்களுக்கு மருந்தாக இயற்கை மருத்துவர்கள் உலர் திராட்சையை பரிந்துரைக்கிறார்கள். அத்திப்பழம் பித்தம் போக்கவல்லது.

அத்தியும், உலர் திராட்சையும் தான் கேரளத்து பழ மிக்சரின் பிரதான சேர்மானங்கள். கேரள மக்களின் வாழ்க்கைச் செழுமையை உணர்த்தும் உபசரிப்பு பதார்த்தம் இந்த பழ மிக்சர். கேரளாவெங்கும் உள்ள இனிப்பகங்களில் இதை ருசிக்கலாம். கவனத்தை ஈர்க்கும் வகையில் கொட்டி வைத்திருப்பார்கள். பார்க்கும்போதே ஒரு கை அள்ளிச் சாப்பிடத் தோன்றும்.

உலர் திராட்சை, அத்தியோடு, பேரிச்சை, முந்திரி, பாதாம், அக்ரூட், வால்நட், வேர்க்கடலை, பிஸ்தா, சாரப்பருப்பு, குங்குமப்பூவென ஏகப்பட்ட சேர்மானங்கள் இதில் உண்டு. செயற்கை இனிப்புக்கு இடமில்லை. இதன் சுவையைப் பற்றி எழுதுவதற்கு ஒன்றுமில்லை. பார்த்தாலே உணரமுடியும். இதை மிக எளிதாக வீடுகளில் செய்யமுடியும். மேற்கண்ட எல்லாவற்றையும் ஒன்றாக்கி கலந்தால் முடிந்தது. குழந்தைகளுக்கு மிகவும் பிடிக்கும். வீட்டில் செய்ய இயலாவிட்டால், 'பழ மிக்சரு'க்குப் பெயர்போன திருவனந்தபுரம், பழவங்காடி, கணபதி கோவிலுக்கு அருகில் உள்ள மகா சிப்ஸ் இனிப்பகத்துக்கு (0471 2575845) ஒரு போன் போட்டு வாங்கலாம். ஒருவாரம் பதம் மாறாது... வைத்து ருசிக்கலாம்.

32
பெருவிளங்காய்

சாதத்தை உருண்டையாக உருட்டிச் சாப்பிடும் பிள்ளைகளை, 'உருட்டாதே.. சாதத்தை உருட்டினால் உன் அப்பா, அம்மாவை உருட்டு என்று சாதம் சாபம் விடும்' என்று மிரட்டுவார்கள். இறந்தவர்களுக்குக் காரியம் செய்யும்போது, உணவை உருட்டி பிண்டமாக வைப்பார்கள். அதைப்போல் இருப்பதாகச் சுட்டுவதற்கே அந்த சொற்பிரயோகம். உணவை உருட்டுவதால் கை முழுவதும் பட்டு கிருமிகள் உள்ளே போய் தேவையற்ற நோய்கள் ஏற்படலாம் என்றொரு மருத்துவ காரணமும் இதன்பின்னால் உண்டு.

அதேநேரம், உருட்டி உணவு சாப்பிடுவது நெடுங்காலமாக நம்மில் இருக்கும் ஒரு நடைமுறை தான் என்பதையும் உணர வேண்டும். கோவில்களில் வழங்கப்படும் உருண்டைச் சோறு பற்றி பல பகடிகள் நம்மிடம் உண்டு. அதேபோல் நிலவோடுச் சேர்த்து பிசைந்து அம்மா ஊட்டும் உருண்டைச் சோறுக்கு இணையாக வேறெதைச் சொல்ல முடியும்..?

உருண்டை வடிவத்தை சாதாரணமாக நினைக்கக்கூடாது. பிரபஞ்ச சக்தியே அதற்குள் இருக்கிறது. ஒன்றை உருண்டையாக்கும் போது பிரபஞ்சமே அதற்குள் அடங்கிப்போய் விடும். மேலும் மனிதனின் உணர்வோடு ஒன்றியது உருண்டை வடிவம். உதாரணத்துக்கு, ஒரு சிறுகுழந்தைக்கு எதிரே இரண்டு சதுர

வடிவ விளையாட்டுப் பொருட்களையும், ஒரு உருண்டை வடிவப் பொருளையும் வையுங்கள். இயல்பாக உருண்டையின் மீதுதான் அதன் நாட்டம் விரியும்.

பிரபஞ்சமும், பிரபஞ்சத்தில் உருவாகும் பொருட்களும் உருண்டையாகவே சூழ்கொள்கின்றன. எல்லா சக்தியுமே உருண்டை வடிவத்தில் தான் தெரித்து நகர்கிறது. ஒருவேளை அதன் தொடர்ச்சியாகக்கூட உருண்டை வடிவ பதார்த்தங்கள் மீது நமக்கு ஈர்ப்பு உருவாகலாம்.

தமிழக பதார்த்தப் பட்டியலிலும் ஏராளமான உருண்டை வடிவ பதார்த்தங்கள் உண்டு. மிக இலகுவான செய்முறை என்பதால் மக்கள் அவ்வடிவத்துக்கு முக்கியத்துவம் கொடுத்தார்கள். ‘எள்ளுருண்டைக்காக மானத்தை இழந்த மருமகன் கதை’யொன்று கிராமத்தில் இன்றைக்கும் ஒலிக்கிறது. மறுவீடு வந்த மாப்பிள்ளைக்கு விசேஷமாக ஏதாவது செய்து தரவேண்டும் என்று விரும்பிய மாமியார், எள்ளில் கருப்பட்டி சேர்த்து உரலில் இடித்து உருண்டை பிடித்துக் கொடுத்தாராம். அதை பார்த்து பரிகசித்த மாப்பிள்ளை, எள்ளுருண்டையை தொட்டுக்கூடப் பார்க்கவில்லையாம். அந்தநேரம் பார்த்து வானம் இருண்டு மழைத்துளி உரலில் விழப்போக, எள் இடித்த உரலில் இருந்து கிளம்பியது பாருங்கள் ஒரு வாசனை... ஊரையே மயக்கி விட்டது. மாப்பிள்ளையையும் சேர்த்துத்தான். ஆனால் அதற்குள் உருண்டை அனைத்தும் காலியாகிவிட்டது. ஆனால் மாப்பிள்ளையால் வாயடக்க முடியவில்லை. சுற்றும் முற்றும் பார்த்த மாப்பிள்ளை, உரலுக்குள் தலையை விட்டாராம். இதைப் பார்த்து ஊரே சிரித்ததாம்.

எள்ளாக இருக்கட்டும், நிலக்கடலையாக இருக்கட்டும், பொட்டுக்கடலையாக இருக்கட்டும், பொறியாக இருக்கட்டும்.. அனைத்தையும், வெல்லமோ, கருப்பட்டியோ சேர்த்து உருண்டை பிடித்து வைத்துக் கொள்வது கிராமத்து வழக்கம். உருண்டை பிடிப்பதில் பல பலன்கள் உண்டு. எண்ணெய் பயன்பாடு இல்லை. சீக்கிரம் கெட்டுப்போகாது.

முன்பெல்லாம் கெட்டி உருண்டை என்றொரு பதார்த்தம் பெட்டிக்கடைகளில் கிடைக்கும். இப்போது தேடியலைந்தாலும் கிடைக்காது. அரிசிமாவில் பொட்டுக்கடலையும், வெல்லப்பாகும் சேர்த்து சூட்டோடு சூடாக உருட்டி விடுவார்கள்.. குழந்தைகளின் பல்பலம் சோதிக்கும் பதார்த்தம். அதேபோல், பொறி உருண்டை...

இதன் மொறு, மொறு சுவைக்கு இப்போதுள்ள எந்த பதார்த்தமும் ஈடாகாது.

கேரளாவில், ஏராளமான உருண்டை வடிவ பதார்த்தங்கள் உண்டு. அவற்றில் ஒன்று தான் பெருவிளங்காய். ஒரு கேரள சமையல்காரரிடம் பெயர் காரணம் கேட்டேன். "பொருள் விளங்காய் தான் பெருவிளங்காய் ஆகிவிட்டது" என்றார். ஒன்றும் விளங்கவில்லை. உருண்டையே விளங்கா வடிவம். பெருவிளங்காயும் பொருள் விளங்காயாக இருக்கிறது.

கேரளாவில் எல்லா இனிப்பகங்களிலும், பெட்டிக் கடைகளிலும் கூட பெருவிளங்காய் கிடைக்கிறது. தரமான இனிப்பகத்தில் வாங்குவது நல்லது. சுவையில் நம்மூர் கெட்டி உருண்டையை பின்னுக்குத் தள்ளிவிடும். நிறைய சத்துக்கள் பொதிந்திருக்கிறது. வெல்லத்துக்குப் பதில் கருப்பட்டி பயன்படுத்தினால் இன்னும் நல்லது. என்ன ஒன்று, இதைச் சாப்பிடவும் பல்பலம் வேண்டும்.

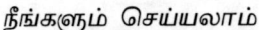
நீங்களும் செய்யலாம்

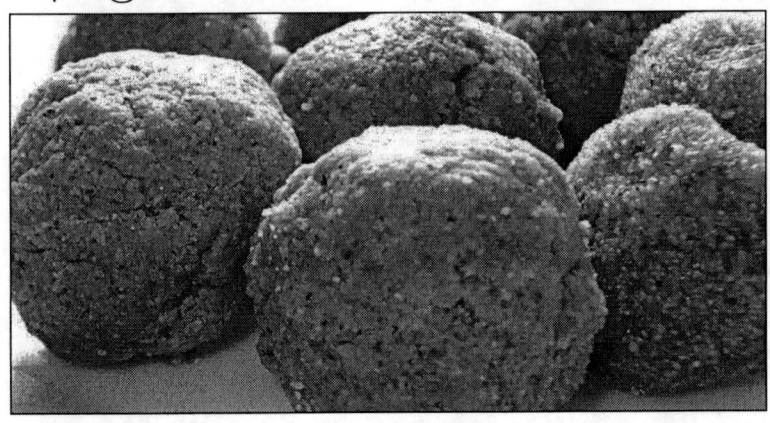

புழுங்கல் அரிசி	- 250 கிலோ
பச்சரிசி	- 250 கிராம்
பாசிப்பருப்பு	- 200 கிராம்
வெல்லம்	- அரைக்கிலோ
ஏலக்காய்	- தேவையான அளவு
தேங்காய் கொப்பரை	- அரைமூடி
கோதுமை	- ஒரு கைபிடி

வெ. நீலகண்டன்

அரிசிகள், கோதுமை, பாசிப்பருப்பு, ஏலக்காய் நான்கையும் மென்மையாக வறுத்து, 'நற நற' பதத்தில் தனித்தனியே மிக்சியில் அரைத்து எல்லாவற்றையும் ஒன்றாக கலந்து கொள்ளுங்கள். கொப்பரையை சிறுசிறு துண்டுகளாக வெட்டி அரைத்த மாவில் சேர்த்துக் கொள்ளுங்கள். வெல்லத்தை உடைத்துப் போட்டு மூழ்கும் அளவுக்கு தண்ணீர் ஊற்றி பாகு காய்ச்சுங்கள். வெல்லம் கரைந்து, கொதி வந்ததும் அடியில் தங்கும் தூசிகளை அகற்றிவிட்டு, மாவைக் கொட்டி சூட்டோடு சூடாக எலுமிச்சை அளவுக்கு உருண்டை பிடியுங்கள். பெருவிளங்காய் ரெடி.

33
பெசன் உண்டா

எர்ணாகுளம், ஆலப்புழா, கொச்சின், கோட்டயம் உள்ளிட்ட கேரளப் பகுதிகளில் கொங்கணியைத் தாய்மொழியாகக் கொண்டவர்கள் ஆயிரக்கணக்கில் வசிக்கிறார்கள். இவர்களது, பண்பாடு, கலை, கலாச்சாரம், உணவு எல்லாமே கேரளாவில் இருந்து சற்று வேறுபட்டது. இவர்களது பூர்வீகம் கோவா என்கிறார்கள். சரஸ்வதி ஆற்றின் கரையில் வசித்தவர்களே கொங்கணிகள் என்ற கருத்தும் உண்டு. இந்தியாவின் வடமேற்கில் ஓடிய சரஸ்வதி ஆறு, 1900களில் நிலநடுக்கம் காரணமாக நிலத்துள் அமிழ்ந்து விட்டது. அதனால் அப்பகுதியில் வசித்தவர்கள் இந்தியாவெங்கும் இடம்பெயர்ந்ததாக வரலாற்றாசிரியர்கள் எழுதுகிறார்கள்.

கேரளாவில் வசிக்கும் கொங்கணியர்களின் உணவு வித்தியாசமானது. இவர்களில் 'கவுட சாரஸ்வத் பிராமணர்' என்ற பிரிவினரே கேரளாவில் அதிகம் வசிக்கிறார்கள். இவர்களது சைவ உணவு வகைகள் புகழ் பெற்றவை. பிற கேரளத்து மக்களைப் போலன்றி இவர்களது உணவில் தேங்காய் பயன்பாடு மிகவும் குறைவாகவே இருக்கிறது. எளிமையான செய்முறையில், நீண்டநாள் வைத்துச் சாப்பிடும் வகையில் அவர்கள் பதார்த்தங்களை செய்கிறார்கள். பாரம்பரிய தானியங்களைக் காட்டிலும் அதன் மதிப்புக்கூட்டிய மாவு வகைகளை அதிகம் பயன்படுத்துகிறார்கள்.

பெசன் உண்டா, கொங்கணியர்களின் திருமண வைபத்தில் செய்யப்படும் ஒரு பதார்த்தம். தமிழகத்தில் திருமணம், காதுகுத்து நிகழ்வுகளில் தாய்மாமன் சீர் செய்யும்போது, காப்பரிசி என்ற ஒருவகை இனிப்பு தவறாமல் இடம்பெறும். பச்சரிசியை களைந்து, வெயிலில் உலர்த்தி, ஒன்றிரண்டாக உடைப்பார்கள். தேங்காயை, சிறுசிறு துண்டுகளாக வெட்டி எண்ணெயில் வதக்கி, அதோடு எள், வறுகடலையையும் அரிசியில் சேர்த்துக் கொள்வார்கள். வெல்லத்தைப் பாகுகாய்ச்சி அரிசியில் ஊற்றி, கிளறி, விதவிதமான பாத்திரங்களில் ஊற்றி அச்செடுத்து அலங்கரித்து, சீரோடு சேர்த்து தூக்கி வருவார்கள். நிகழ்வு முடிந்தபிறகு, உறவுகளுக்கு அதை பகிர்ந்தளிப்பார்கள். அதைப்போலவே கொங்கன் பகுதியில் பெசன் உண்டா. திருமண விழாக்களில் சீரோடு சேர்த்து அனுப்புவார்கள்.

பெசன் உண்டாவுக்கு இன்னொரு சிறப்பும் உண்டு. இது கிருஷ்ணனுக்கு பிடித்தமான பதார்த்தம். கோகுலாஷ்டமி அன்று, சீடை, முறுக்கு, தேன்குழல், பொங்கலோடு சேர்த்து பெசன் உண்டாவையும் செய்து படைக்கிறார்கள். சில கிருஷ்ணர் கோவில்களில் இதை பிரசாதமாகவே தருகிறார்கள்.

கேரள இனிப்பகங்களில் கோகுலாஷ்டமி நேரத்தில் இது விற்பனைக்கு வருகிறது. மிகவும் சுவையான இந்த பதார்த்ததை நீண்ட நாட்கள் வைத்துச் சாப்பிடலாம்.

நீங்களும் செய்யலாம்

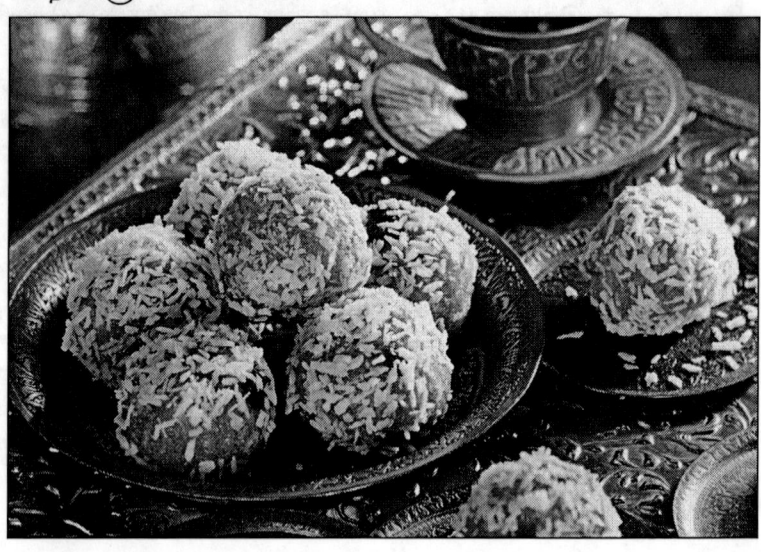

கடலை மாவு	-	கால்கிலோ
டால்டா	-	200 கிராம்
சர்க்கரை	-	200 கிராம்
ஏலக்காய்த்தூள்	-	தேவையான அளவு
முந்திரிப்பருப்பு	-	50 கிராம்
நெய்	-	சிறிதளவு

சர்க்கரையை மிக்சியில் போட்டு தூளாக அடித்துக் கொள்ளுங்கள். முந்திரியை நெய் விட்டு வறுத்துக் கொள்ளுங்கள். கடலை மாவில் பாதியளவு டால்டா சேர்த்து, தண்ணீர் தெளித்து நன்கு பிசைந்து 2 மணி நேரம் வைத்துவிடுங்கள். பின்னர் இந்த மாவை மிதமான தீயில் வைத்து, இடையிடையே மீதமுள்ள டால்டாவை விட்டு அடிப் பிடித்து விடாமல் நன்கு கிளறுங்கள். பொன்னிறப் பதம் வந்ததும் இறக்கி, சற்று சூடு ஆறியதும் சர்க்கரை, ஏலத்தூள், முந்திரியைக் கலந்து நன்கு பிசைந்து, சிறு, சிறு உருண்டைகளாக பிடியுங்கள். பெசன் உண்டா ரெடி.

வெ. நீலகண்டன்

34
பைனாப்பிள் கிச்சடி

இயற்கை, வஞ்சனையில்லாமல் அழகைக்கொட்டி வைத்திருக்கும் சொர்க்கபூமியாகிய கேரளாவில், கால்வைத்தாலே மனம் குதூகலமாகிவிடும். தமிழும், சமஸ்கிருதமும் சரிவிகிதத்தில் சதிராடும் மலையாளத்தில், சேச்சி, சேட்டா, கொச்சன், மோனே, மோளே... என அந்நிய மனிதர்களைக் கூட உறவுகூறி 'விளிக்கும்' கேரளத்து மக்களின் அன்பு, இணையற்றது. உணவும் அப்படித்தான்.

உடம்புக்கு ஒவ்வாத செயற்கைக் கூட்டுப்பொருட்கள் கலவாத, தூய உணவுகள். பசியை விட இயற்கையான ருசிக்கும், சக்திக்கும் பிரதான இடம் கொடுப்பவர்கள் கேரளத்து மக்கள்.

தானியங்கள், பழங்கள் என பெரும்பாலும் இயற்கை வழிப்பட்ட உணவுகள். சாப்பிட்டு முடித்தால் கலவையான சுவையொட்டி இருக்கும் நாக்கில். இன்னும் கூட கேரளத்து கிராமங்களில் குண்டுச் சம்பாவை உரலில் குத்தி அதன் அரிசியின் மேலுமி சிதறாமல் சோறாக்கி சாப்பிடுகிறார்கள். குண்டுச் சம்பாச்சோறு வேகும்போதே நான்கு வீதிக்கு மணக்கும்.

பண்டிகைக் கொண்டாட்டங்களில் உணவு முக்கிய இடம்பெறும். குறிப்பாக ஓணம், விஷு பண்டிகைகளில் கேரள உணவுகளின் விஸ்வரூபத்தை தரிசிக்கலாம். ஓணத்தின் போது 60க்கும் மேற்பட்ட உணவுகளை சமைத்து படைப்பார்கள்.

தேங்காய் அதிகம் விளையும் பூமி என்பதால் கேரள உணவுகளில் அதன் தாக்கம் இருக்கிறது. பெரும்பாலும் தேங்காய்பால், தேங்காய்ப்பூ பயன்படுத்துகிறார்கள். அருசுவை என்றாலும், இனிப்பும், காரமும் தான் கேரள உணவின் பிரதான அடையாளங்கள். சில உணவுகளில் இரண்டு சுவையும் ஒன்றாகவே இருக்கும். பைனாப்பிள் கிச்சடி அப்படியான ஒரு உணவு தான். தொட்டுக்கொள்ளும் துணை உணவு என்றாலும் இதையே தனித்து சாப்பிடும் அளவுக்கு சுவை ஈர்க்கிறது.

அன்னாசி பழத்தை கேரளாவில் 'பிரித்திச் சக்கை' என்கிறார்கள். பிரேசில் மற்றும் பராகுவேயை பிறப்பிடமாகக் கொண்ட இப்பழத்தில் மாங்கனீஸ், பொட்டாசியம், கால்சியம் என பல சத்துக்கள் பொதிந்திருக்கின்றன. தொடர்ந்து அன்னாசி சாப்பிட்டால் தொப்பை குறையும் என்கிறார்கள். பித்தத்துக்கு அருமருந்து என்கிறது சித்தம். தொடக்கத்தில் கேரளாவில் ரப்பர் தோட்டங்களுக்கு வேலியாகத் தான் அன்னாசிச் செடி பயன்படுத்தப்பட்டது. பழத்தின் அருமை தெரிந்தபிறகு தனியாகவே பயிரிடுகிறார்கள். பலவிதங்களில் அன்னாசியை உணவாகப் பயன்படுத்துகிறார்கள்.

அன்னாசி கிச்சடி 'ஸத்ய'வின் முக்கிய அங்கம். கேரளாவின் பெரிய உணவகங்களின் மதிய உணவில் அன்னாசி கிச்சடியை ருசிக்கலாம். திருமண விருந்துகளில் கட்டாயம் இடம்பெறும்.

உடம்பை உறுத்தாத இதமான சீதோஷ்ணம்.. தனித்தனியாக உதிரும் குண்டு சம்பா சாதம்.. மணக்க, மணக்க நெய்விட்டு, அன்னாசி கிச்சடியை சைடிஷாக தொட்டுக்கொண்டு சாப்பிடும் அனுபவம் சுகமானது.

நீங்களும் செய்யலாம்

பழுத்த அன்னாசிப்பழம்	-	*1*
மிளகாய்த்தூள்	-	*1 டீஸ்பூன்*
மஞ்சள்த்தூள்	-	*அரை டீஸ்பூன்*
சீரகம்	-	*1 டீஸ்பூன்*
தேங்காய்	-	*அரைமூடி*
சர்க்கரை	-	*300 கிராம்*
கட்டித்தயிர்	-	*2 கப்*
தேங்காய் எண்ணெய்	-	*2 டீஸ்பூன்*

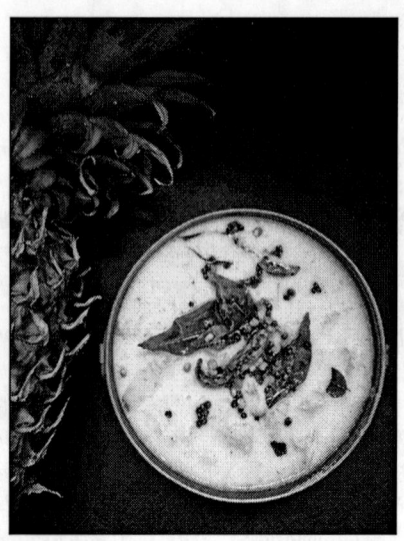

காய்ந்தமிளகாய்	–	5
கடுகு	–	1 டீஸ்பூன்
உப்பு, கறிவேப்பிலை	–	தேவையான அளவு

அன்னாசிப்பழத்தை தோல்சீவி, நடுவில் உள்ள தண்டை எடுத்துவிட்டு சிறிய துண்டுகளாக வெட்டிக்கொள்ளவும். தேங்காய், சீரகத்தைச் சேர்த்து அரைத்துக் கொள்ளவும். கொஞ்சமாக தண்ணீர் ஊற்றி மிளகாய்த்தூள், மஞ்சள்தூள், உப்புச் சேர்த்து அன்னாசிப்பழத்தை வேகவைக்கவும். வெந்து வாசனை பரவும் நேரத்தில் அரைத்துவைத்துள்ள கலவையையும், சர்க்கரையையும் சேர்க்கவும். பழம் குழையும் போது தயிரைப் போட்டு கிளறி இறக்கவும்.

இன்னொரு வாணலியில் தேங்காய் எண்ணெய் ஊற்றி காய்ந்தமிளகாய், கடுகு, கறிவேப்பிலை போட்டு தாளித்து, இறக்கிய கலவையில் கொட்டினால் பைனாப்பிள் கிச்சடி ரெடி.

35
சக்கை வரட்டி

'சக்கை இருந்தா மக்க(ள்) தேவையில்லை..' என்று கேரளாவில் ஒரு பழமொழி உண்டு. அங்கு, வீட்டுக்கு வீடு வாசற்படி இருக்கிறதோ இல்லையோ, சக்கைமரம் நிற்கிறது. சக்கைமயக்கு, சக்கை அவியல், சக்கைத்துவரன், சக்கைப் புளிக்கறி, சக்கைப்புட்டு, சக்கைப் பெரட்டி, சக்கைக்குரு பொறியல், சக்கை உணக்கு வற்றல், சக்கை நெத்தோலி, சக்கைக்கூனி என கேரளஉணவு சக்கையைக் கொண்டாடுகிறது. அவ்விதமான பதார்த்தங்களில் சக்கைவரட்டி மிகவும் தனித்தன்மை வாய்ந்த இனிப்பு.

சக்கை என்றால் பலாப்பழம். வரட்டி என்றால் நம்மூரில் வேறு பொருள். கேரளமக்கள் வதக்குவதைத் தான் வரட்டி என்கிறார்கள். பலாப்பழத்தை வதக்கி உருவாக்கப்படும் ஒரு பதார்த்தம். பார்க்க கருப்பு அல்வா போல இருக்கும் சக்கை வரட்டி, சுவையில் பஞ்சாமிர்தத்தை நினைவுப்படுத்துகிறது.

இந்தியாவின் மேற்குத் தொடர்ச்சி மலை தான் பலாவின் தாயகம். இப்போது இந்தியாவுக்கு இணையாக இலங்கை, மலேசிய நாடுகளிலும் பலா விளைகிறது. நம்மூர் வேர்ப்பலாவைப் போல இலங்கையில் விளையும் தேன்பலா மிகவும் ருசியானது. யாழ்பாணத்து மக்களுக்கு பனை எப்படியோ, அந்த அளவுக்கு கொழும்பு மக்களின் வாழ்க்கையில் கலந்தது பலா. 1977களில்

சிறீமாவோ பண்டாரநாயகா ஆட்சிக்காலத்தில் இலங்கையில் ஏற்பட்ட வரலாறு காணாத பஞ்சத்தை, மூன்று வேளையும் பலாக்காய்களை அவித்துச் சாப்பிட்டே ஜெயித்தார்கள் இலங்கை மக்கள். தாய்லாந்து, பிலிப்பைன்ஸ் நாடுகளிலும் பலா முக்கிய உணவுப்பொருள். மிகப்பெரும் ஏற்றுமதி மூலமாகவும் அம்மக்கள் பலாவைப் பயன்படுத்துகிறார்கள். அதேநேரம், பல மேலைநாடுகளில் பலாவை தீண்டத்தகாத பொருளாகப் பார்க்கிறார்கள். குறிப்பாக, அமெரிக்கர்களுக்கு பலாவின் வாசனையே பிடிக்காதாம்.

இந்தியாவைப் பொறுத்தவரை தென்னிந்தியா தான் பலா உற்பத்தி மண்டலம். தமிழகத்தில் பண்ருட்டி, கர்நாடகாவில் குடகு பகுதிகளில் பலா விளைகிறது. கேரளாவில் பிரித்துச் சொல்ல முடியாத அளவுக்கு மண் கிடக்கும் இடமெல்லாம் விளைந்து குவிகிறது பலா.

கூழைச்சக்கா, வரிக்கச்சக்கா என இரண்டுவகை பலாப்பழங்கள் அங்கு விளைகின்றன. கூழை, பழத்துக்கு தகாது. வற்றல், கறிவகைகளுக்கு பயன்படுத்தலாம். வரிக்கை மிகவும் தித்திப்பானது. செம்பருத்தி வரிக்கை, கற்பூர வரிக்கை, வேர்வருக்கை, பூச்சி வரிக்கை, ரசவரிக்கை, ஆனவரிக்கை என வரிக்கையில் பலவகை இருக்கிறது. சக்கை வரட்டிக்கு செம்பருத்தி வரிக்கை, ரசவரிக்கையைப் பயன்படுத்துகிறார்கள்.

நன்கு பழுத்த பழங்கள்தான் வரட்டிக்குத் தகுந்தது. சீசனில் மட்டுமே பலா கிடைக்கும் என்பதால் நெடுநாள் வைக்கத் தகுந்தாற்போல் அதை பல்வேறு விதங்களில் பக்குவப்படுத்தி வைத்துக் கொள்கிறார்கள். பழத்தை பாகோடு சேர்த்து வதக்கி வரட்டியாக்கினால் 2 மாதத்துக்கு வைத்துச் சாப்பிடலாம். குளிர்சாதனப் பெட்டியில் வைத்தால் 5 மாதம் கெடாது.

சக்கை வரட்டி கேரள இனிப்பகங்கள் அனைத்திலும் கிடைக்கிறது. குறிப்பாக, திருவனந்தபுரம் பத்மநாபசுவாமி கோவிலை ஒட்டி, பழவங்காடி பகுதியில் உள்ள 'மகா சிப்ஸ்' என்ற கடை சக்கை வரட்டிக்குப் பெயர் போனது.

வயிற்றுக்குப் பாதகம் செய்யாத சத்தான இனிப்பு சக்கை வரட்டி.

நீங்களும் செய்யலாம்

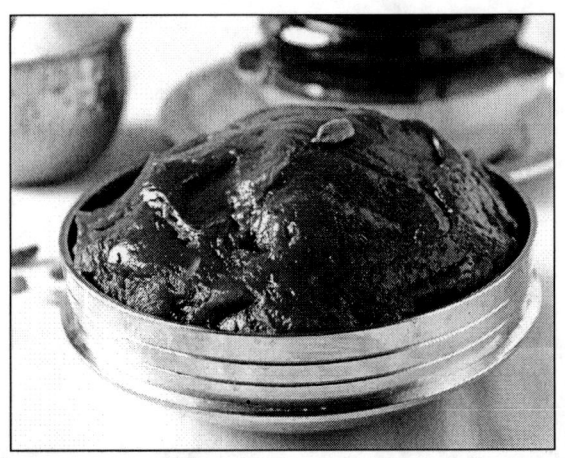

பலாச்சுளை	–	1 கிலோ
வெல்லம்	–	அரைகிலோ
நெய்	–	200 கிராம்
ஏலக்காய்	–	தேவையான அளவு

பலாப்பழத்தின் கொட்டைகளை நீக்குங்கள். வெல்லத்தை பாகு காய்ச்சி, அடியில் தங்கும் துகள்களை வாரி எடுத்து விடுங்கள். வாணலியில் லேசாக நெய் ஊற்றி பலாப்பழத்தைக் கொட்டி வதக்குங்கள். நன்றாக வதங்கிவரும் நேரத்தில் வெல்லப்பாகை ஊற்றி கிளறுங்கள். பாகும், பழமும் இரண்டறக் கலந்து பொட்டுப்பொட்டாக கொதிவரும் தருணத்தில் ஏலக்காய், நெய்யைப் போட்டு கரண்டியில் ஒட்டாத பதத்துக்கு வரும் வரையில் கிளறி, இறக்கிவிடுங்கள். சக்கை வரட்டி ரெடி.

36
கூழ் கொழுக்கட்டை

கூழ் தெரியும். கொழுக்கட்டையும் தெரியும். அதென்ன கூழ் கொழுக்கட்டை...? அம்மனுக்கு உகந்த ஆடி மாதத்தில் கேரள அம்மன்கோவில்களுக்குச் சென்றால் கூழ் கொழுக்கட்டையின் மகத்துவத்தை அறியமுடியும்.

திருப்பதி வடை, அழகர்கோவில் தோசை போல அம்மனின் அருள் நிரம்பிய பிரசாதம் இந்தக் கூழ் கொழுக்கட்டை. நம்மூரில் அம்மன் கோவில்களில் கூழ் ஊற்றுவதைப் போல கேரளாவில் கூழ் கொழுக்கட்டை தருகிறார்கள்.

ஆடிமாதம் பற்றி ஏகப்பட்ட நம்பிக்கைகள் உண்டு. சில விஞ்ஞானப்பூர்வமானவை. சில வேடிக்கையானவை. ஆடிமாதம், திருமணம் போன்ற சுபகாரியங்கள் ஏதும் நடக்காது. புதுமண தம்பதிகளையும் பிரித்து வைப்பார்கள். ஆடிக்கு முதல்நாளே பெண்ணையும், மாப்பிள்ளையையும் அழைத்துவந்து விருந்துவைத்து, சீர்கொடுத்து, பெண்ணை வைத்துக் கொண்டு மாப்பிள்ளையை மட்டும் அனுப்பி விடுவார்கள். 'ஆடிக்கு அழைக்காத மாமியாரை தேடிப்பிடித்து அடி' என்று சொலவடையே உண்டு. பிரித்து வைப்பதற்கு காரணம், ஆடியில் தம்பதிகள் சேர்ந்திருந்தால் சித்திரையில் குழந்தை பிறக்கும் என்பதுதான். சித்திரை கொடுங்கோடை என்பதால் அம்மை போன்ற நோய்கள் குழந்தையைத் தாக்கக்கூடும். 'சித்திரையில் குழந்தை பிறந்தால் சீரழியும்' என்றும் ஒரு பழமொழி உண்டு.

ஆடிமாத தட்பவெப்பமானது மனித உடலை பலம் குன்றச்செய்யும் என்கிறது ஆயுர்வேதம். பருவமழை தொடங்கும் என்பதால், குளிரும், வெப்பமும் சமநிலையில் இருக்காது. அதனால் நோய்கள் பரவும். அத்தருணத்தில் புதுமணத் தம்பதிகள் இணைந்திருந்தால், அவர்களுக்கு மட்டுமின்றி, கருக்கொள்ளும் குழந்தைக்கும் நோய் ஏற்படக்கூடும். இதுவும் பிரித்து வைப்பதற்கான காரணங்களில் ஒன்று.

கிராமப்புறங்களில் இன்னுமொரு காரணத்தையும் சொல்கிறார்கள். ஆடிமாதம் மழைபெய்து குளம், குட்டைகள் நிரம்புகிற நேரம். இராப்பகலாக விவசாய வேலைகள் நடக்கும். 'ஆடிப்பட்டம் தேடி விதை' என்பார்கள். ஆடியில் விதைத்தால் தையில் புதுநெல் அறுக்கலாம். இளவட்ட தம்பதிகள் இணைந்திருந்தால் விவசாய வேலை விறுவிறுப்பாக நடக்காது. பிரித்து வைப்பதற்கு இதுவும் ஒரு காரணம்.

தமிழகத்தில் மட்டுமல்ல, ஆந்திராவிலும் வேடிக்கையான ஆடி நம்பிக்கைகள் உண்டு.

ஆடி பிறந்துவிட்டால் சம்மந்திகள் (மாப்பிள்ளையின் அம்மாவும், பெண்ணின் அம்மாவும்) ஒருவர் முகத்தை ஒருவர் பார்த்துக் கொள்ள மாட்டார்கள். ஒருவேளை சந்திக்க நேர்ந்தால் முகத்தை சேலைத்தலைப்பால் மறைத்துக் கொண்டபடி தான் பேசுவார்கள். செவ்வாய்கிழமைகளில் மாமியாரும், மருமகளும் கூட முகம் பார்க்கக்கூடாது. அதேபோல் ஆடிமாதம் வீட்டை காலி செய்ய மாட்டார்கள். புதிய வீட்டுக்குக் குடிபோக மாட்டார்கள். ஜாதகம் பார்க்கமாட்டார்கள். பெரும்பயணம் செல்லமாட்டார்கள்.

ஆடி மாதத்தில் சூரியன் வடக்கில் இருந்து தெற்கு நோக்கி தனது பயணத்தைத் தொடங்கும். பகல்பொழுது குறைவாகவும், இரவு நீண்டும் காணப்படும். 'ஆடிக்காத்தில் அம்மியே நகரும்' என்று சொல்லும் அளவுக்கு காற்றும், மழையும் கலந்துகட்டி அடிக்கும். மழையும், காற்றும் மக்களை வதைக்கக்கூடாது என்பதால் தான், இம்மாதத்தை மாரியம்மனுக்கு உகந்த மாதமாக கருதி வழிபட்டு இயற்கையை சாந்தப்படுத்துகிறார்கள். இயற்கை வழிபாட்டின் தொடர்ச்சி தான் அம்மன் வழிபாடும். கூழ், ஆடியின் உக்கிரத்துக்கு உகந்த உணவு. எளிதில் ஜீரணம் ஆகி சத்து உடம்பில் படியும்.. உடலின் குளிர்ச்சியை சமப்படுத்தும்.

கேரளாவில் அம்மன் வழிபாடு பிரதானமானது. மாங்கோட்டு பகவதி, செங்கன்னூர் பகவதி, கொடுங்கலூர் பகவதி, சோட்டாணிக்கரை

பகவதி, மீன்குளத்தி பகவதி, ஆற்றுக்கால் பகவதி, சக்குளத்துக்காவு பகவதி, நவக்கரை துர்கா பகவதி என புகழ்பெற்ற அம்மன் தலங்கள் கேரளாவெங்கும் உண்டு. மாரியம்மன் வழிபாடும் நடக்கிறது. ஆற்றுக்கால் பகவதி கோவிலை பெண்களின் சபரிமலை என்பார்கள். உலகில் பெண்கள் அதிகம் கூடும் கோவில் இதுதான். பிப்ரவரி மாதம் நடக்கும் 'பொங்காலை விழா'வில் 20 லட்சத்துக்கும் மேற்பட்ட பெண்கள் கூடி பொங்கலிட்டு வழிபடுவார்கள். சுமார் 25 கிலோமீட்டர் சுற்றளவுக்கு அடுப்பு புகையும்.

கேரளத்து அம்மன் கோவில்களில் தரப்படும் இந்த கூழ் கொழுக்கட்டை ருசியானது மட்டுமல்ல, மகத்துவம் நிறைந்தது. பெயரில் கொழுக்கட்டை இருந்தாலும் வடிவம் வேறானது. கொழுக்கட்டை பிடித்து கொதிக்கும் தண்ணீரில் போட்டு வேக வைக்கிறார்கள். மாவும், நீருமாக மாறிவிடுகிறது. வெள்ளி மற்றும் செவ்வாய்கிழமைகளில் பெண்கள் எண்ணெயிட்டு தலைகுளித்து, அம்மனுக்கு பொங்கலிட்டு, கூழ் கொழுக்கட்டை செய்து வணங்குவது மரபு. தாலிபலம் கூடும், செல்வம் பெருகும் என்பது நம்பிக்கை.

நம்பிக்கையை விட மகத்துவமானது இந்த உலகத்தில் வேறென்ன இருக்கிறது..?

நீங்களும் செய்யலாம்

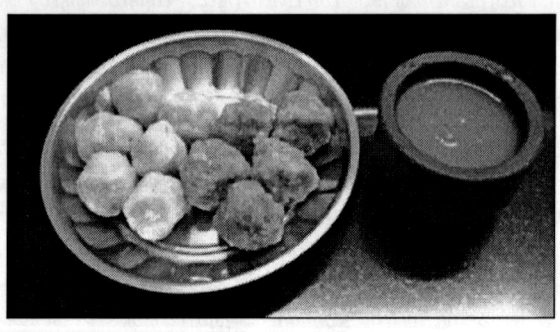

பச்சரிசி	- அரைகிலோ
வெல்லம்	- முக்கால் கிலோ
தேங்காய்	- அரை மூடி
சுக்கு	- சிறிதளவு
ஏலக்காய்	- தேவையான அளவு

அரிசியை ஊறவைத்து, உரலில் இடித்து, மாவை வறுத்துக் கொள்ளுங்கள். உரல் இல்லாவிட்டால் கிரைண்டர் அல்லது மிக்சியில் கெட்டியாக அரைத்தெடுக்கலாம். தேங்காயைத் துருவிக் கொள்ளுங்கள். ஏலக்காய், சுக்கை பொடித்துக் கொள்ளுங்கள். வெல்லத்தைப் பாகு காய்ச்சுங்கள். மாவில், ஏலம், சுக்கு, தேங்காய்ப்பூவைக் கலந்து, பாகை ஊற்றி, கெட்டியாகப் பிசைந்து, சிறிய உருண்டைகளாக பிடித்துக் கொள்ளுங்கள். ஒரு வாணலியை அடுப்பில் வைத்து, கால்பாகத்துக்கு தண்ணீர் ஊற்றி கொதிக்க வையுங்கள். நன்றாக கொதிக்கும் போது உருட்டி வைத்துள்ள கொழுக்கட்டைகளை ஒவ்வொன்றாக எடுத்து தண்ணீருக்குள் போடுங்கள். மிதமான தீயில் கால்மணி நேரம் கொதிக்க விட்டு இறக்குங்கள். கூழ் கொழுக்கட்டை ரெடி.

வெ. நீலகண்டன்

37
பழம் பொரி

ஆண்டுதோறும் ஏற்படும் 27 லட்சம் பேரின் மரணத்தை பழங்கள், காய்கறிகள் சாப்பிடுவதால் தடுத்து விட முடியுமாம். ஒவ்வொருவரும் நாளொன்றுக்கு குறைந்தது 400 கிராம் அளவுக்கு பழங்கள், காய்கறிகளைச் சேர்த்துக் கொள்ள வேண்டும் என்று நிர்ணயித்திருக்கிறார்கள். நாம் இதில் மிகவும் பின்தங்கியிருக்கிறோம். குறிப்பாக, கிராமங்கள். ஆனால் கேரள மக்கள் இதில் தெளிவாக இருக்கிறார்கள். கிராமம், நகரம் வேறுபாடில்லாமல் உணவில் காய்கறிகளுக்கு இணையாக பழங்களைச் சேர்க்கிறார்கள். குறிப்பாக வாழைப்பழம். நேந்திரன், பேயன், பாளையங்கொட்டன், மொந்தன், சிங்கன், துளுவன், செந்துளுவன், நெய்த்துளுவன், ரசகதலி, மட்டி, பச்சைப்பழம்... உள்ளூர் விளைச்சல் தவிர தமிழகத்தின் பல மாவட்டங்களில் இருந்து அங்கங்கு விளையும் பழவகைகளை கேரளத்துக்கு ஏற்றுகிறார்கள். இந்த விஷயத்தில் கேரளமக்கள் செலவைப் பற்றிக் கவலைப்படுவதில்லை.

பல பழவகைகள் இருந்தாலும் கேரளத்து மக்களுக்கு நேந்திரன் மேல் ஒரு காதல் தான். இது நல்ல பசிவிரட்டி. சாப்பாடு இருக்கிறதோ இல்லையோ... ஒரு பழத்தை உள்ளே தள்ளிவிட்டால் இருவேளைக்குப் பசிக்காது. இப்பழத்தை பல விதங்களில் பயன்படுத்துகிறார்கள். நம்மூரில் சாலையோர டீக்கடைகளில் மணக்க மணக்க வாழைக்காய் பஜ்ஜி போடுவதைப் போல,

கேரளாவில் வாழைப்பழத்தில் பஜ்ஜி போடுகிறார்கள். அந்த பஜ்ஜியின் பெய தான் பழம்பொரி. சிறிய வேறுபாடு, இங்கு கடலைமாவில் போடுகிறார்கள். அங்கே மைதா பிளஸ் அரிசிமாவு. இதை ஏத்தங்காய் பணியாரம் என்றும் சொல்வார்கள். மாலை வேளைகளில் வீதிக்கு வீதி பழம்பொரி போடும் வாசனை நாசியை ஈர்க்கிறது. அதுவும் தேங்காய் எண்ணெயில் பொரிப்பதால் வாசனையே வாவென அழைத்துச் சாப்பிடச் சொல்லும். சர்க்கரையின் தித்திப்பும், பழத்தின் தித்திப்பும் சேர்ந்து நெடுநேரம் நாற்கில் நிற்கிறது.

நீங்களும் செய்யலாம்

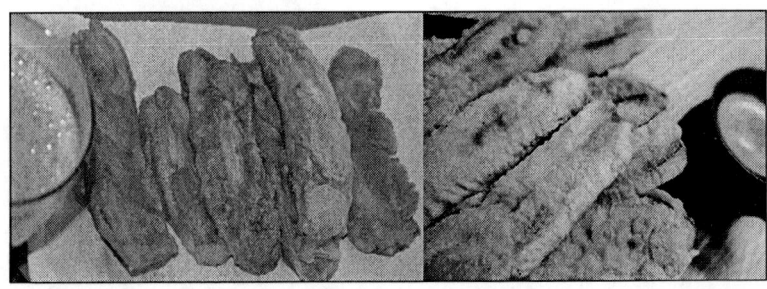

மைதா	-	*அரைகிலோ*
நடுத்தரமான நேந்திரம் பழம்	-	*5*
சர்க்கரை	-	*300 கிராம்*
அரிசிமாவு	-	*கால்கிலோ*
மஞ்சள்தூள்	-	*சிறிதளவு*
உப்பு	-	*தேவையான அளவு*
தேங்காய் எண்ணெய்	-	*பொரிக்கத் தேவையான அளவு*

பஜ்ஜிக்கு வாழைக்காய் வெட்டுவதைப் போல நேந்திரம் பழத்தை நீளநீளமாக வெட்டிக் கொள்ளுங்கள். மைதா, அரிசிமாவு, சர்க்கரை, மஞ்சள் தூள், உப்பு அனைத்தையும் ஒன்றாக கலந்து சற்று கெட்டியாக கரைத்துக் கொள்ளுங்கள். பஜ்ஜி மாவு பதம் இருக்க வேண்டும். பழத்துண்டை மாவில் நனைத்து, தேங்காய் எண்ணெயில் சிவக்கப் பொரித்தெடுங்கள். சுவையான பழம்பொரி தயார்.

38

கோதுமைப் புட்டு

கேரளத்துக்கும், குமரிக்கும் உள்ள பந்தம் எல்லோரும் அறிந்தது தான். கேரளத்துக்கும், ஈழத்துக்கும் உள்ள பந்தம் இன்னும் இறுக்கமானது. யாழ்ப்பாணத்தோடு சேரநாட்டு மக்கள் மிகுந்த நெருக்கம் கொண்டிருந்தார்கள். பாலைக்காட்டு கணவாய் வாயிலாக தென்னிலங்கைக்கும், யாழ்பாணத்துக்கும் சென்று வணிகம் செய்து திரும்பினார்கள். இந்த நட்பு பிரிக்க முடியாத அளவுக்கு ஒரு பண்பாட்டுப் பந்தத்தையும் உருவாக்கி விட்டது. குறிப்பாக உணவு. யாழ்ப்பாணத்து சைவம் மட்டுமின்றி பல அசைவ உணவுகளும் கேரளத்தை ஒத்தேயிருக்கிறது. தேங்காய்ப் பயன்பாடு, கடலுணவு பயன்பாட்டிலும் பல ஒற்றுமைகள். கேரளத்தைப் போலவே ஈழமண்ணிலும் தென்னைகளின் ராஜ்ஜியம் தான். யாழ்பாணத்தில் புட்டு பிரதான உணவு. சாம்பார், பொரியல், வாழைப்பழம், பலாப்பழம், மாம்பழம் ஆகியவை புட்டின் துணை உணவுகள். கேரளத்திலும் புட்டுதான் பிரதானம். அவர்களும் இதே சைட் டிஷ்களைத் தான் பயன்படுத்துகிறார்கள். சேர நாட்டுக்கும், ஈழத்துக்குமான இந்த பந்தங்கள் பற்றி இன்னும் நிறைய களஆய்வு அவசியப்படுகிறது.

புட்டின் சுவைக்கு தேங்காய் தான் ஆதாரம். கேரளத்திலும் சரி, ஈழத்திலும் சரி... தேங்காயை பயன்படுத்துவதில் சில நுட்பங்களை கடைபிடிக்கிறார்கள். தேங்காய் பால் என்றால் அதற்கென்று

சில தென்னை மரங்கள்.., தேங்காய்ப்பூ என்றால் அதற்கென்று சில மரங்கள், இளநீருக்கென்று சில மரங்கள், தித்திப்பு அதிகம் தேவையென்றால் அதற்கென்று சில மரங்கள்.. இப்படி மரங்களையே வகைபிரித்து வைத்து தேங்காயை பயன்படுத்துகிறார்கள்.

அதைப்போலவே புட்டுக்கென்று சில தென்னை மரங்கள் உண்டு. தித்திப்பும், நீர்த்தன்மையும் நிறைந்த அம்மரங்களின் காய்களைத் தான் புட்டுவில் சேர்ப்பார்கள்.

முன்பெல்லாம் புட்டுக்கென்று பானைகள் இருக்கும். தென்னம்மட்டையை உரித்து பின்னபப்பட்ட சொளகில் மாவைப்போட்டு குத்தி, புட்டுக்குழி பாத்திரத்தில் சேகரிப்பார்கள். பின் மண்பானையில் நீரைக் கொதிக்கவிட்டு அதில் புட்டுக்குழியைப் போட்டு அவித்தெடுப்பார்கள். பின் இட்லித்தட்டு போல புட்டுத்தட்டு வந்தது. இப்போது நவீன வசதிகளோடு குழல்கள் வந்துவிட்டன.

கேரளாவைப் பொறுத்தவரை கேழ்வரகு, சோளம், ராகி, திணை, அரிசி, கோதுமை, பாசிப்பயறு, அவல் என எல்லாத் தானியங்களிலும் புட்டு செய்கிறார்கள். அசைவப் புட்டும் உண்டு. சுறா புட்டு, பெருமீன் புட்டு என ஜமாய்க்கிறார்கள். காய்கறிகளில் சேனை, உருளைக்கிழங்கைக் கொண்டும் புட்டு செய்கிறார்கள். பெரும்பாலும் காலை உணவு புட்டுத்தான். இரண்டு குழல் புட்டு, இரண்டு பாளையங்கோட்டன் வாழைப்பழம், இரண்டு அப்பளம், வேகவைத்த பயறு... சிலர் நெய்யும் சேர்த்துப் பிசைந்து சாப்பிடுகிறார்கள். எளிதாக செரிமானம் ஆகும். பழம், பருப்பு, பப்படம் சேர்வதால் இலகுவான சரிவிகித உணவாகவும் மாறிவிடும்.

கோதுமை நிறைய உயிர்ச்சத்துக்கள் நிறைந்த தானியம். இந்திய மருத்துவம், கோதுமையை மருந்துக்கு இணையாக கொண்டாடுகிறது. உடலுக்கு உடனடி திடத்தை வழங்கவல்ல உணவு. நாம் உப்புமாவோடு கோதுமையை உதறிவிடுகிறோம். வடஇந்தியர்களுக்கு அதுதான் உயிர். என்னதான் அரிசிச்சோறு சாப்பிட்டாலும் ரெண்டு சப்பாத்தியைப் பிய்த்துப் போட்டால் தான் அவர்களின் பசியடங்கும். அப்படியொரு பிணைவு.

தமிழகத்தில் நீலகிரி, பொள்ளாச்சி பகுதிகளில் மட்டும் கோதுமை கொஞ்சமாக பயிராகிறது. நீரிழிவு நோய் பாதிப்பு அதிகமாகிவரும் நிலையில் தென்னிந்திய மாநிலங்களில் கோதுமை உள்ளிட்ட தானிய உணவுகளுக்கு முக்கியத்துவம் ஏற்பட்டுள்ளது.

பெரும்பாலான கேரள உணவகங்களில் காலை உணவில் தினமும் ஒருவகை புட்டு கிடைக்கும். கோதுமைப்புட்டும் கியாரண்டி. கேரள மக்களின் விருந்தோம்பலிலும் கோதுமைப்புட்டு முக்கிய இடம்பெறுகிறது. வயிறையும், மனதையும் நிறையச்செய்து உறவைப் பலப்படுத்தும் உன்னத உணவு இது.

நீங்களும் செய்யலாம்

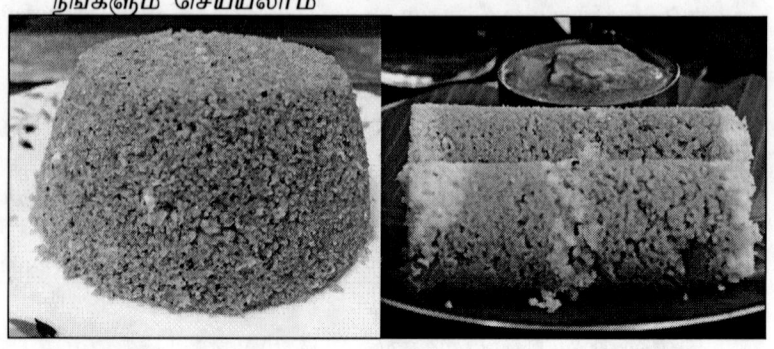

கோதுமை மாவு	-	200 கிராம்
சர்க்கரை	-	100 கிராம்
ஏலக்காய்	-	3
தேங்காய்	-	1 மூடி
உப்பு	-	தேவையான அளவு

மாவை சலித்து, வாசனை வரும் வரைக்கும் வறுத்து ஆறவைத்துக் கொள்ளுங்கள். தேங்காயை துருவி வைத்துக் கொள்ளுங்கள். உப்பை தண்ணீரில் கரைத்து மாவில் தெளித்து உதிரியாகப் பிசையுங்கள். தண்ணீர் அதிகமாக ஊற்றினால் மாவு திரண்டுவிடும். சிறிது, சிறிதாக தெளித்துப் பிசைய வேண்டும். புட்டுக்குழாயில் எண்ணெய் தேய்த்து முதலில் தேங்காய்ப்பூ, அடுத்து மாவு, அதன்மேல் சர்க்கரை என மாற்றி, மாற்றி வைத்து வேக வையுங்கள். வெந்ததும் இறக்கி உதிர்த்தால் கோதுமைப்புட்டு ரெடி. சர்க்கரையை புட்டுக்குழாயில் கொட்டாமல் தனியாகவும் சேர்த்து பிசைந்து கொள்ளலாம். வாழைப்பழம், பப்படம், வேகவைத்த பச்சைப்பயறு கலந்து பிசைந்து சாப்பிடலாம்.

39

சர்க்கரை வரட்டி

இனிப்புச் சுவைக்காக ஒவ்வொரு இனக்குழுவும் ஒவ்வொரு பொருளை பயன்படுத்தியுள்ளது. தொல்தமிழர்கள் இலுப்பைப் பூக்களை வேகவைத்து அந்த நீரால் இனிப்பு செய்தார்கள். பனைமரத்தின் சாற்றை இனிப்புக்கு உபயோகிக்கும் வழக்கமும் இருந்தது. அதன் தொடர்ச்சி தான் கருப்பட்டி, பனைவெல்லம், பனங்கற்கண்டெல்லாம்...

பனைமரத்தில் ஆண்மரம், பெண் மரம் என இரண்டு வகை உண்டு. ஆண்மரம் வெறும் பாளைகள் மட்டுமே விடும். காய்க்காது. பெண்மரம் தான் பழம் தரும். லாவகமாக மரத்தில் ஏறி, பாளைகளை சீவி, அதன்கீழே ஒரு பானையை இருகக்கட்டி வைத்து விட்டு இறங்கி விடுவார்கள். சொட்டுச் சொட்டாக மரத்தின் சாறு அந்தப்பானையில் வடியும். மறுநாள் அந்தச் சாற்றை சேகரித்து பதப்படுத்தி, காய்ச்சி ஒரு அச்சில் ஊற்றி பதப்படுத்துவார்கள். இலங்கையில் இன்றளவும் இது பயன்பாட்டில் இருக்கிறது. 'பனைத்தேன்' என்று இதைக் கொண்டாடுகிறார்கள்.

கடந்த ஐம்பதாண்டுகள் வரை தென் மாவட்டங்களில் பனைவெல்லம் தயாரிக்கும் தொழில் உச்சத்தில் இருந்தது. ஆயிரக்கணக்கான பனைமரங்கள் அடர்ந்திருந்தன. தயாரித்து வெளிநாடுகளுக்கு எல்லாம் அனுப்பினார்கள். இன்று ஆசைக்கு

நுங்கு வெட்டிச் சாப்பிடக்கூட மரங்கள் இல்லை. உடன்குடி உள்ளிட்ட ஓரிரு இடங்களில் மட்டும் கொஞ்சமே கொஞ்சமாக பனைவெல்லம் தயாரிக்கிறார்கள். அது உள்ளூர்தேவைக்கே போதுமானதாக இல்லை.

தென்னை மரத்தின் சாறைக் கொண்டும் வெல்லம் காய்ச்சுவதுண்டு. தற்போது இதுவும் வழக்கொழிந்து விட்டது. வடஇந்தியாவில் பேரிச்சை மரத்துக் பாளைகளைக் கீறி, சாறெடுத்து இனிப்பு செய்கிறார்கள். இதற்குப் பெயர் மூர். இதில் வேறு சில சமாச்சாரங்களும் இருப்பதால் மூருக்கு பயங்கர கிராக்கி.

எவ்வித ரசாயனக் கலப்பும் இல்லாமல் இயற்கையாக தயாரிக்கப்படும் இதுபோன்ற இனிப்புகளால் எந்தக் கேடும் விளைவதில்லை.

இன்று கரும்புச்சாறில் ரசாயனம் கலந்து தயாரிக்கப்படும் வெள்ளைச் சர்க்கரையே பெரும்பாலும் பயன்பாட்டில் இருக்கிறது. பலருக்கு சர்க்கரை என்றாலே அதன்சுவை மறந்து நோய் தான் நினைவுக்கு வருகிறது. கைபிடி சர்க்கரையை வாயில் அள்ளிப்போட்டால் சுவை இறங்குவதற்குள் மேலன்னம் கிழிந்து விடுகிறது. காரணம், ரசாயனம்.

சர்க்கரை வரட்டி அக்காலத்தில் கருப்பட்டி வரட்டியாகத் தான் இருந்தது. ஆனால் காலம் கருப்பட்டியை வெல்லமாக மாற்றிவிட்டது. சிலர் சர்க்கரை சேர்த்தும் செய்கிறார்கள்.

கேரளத்து சகோதரர்கள் வீட்டில் சாப்பிடவர்களுக்குத் தெரியும்... எது இருக்கிறதோ இல்லையோ, இலையின் இடது பக்கமூலையில் கண்டிப்பாக சர்க்கரை வரட்டி வைப்பார்கள். சதுரம், சதுரமாக கண் விழித்துப் பார்க்கும் அதுதான் முதலில் வாய்க்குள் போகும்.. சுக்கும், ஏலமும் மணக்க, நாவில் நிறைந்து ருசி பரப்பும் சர்க்கரை வரட்டி நேந்திரம் வாழைக்காயில் செய்யப்படும் ஒரு பதார்த்தம்.

"அந்தக் காலத்தில நேந்திரம் பழம் சீசன் நேரத்தில மட்டும் தான் விற்பனைக்கு வரும். அதனால மக்கள் மொத்தமா வாங்கி எப்படியெல்லாம் பதப்படுத்தி வச்சுக்க முடியுமோ அப்படி வச்சுக்குவாங்க. சர்க்கரை வரட்டி நாலைஞ்சு மாசத்துக்குக் கெடாது. எங்க தாத்தா காலத்தில கருப்பட்டி போட்டுத்தான் வரட்டி பொரிப்பாங்க. சுக்கும், கருப்பட்டியும் மணக்க,

சாப்பிடச் சாப்பிட தேடல் எடுக்கும். இன்னைக்கு எங்கே கருப்பட்டி கிடைக்குது. எல்லாம் வெல்லம் தான்..." என்கிறார் திருவனந்தபுரம், 'மகா சிப்ஸ்' உரிமையாளர் சிவகுமார்.

கேரளா முழுவதும் சர்க்கரை வரட்டி கிடைக்கிறது. பண்டிகைகள், சுபகாரியங்களில் கண்டிப்பாக இது இடம்பெறும். உணவகங்களில் 'ஸத்ய'வோடு இதைப் பரிமாறுகிறார்கள். குமரி மாவட்டத்தில் இதை 'உப்பேரி' என்கிறார்கள்.

நீங்களும் செய்யலாம்

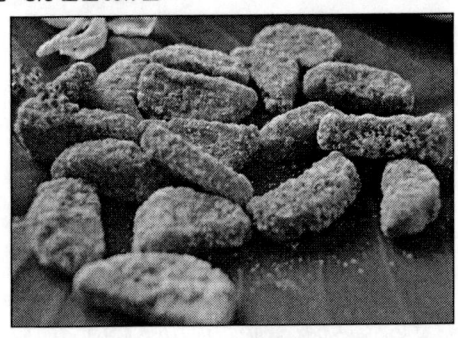

நன்கு விளைந்த
நேந்திரம் வாழைக்காய் - 2
வெல்லம் - 400 கிராம்
சுக்கு - 75 கிராம்
ஏலக்காய் - 25 கிராம்
தேங்காய் எண்ணெய் - பொரிக்கத் தேவையான அளவு

வாழைக்காயின் தோலை சீவிவிட்டு, நான்கு துண்டுகளாகக் கீறி டைமன் ஷேப்பில் வெட்டிக் கொள்ளுங்கள். ஏலம், சுக்கை பொடித்துப் போட்டு வெல்லத்தை பாகுகாய்ச்சி, அடியில் தங்கிய துகள்களை அரித்து எடுத்துவிடுங்கள். தேங்காய் எண்ணெயில் வாழைக்காய் துண்டுகளை சிவக்கப் பொரித்து ஒரு அகன்ற பாத்திரத்தில் வைத்துக் கொள்ளுங்கள். அதில் சிறிது, சிறிதாக வெல்லப் பாகை ஊற்றி ஒன்றுடன் ஒன்று ஒட்டாதவாறு கிளறுங்கள். பின்னர் சிறிது நேரம் நிழலில் உலரவிட்டுச் சாப்பிடலாம். 6 மாதம் வரை கெடாது.

வெ. நீலகண்டன்

40
ஸத்ய

கேரளாவின் இயற்கை வளத்தைப் போலவே மக்களின் வாழ்க்கையும் வளமானதாகவே இருக்கிறது. அந்த வளம் உணவு முதல் உடைகள் வரை எல்லாவற்றிலும் எதிரொலிக்கிறது. பண்டிகையும், கொண்டாட்டமும் அவர்களின் வாழ்க்கை முழுதும் நிறைந்திருக்கிறது. உறவும், நட்பும் சூழ வாழ்வதில் கேரளத்து மக்களுக்கு இணையில்லை. உலகில் எந்த மூலையில் வாழ நேர்ந்தாலும், தங்கள் பூர்வீக பண்பாட்டைக் குலைக்காமல் வாழ்வதிலும் கேரளமக்கள் தனித்துவமானவர்கள்.

கேரளத்தின் வனப்பையும், வளத்தையும் வெளிக்காட்டும் 'ஸத்ய', கேரளாவின் பாரம்பரிய விருந்து. இதுவரை கேரள ஸ்பெஷலில் நாம் பார்த்த அத்தனை உணவு வகைகளும் இதில் அடக்கம். 'ஸத்ய'வை சமைப்பது மட்டுமின்றி தலைவாழை இலையில் பறிமாறுவதும் கலை தான். பல வகைகள், பல வண்ணங்கள், பல சுவைகள்... எதற்கும் அடிமையாகாத நாக்கு இதற்கு அடிமையாகி விடும்.

'ஸத்ய'வில் எதை எப்படி பறிமாறுவது என்றுகூட இலக்கணம் வரையறுத்து வைத்திருக்கிறார்கள். இலையின் இடதுபக்கம் உப்பு, நேந்திரம் வற்றல், உப்பேரி. அடுத்து, இஞ்சிப்புளி, நார்த்தங்காய் கறி, மாங்காய் கறி(ஊறுகாய்கள்). அடுத்து, கிச்சடிகள். வெள்ளரிக்காய், பீட்ரூட், பாகற்காய், பைனாப்பிள்... இவற்றில் ஏதேனும் ஒரு காய்போட்டு கிச்சடி செய்வார்கள். பெரிய 'ஸத்ய'க்களில் நான்கு

கிச்சடிகளுமே இடம்பெறும். இலைக்கு கீழ்ப்பகுதியில் அவியல். அடுத்து தோரன். முட்டைகோஸ், கேரட் போட்டு தேங்காய்ப்பால் ஊத்திச் செய்யப்படுற பொரியல்.

அடுத்து ஓலன். பூசணிக்காய், பரங்கிக்காய், சேம்பு, வழுதலங்காய், தட்டாம்பயிறு போட்டு தேங்காய்ப்பால் ஊற்றி செய்வது. அடுத்து எரிசேரி. பூசணிக்காயில் பயறு போட்டு செய்யப்படும் கூட்டுக்கறி. அதற்குப் பக்கத்தில பப்படம். ஒன்றல்ல, இரண்டு பப்படம் வைக்க வேண்டும். வலது கைப்பக்க நுனியில் ஒரு ரசகதலி பழம். சிலர் எலுமிச்சைப் பழமும் வைப்பார்கள். உப்பு, புளி கூடக்குறைவாக இருந்தால் பிழிந்து கொள்ளலாம். நடுவில் சாதம். சாதத்துக்கு முதலில் பருப்பு, நெய். அடுத்து சாம்பார்... புளிச்சேரி, அன்னாசிப்பழம் போட்டு செய்யப்படும் மோர்க்குழம்பு. அடுத்து பறங்கிக்காய் சாம்பார். புளிக்குழம்பும் உண்டு. அல்லது உள்ளித்தீயல், வெங்காயம் போட்டுச் செய்யப்படும் 'சுளீர்' குழம்பு... அடுத்து ரசம். இறுதியில் சம்பாரம். சம்பாரம் என்றால் நன்கு புளித்த கெட்டிமோர். கறிவேப்பிலை, பச்சைமிளகாய், இஞ்சியுடன் எலுமிச்சைப் பழத்தோலை வெட்டிப் போட்டு செய்வது. இதுபோக குறைந்தது நான்கு வகை பாயாசமாவது இருக்கும். நேந்திரம் பாயசம், சக்கைப் பாயசம், அடைப் பாயசம், பால்பாயசம், சிறுபருப்பு பாயசம், கடலைப்பருப்பு பாயசம், சேனைப்பாயசம், தடியங்காய் பாயசம், சேமியா பாயசம், கோதுமை பாயசம்... இப்படி ஏகப்பட்ட வெரைட்டிகள்.

'ஸத்ய'வில், ஓண 'ஸத்ய' ரொம்பவே விஷேசம். நம் கிராமங்களில் பொங்கலன்று செய்யப்படும் இலைப்படையல் மாதிரி. தமிழகத்தில் பல பகுதிகளில் இந்த இலைப்படையல் மரபு உண்டு. வீட்டைத் தூய்மையாக்கி, காவியடித்து, இரவில் இலைப்படையல் செய்வார்கள். புத்தரிசி கொண்டு வெண்பொங்கல், சர்க்கரைப் பொங்கல்... அதோடு, அவரைக்காய் பொரியல், வாழைக்காய் பொரியல், சர்க்கரைவள்ளிக் கிழக்கு பொரியல், பறங்கிக்காய் பொரியல், மொச்சக்காய் கூட்டு, பலாக்காய் கூட்டு, கீரைக்கூட்டு, கத்தரிக்காய் சாம்பார், கருணைக்கிழங்கு குழம்பு, மல்லித்தலை தக்காளி பச்சடி... என இலைநிறைய நிறைத்துவைத்து இயற்கைக்கும், இறைவனுக்கும் நன்றி சொல்வார்கள். இரவில் அனைத்து பதார்த்தங்களையும் ஒன்றாக்கி விடுவார்கள். மறுநாள் காலை சுடவைத்தால், வாசனையே சாப்பிடஅழைக்கும். அந்தக் கூட்டுக்கறிக்குப் பெயர் 'சுள்ளாங்கறி'. மிஞ்சிய பச்சரிசி சோற்றில் ஊற்றிச் சாப்பிட்டால் அமிர்தம் போலிருக்கும்.

வெ. நீலகண்டன்

'ஸத்ய'வும் இப்படியான ஒரு மனநிறைவைத் தரும் விருந்து. ஓணக் காலங்களில் கேரள செல்பவர்களுக்கு அதிர்ஷ்டம்.. 'ஓணச் ஸத்ய'வை ஒருபிடி பிடிக்கலாம். பிற காலங்களிலும் கேரள உணவகங்களில் 'ஸத்ய' கிடைக்கிறது. ஐட்டங்கள் கொஞ்சம் கூடக்குறைவாக இருந்தாலும் வயிறும், மனதும் நிறைந்துவிடும்.

பொதுவாக உணவை அறுசுவை என்று வகைப்படுத்துவார்கள். உண்மையில் 'ஸத்ய' 'அறுபத்து நான்கு' சுவைகளைத் தரும் விருந்து.

பாக்ஸ்

'ஸத்ய'-வில் இடம்பெறும் ஐட்டங்கள்

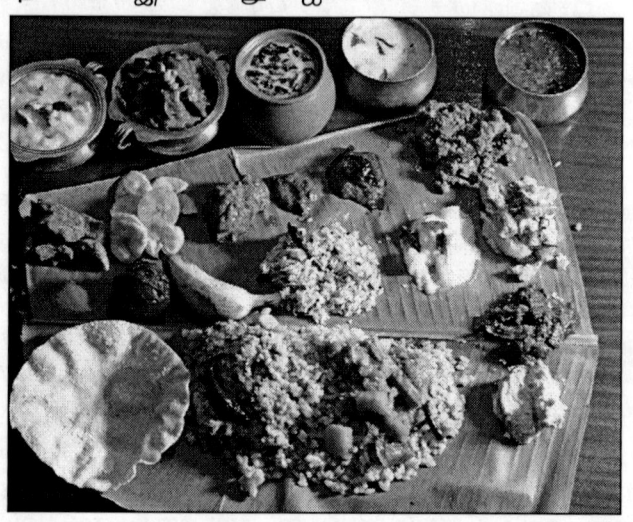

குண்டு சம்பா அரிசி சாதம், சாம்பார், ரசம், எரிசேரி, புளிசேரி, பரங்கிக்காய் குழம்பு, உள்ளித்தீயல், பப்படம், ரசகதழிப் பழம், எலுமிச்சைப் பழம், அவியல், தோரன், காலன், ஓலன், இஞ்சிப்புளி, கூட்டுக்கறிகள், நேந்திரங்காய் வற்றல், சக்கை வற்றல், சர்க்கரை உப்பேரி, மிளகு நேந்திரம், பருப்பு, நெய், பாலாடைப் பிரதமன், பருப்பு பாயசம், நேந்திரம் பாயசம், அரிசி பாயசம், இளநீர் பாயசம், சேனைப் பாயசம், கோதுமை பாயசம், கடலை பாயாசம், தடியங்காய் பாயசம், பால் பாயசம், இலைஅடை, சம்மந்தி, கொத்துமுந்திரி, மாலாடு, நெய்யப்பம், பழம்பொரி, பைனாப்பிள் கிச்சடி, சுத்து முறுக்கு, சொதி, நார்த்தங்காய் கறி, மாங்காய்க்கறி, வல்சியம்... இப்படி 64 வகை உணவுகளை உள்ளடக்கியதே ஒரிஜினல் 'ஸத்யா.'

41
சொதி

ஆட்டுக்கல், அம்மி, திருகை, உரல், மரக்கால், குருது, பத்தாயம், கோட்டை, பட்டறை, சொளகு, அரிகரண்டி, ரெங்குப்பெட்டி, மூங்கிக்கூடை, கோழிக் குடாப்பு, கட்டுத்தறி, வண்டிமசகு, செந்தவுட்டி.... கிராமத்து வாழ்க்கையை சுவாரஸ்யப்படுத்தும் இவற்றைப் பற்றியெல்லாம் நகரத்து நசநசப்பில் வாழும் பிள்ளைகளுக்குத் தெரிந்திருக்க வாய்ப்பில்லை. நகரத்தில் வீட்டைச் சுற்றி காம்பவுண்ட் இருப்பதுபோல கிராமத்தில் இவையெல்லாம் இருக்கும். எந்தப்பொருள் எங்கு இருக்கவேண்டும் என்று இலக்கணமே உண்டு. ஆட்டுக்கல்லும், அம்மியும் சமையல்கட்டுக்கு முகப்பில் அல்லது புறங்களில் இருக்கும். திருகை, வீட்டின் முகப்பு அல்லது நடுக்கூடத்தில் இருக்கும். கீழொரு கல். மேலே சிறிய அச்சுக்கம்புடன் இன்னொரு கல். நடுவில் சிறு ஓட்டை. அதில் உளுந்தையோ, துவரையையோ கொட்டி அச்சுக்கம்பைப் பிடித்து சுற்றினால் பயிறு, இருபாதியாக உடைந்து பருப்பாகி விடும். உரல், மரத்தடியில் திறந்தவெளியில் சாய்ந்து கிடக்கும். உலக்கையை மட்டும் வீட்டுக்குள் வைத்திருப்பார்கள். நெல்லைக் குத்திப் பிய்த்து அரிசியை அதன் முனை முறியாமல், மேல்தோல் சிதையாமல் எடுத்துச் சமைப்பார்கள். வேலையாளுக்கு கூலியிடும் அளவீடு, மரக்கால். அதனால் அதற்கு பிரதான இடம். பூஜையறைச் சந்தில் இருக்கும். குருதும், பத்தாயமும் தானியங்களை அதன்

தன்மை குலையாமல் சேகரித்து வைப்பன. குருது மண்ணால் செய்து சுடப்படும். குறுகிய வாய், அகன்ற உடலோடு ஆறேழு அடிக்கு உயர்ந்து நிற்கும். வீட்டின் பிரதான பகுதியில் நிறுத்தி வைத்திருப்பார்கள். பத்தாயம் தேக்கு அல்லது பூவரசு மரத்தால் செய்யப்படும். பெருவிவசாயிகள் வீட்டில் நடுப்பகுதியை அடைத்து நிற்கும். நூறு, நூற்றைம்பது மூட்டை நெல்லைத் தாங்கும். இன்னும் சிலர் வீட்டுக்கு முன்பகுதியில் வைக்கோலால் தேர்போலக் கட்டி அதற்குள் நெல்லை சேமிப்பார்கள். அதற்குப் பெயர் பட்டறை. விதை நெல்லை சாணம் தோய்ந்த வைக்கோலால் கட்டி பாதுகாப்பார்கள். அதற்குப் பெயர் கோட்டை. சொளகு, சமையல்கட்டு சுவரில் மாட்டியிருக்கும். தென்னம்மட்டை களியின் தோலுரித்து பின்னப்படும். மூங்கிலிலும் செய்வார்கள். சொளகை சாணத்தைக் கரைத்து பூசி வைத்திருப்பார்கள். கரையன், பூச்சி அரிக்காது. அதில் அரிசியைப் புடைத்தால் குருணை பின்னுக்குப் போய், அரிசி முன்னுக்கு நிற்கும். தூசி, தும்பட்டை எல்லாம் தனித்து ஒதுங்கிவிடும்.

அடுப்பங்கரையில் இருக்கும் இன்னொரு பொருள் அரிகரண்டி. ஆக்டோபஸ் போல, பலகரங்களைக் கொண்ட இரும்புச்சாதனம். கிணறு உள்ளிட்ட நீர்நிலைகளுக்குள் வாளி, குடம் போன்ற பொருட்கள் விழுந்து விட்டால், இதை ஒரு கயிற்றில் கட்டி அங்கும் இங்கும் ஆட்டுவார்கள். ஏதோவொரு கரத்தில் அந்தப்பொருள் சிக்கிக்கொள்ளும். அப்படியே மேலெடுத்து விடுவார்கள். கிராமத்து மக்களின் லாக்கர் தான் ரெங்குப்பெட்டி. உள்ளறையின் சுவரோரம் மொத்தி, மொத்தியாக நிறுத்தியிருப்பார்கள். மூதாதைகளின் போட்டோக்களில் இருந்து சிட்டா அடங்கள் பத்திரம் வரைக்கும் அதற்குள் வைத்துப் பூட்டியிருப்பார்கள். கிராமங்களில் கோழி இல்லா வீட்டை 'வக்கற்ற வீடு' என்பார்கள். ஓரிரு கோழி வைத்திருப்பவர்கள் இரவில் மூங்கில்கூடை கொண்டு மூடுவார்கள். நிறைய கோழிகள் இருந்தால் குடாப்பு. மண்ணால் கட்டிய குறுவீடு. நீலகிரி தோடர்களின் வீடு போல வயிறு உப்பி இருக்கும். ஒரு கோழி நுழையும் அளவுக்கு குறுகிய வாயில். இரவில் கோழி தின்ன வரும் காட்டுப்பூனைகளை விரட்ட ஏதுவாக வீட்டின் முகப்பில் இந்த கோழிக் குடாப்பு இருக்கும். ஆடு மாடு கட்டும் கட்டுத்தறியில் எந்நேரமும் கோமயம் மணக்கும். கள்ளர்கள் கைவைத்துவிடக் கூடாது. மனிதர்கள் மூச்சுவிட்டால் கேட்கும் தொலைவிலேயே கட்டுத்தறி இருக்கும். மாட்டுவண்டியில் சக்கரம் தடையின்றி சுழல பூசப்படும் 'கிரீஸ்' தான் வண்டிமசகு. துணிகளை எரித்து விளக்கெண்ணெய் கலந்து தயாரிப்பார்கள். கை, கால்களில்

வரும் பித்தவெடிப்புக்கு அதுவே மருந்து. திருமணமாகி மறுவீடு வரும் மாப்பிள்ளையின் மேல், காடுகரைகளில் தளைத்து நிற்கும் செந்தவுட்டி செடியைப் பிடுங்கி முறைப்பெண்கள் தேய்த்து விடுவார்கள். சொரிந்தே மாப்பிள்ளை சோர்ந்து போவார். குமிழ், குமிழாக சிவந்து தடித்துப்போகும். இன்று தேய்த்தால் நாளை இதே நேரத்துக்குத் தான் அரிப்படங்கும். தடிப்பு சரியாகும்.

சொதியைப் பற்றி எழுதும்போது ஏனிந்த கிராமத்து புராணம்..?

சொதியும் ஒரு கிராமத்து அம்சம் தான். கண்ணூர், கோழிக்கோடு வட்டாரத்தில் வசிக்கும் குறிப்பிட்ட சமூகமக்கள், தங்கள் சாமிப்படைப்புகள், வழிபாடுகளில் சொதியை பிரதானமாகப் பயன்படுத்துகிறார்கள். அப்பகுதியில் உள்ள உணவகங்களில் இதை வாய்குளிர ருசிக்கலாம். நம்மூரில் காரைக்குடி, தஞ்சாவூர் வட்டாரங்களில் சொதி என்ற பெயரில் குழம்பு ஒன்று உண்டு. அதற்கும், கேரள சொதிக்கும் உள்ள வித்தியாசம் தேங்காய்ப்பால். கேரளாவில் உள்ள பெரிய உணவகங்களில் மாடர்னாக 'வெஜிடபிள் ஸ்டியூ' என்று பெயரிட்டு கிண்ணத்தில் வைக்கிறார்கள்.

மசாலா மணம் நாசியை ஈர்க்க, மிதமான உறைப்பில் குழந்தைகளை ஈர்க்கும் சொதியை வயிறு வருகவென வரவேற்கும். கோழிக்கோட்டை மறக்கமாட்டீர்கள்.

நீங்களும் செய்யலாம்

உருளை	- 200 கிராம்
கேரட்	- 150 கிராம்
பீன்ஸ்	- 75 கிராம்
பச்சை மிளகாய்	- 3
இஞ்சி	- சிறிய துண்டு
வெங்காயம்	- 100 கிராம்
தேங்காய்	- 1
கறிவேப்பிலை	- தேவையான அளவு
மிளகு	- 1 டீஸ்பூன்
ஏலக்காய்	- தேவையான அளவு
பட்டை, கிராம்பு கசகசா, ஜாதிக்காய்	- தேவையான அளவு
தேங்காய் எண்ணெய்	- தேவையான அளவு
உப்பு	- தேவையான அளவு

வெ. நீலகண்டன்

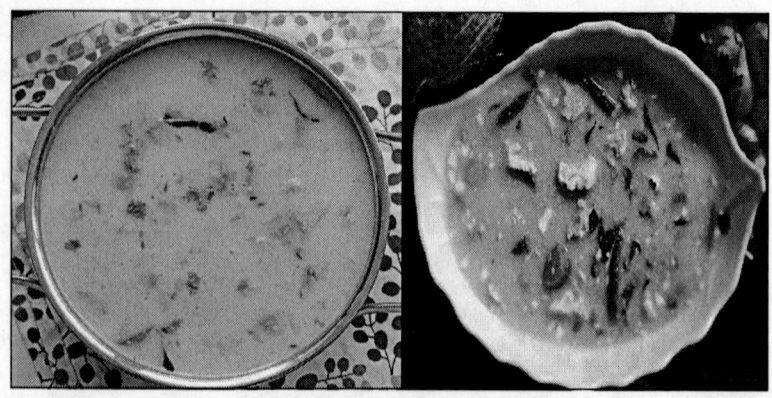

உருளை, கேரட், பீன்ஸை சிறிதாக வெட்டி வேகவைத்து அரைவேக்காடு பதத்தில் எடுங்கள். தேங்காயை துருவி 2 தரத்தில் பால் எடுத்துக் கொள்ளுங்கள். இஞ்சியைச் சிறிதாகவும், வெங்காயம், பச்சை மிளகாயை நீளவாக்கிலும் வெட்டிக் கொள்ளுங்கள். பட்டை, மிளகு, கிராம்பு, கசகசா, ஜாதிக்காய், ஏலக்காயை பேஸ்டாக அரைத்துக் கொள்ளுங்கள். வாணலியில் எண்ணெய் விட்டு வெங்காயம், இஞ்சி, பச்சை மிளகாய், கறிவேப்பிலை போட்டுத் தாளித்து, அதில் வேகவைத்த காய்கறிகளைக் கொட்டி, உப்புப் போட்டு சிறிது தண்ணீர் ஊற்றி வேகவையுங்கள். தண்ணீர் வற்றியதும், இரண்டாம் பாலை ஊற்றி அரைத்த பேஸ்டைப் போட்டு, ஒருகொதி வந்ததும், முதல்பாலை ஊற்றி இறக்குங்கள். சொதி ரெடி.

42
தடியங்காய் தாளிதம்

உடலின் இயக்கம் சீராக நடப்பதற்கு தேவையான சத்துகளைக் கொண்ட உணவே சத்துணவு. சத்துகள் குறைகிற போது நோய்கள் உருவாகி உடம்பு இயக்கம் சுணங்குகிறது. நம் முன்னோர் நம் உடலுக்கு எவ்வளவு சத்துகள் தேவையோ அதற்குத் தகுந்தாற்போல திட்டமிட்டு உணவை வகுத்தார்கள். அதனால்தான் உணவையே 'மருந்து' என்றார்கள். காலப்போக்கில் நவீன காய்கறிகள் வருகை, திட்டமில்லாத, சுவைக்கு முன்னிடம் தரும் உணவுகள் வந்த பிறகு உணவே நோய்களுக்கான காரணியாகி விட்டது. உணவுக்குச் செய்யும் செலவை விட நோய்க்குச் செய்யும் செலவுகள் அதிகமாகிவிட்டன.

மண்ணுக்கும் மனிதர்களுக்கும் இருக்கும் தொடர்பைப் போலவே, மனிதனுக்கும் மண்ணில் விளையும் பொருட்களுக்கும் தொடர்புண்டு. அந்த தொடர்பு நூல் அறுந்ததே ஆரோக்கியக் குறைவுக்கு அடிப்படை. ஆங்கிலேயர் வருகையும், அதன் பிறகான பண்பாட்டுக் கலப்பும், தொல் பழங்குடிகள் மத்தியில் கூட உணவுப்பண்பாட்டை குலைத்துவிட்டன.

தென்னிந்தியாவில் இப்போது ஓரளவுக்கேனும் சரிவிகித சத்துணவு சாப்பிடுபவர்களைப் பட்டியலிட்டால் கேரள மக்கள் முன்னிலை வகிக்கிறார்கள். சோற்றுக்கு இணையாக அவர்கள் காய்கறிகளையும் உபயோகிக்கிறார்கள். உணவில் அவர்கள்

வெ. நீலகண்டன்

உபயோகிக்கும் காய்கறிகளில் ஒவ்வொன்றும் ஒவ்வொரு காரணத்துக்காக சேர்க்கப்படுகிறது. செரிமானத்துக்கு இஞ்சிப்புளி சேர்ப்பது போல், அன்றாட உணவில் உயிர்ச்சத்துக்கான பருப்பு, தானிய ஆகாரங்களோடு, நீர்ச்சத்துக்கான வாழைத்தண்டு, தடியங்காய் போன்ற காய்கறிகளையும் சேர்க்கிறார்கள்.

தடியங்காய் என்றால் வெண்பூசணி. பூசணியை பேய்களோடு சம்பந்தப்படுத்தி ஏகப்பட்ட கதைகள் உலவுகின்றன. இங்கு மட்டுமல்ல... அமெரிக்காவிலும். ஒவ்வொரு ஆண்டும் அக்டோபர் 31ம்தேதி அங்கு நடக்கும் 'ஹலோவின்' எனப்படும் பேய்களின் திருவிழாவில் பூசணிதான் பிரதானம். குளிர்பானங்களையும் உணவுகளையும் தேடி அன்றைய தினத்தில் பேய்கள் எல்லாம் பூமிக்கு இறங்கி வருவதாக நம்பும் அமெரிக்கர்கள், பூசணிப்பழத்தில் பேய் உருவம் வரைந்து, அதனுள்ளே தீபமேற்றி, தாங்களும் பேய் வேடம் தரித்து வீதியுலா வருவார்கள். அன்றைய விருந்திலும் பூசணி முக்கிய இடம்பெறும். நம்மூரில் பூசணியின் மேல் அகோரமாக பேய் படம் வரைந்து அழகுற கட்டிய வீட்டில் தொங்க விடுவதும், அமாவாசை வந்தால், வீட்டைச் சுற்றிவிட்டு நடுரோட்டில் போட்டு உடைப்பதும் இந்த நம்பிக்கையின் தொடர்ச்சியாக இருக்கலாம்.

காய்கறிகளிலேயே மிகுந்த நீர்ச்சத்தும் மருத்துவ குணமும் கொண்டது பூசணிக்காய்தான். அதிலும் வெண்பூசணி கூடுதல் சத்து கொண்டது. 'அருஞ்சார நீர்க்கட்டு, பித்தசுரம், மஸ்திசுரம், பேய்வறட்சி, மேகம் எல்லாம் வெண்பூசணியைக் கண்டால் விலகியோடும்' என்கிறது பதார்த்த குண சிந்தாமணி. வாரம் ஒருமுறை பூசணியை சாப்பாட்டில் சேர்த்துக்கொண்டால் அறிவு வளரும் என்கிறது ஆயுர்வேதம். கிட்னியில் படிந்து வளரும் கற்களை எல்லாம் தூள்தூளாக சிதறி கரைத்துவிடும் சக்தியும் பூசணிக்கு உண்டு.

நம்மூரில் பெரும்பாலானோர் வெண்பூசணியை சமையலுக்கு உபயோகிப்பதில்லை. அது மாபெரும் இழப்பு. வெண்பூசணியில் இருக்கும் அளவுக்கு நீர்ச்சத்தும் உயிர்ச்சத்தும் வேறெதிலும் இல்லை. கேரளாவில் வெண்பூசணிப் பயன்பாடு அதிகம். பாரம்பரிய சைடிஷ்ஷாகிய அவியலில் வெண்பூசணியே பிரதானம். அதேபோல இன்னொரு பாரம்பரிய தொடு உணவு தடியங்காய் தாளிதம்.

''ஸத்ய'வில் அங்கம் வகிக்கும் இத்தாளிதம் மிகவும் சுவையானது. பால், தேங்காய் கலப்பதால் மென்மையான இனிப்புச்சுவை ததும்பும். குண்டு சம்பாசாதம் + உள்ளித்தீயலுக்கு தகுந்த துணை.

இதையே தனியாக சாதத்தில் சேர்த்தும் சாப்பிடலாம். விருந்தினர் வந்தால் இத்தாளிதத்தை செய்து குளிர்விக்கிறார்கள் கேரள மக்கள். உணவகங்களிலும் கிடைக்கிறது.

நீங்களும் செய்யலாம்

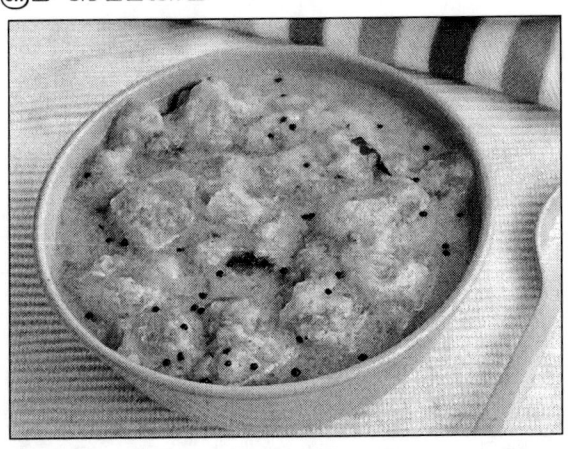

தடியங்காய் (வெண்பூசணி)	-	*அரை கிலோ*
தேங்காய்	-	*1*
பச்சைமிளகாய்	-	*50 கிராம்*
சீரகம்	-	*2 ஸ்பூன்*
தேங்காய் எண்ணெய்	-	*150 மில்லி*
கடுகு	-	*1 டீஸ்பூன்*
உப்பு	-	*தேவையான அளவு*
பால்	-	*100 மில்லி*
கறிவேப்பிலை	-	*தேவையான அளவு*

தடியங்காயை நீளவாக்கில் வெட்டி முக்கால் பதத்தில் வேக வையுங்கள் (சீக்கிரம் வெந்து குழைந்து விடும். கவனம்!). தேங்காயைத் துருவி அதோடு பச்சை மிளகாய், சீரகம் இரண்டையும் சேர்த்து அரைத்துக் கொள்ளுங்கள். வாணலியில் எண்ணெய் விட்டு கடுகு, கறிவேப்பிலை போட்டு தாளியுங்கள். அதில் வேகவைத்த தடியங்காயைக் கொட்டி வதக்குங்கள். வதங்கி வந்ததும் அரைத்த தேங்காய் கலவையைக் கொட்டி கிளறுங்கள். பின் உப்பு, பால் சேர்த்து 10 நிமிடம் மிதமான தீயில் வைத்து உதிரி, உதிரியாக வருமாறு வேகவிட்டுக் கிளறி இறக்குங்கள். தடியங்காய் தாளிதம் ரெடி!

43

கோழிக்கோடு அல்வா

ஒரு சமூகத்தின் அடையாளங்களும், பண்பாடும் மேலாதிக்கம் செய்பவர்களால் தான் தீர்மானிக்கப்படுகிறது. மொழி, உணவு, வரலாறு, சமூக பழக்க வழக்கங்களில் திட்டமிட்டு நிகழ்த்தப்பட்ட திரிபுகள் ஏராளம் உண்டு. இந்தியா விடுதலை பெற்று 75 ஆண்டுகள் கடந்தபிறகும், வெளிநாட்டுக்காரரர்களின் திரிபுகளில் இருந்து இன்னும் நாம் விடுதலை பெறவில்லை. வத்திராயிருப்பை 'வத்றாப்' என்றும், பூந்தமல்லியை 'பூனமல்லி' என்றும், தூத்துக்குடியை 'டூட்டுகுரின்' என்றும், தரங்கம்பாடியை 'ட்ராங்கியூபார்' என்றும், எழும்பூரை 'எக்மோர்' என்றும், திருவல்லிக்கேணியை 'டிரிபிளிகேன்' என்றும் அவர்கள் திரித்து வைத்ததைத் தான் இன்று வரைக்கும் நம் அறிவுலகம் பயன்படுத்தி வருகிறது.

கேரளாவில் உள்ள கோழிக்கோட்டுக்கு நிகழ்ந்ததும் அப்படியான சோகம் தான். கோவில்கோட்டை என்பது தான் அதன் பூர்வீகப்பெயர். இந்த அழகிய பெயரை போர்ச்சுகீசியர்களும், ஆங்கிலேயர்களும் மென்று நசுக்கி கோழிக்கோடு ஆக்கிவிட்டார்கள்.

கோழிக்கோடு கேரளாவின் பிரதான வணிக நகரம். தனித்த பண்பாடு, பழக்க வழக்கங்கள் கொண்ட நகரம். தமிழகத்தின், தூத்துக்குடியில் நிலவுவதைப் போலவே கோழிக்கோட்டில் இன்றளவும் போர்ச்சுகீசிய ஆதிக்கத்தின் தாக்கம் நிலவுகிறது.

கடல் உணவுகளுக்கு பெயர்போன இந்நகரத்தில் கிடைக்கும் வஞ்சிரம் மீன் புட்டுவுக்கு உலகம் முழுதும் ரசிகர்கள் உண்டு.

கோழிக்கோடு செல்லும் பயணிகளின் விழிகளை ஈர்த்து, நாவினை ஊறச்செய்யும் இனிப்பு பதார்த்தம் கோழிக்கோடு அல்வா. திருநெல்வேலியில் வீதிக்கு வீதி அல்வா கடை இருப்பது போல கோழிகோட்டில் கண்படும் இடமெல்லாம் அல்வாக்கடைகள். கருப்பு, மஞ்சள் நிறத்தில் செய்து அழகுணர்வோடு அடுக்கி வைத்திருக்கிறார்கள்.

உலகத்தின் பொதுமைமிக்க பதார்த்தங்களில் அல்வா பிரதானமானது. உலகிலேயே அதிக மக்களால் விரும்பப்படும் அல்வா வகை ஒன்று உண்டு. அதன் பெயர் பால்கன் டாஹினி. தென்கிழக்கு ஐரோப்பிய நாடுகளில் வசிக்கும் பால்கன் என்ற சமூகத்தைச் சேர்ந்த மக்களின் பாரம்பரிய இனிப்பு இது. எள், வெண்ணெய், பதப்படுத்தப்பட்ட பருப்புகள், சர்க்கரை ஆகியவற்றை கலந்து தயாரிக்கிறார்கள். இந்தியாவில் இது கிடைக்கிறதா என்று தெரியவில்லை.

இதைப்போலவே அல்பேனியாவின் சாக்லெட் அல்வாவும் புகழ்பெற்றது. அர்ஜெண்டினாவில் மேன்டஹால் அல்வா, பங்களாதேஷில் சுஜீர் அல்வா, எகிப்தில் தாஹிரியா அல்வா, ஈரானில் ரோல் அல்வா, பராகுவே நாட்டில் ஷோயித்தா அல்வா என உலகம் முழுவதும் ஏராளமான புகழ்பெற்ற அல்வா வகைகள் இருக்கின்றன. செய்முறை, சேர்மானத்தில் சிறுசிறு வேறுபாடுகள் இருக்கலாம். இந்த அல்வா வகைகளை எல்லாம் ருசிக்க முடியுமா என்று ஏங்குபவர்களுக்கு வழி பிறந்து விட்டது. உலகம் கையடக்க சாப்ட்வேரில் சுருங்கிவிட்ட இந்தக்காலத்தில் எல்லாமே சாத்தியம் தான். இப்போது ஆன்லைனில் பாரம்பரிய பதார்த்தங்களை விற்பனை செய்யும் கடைகள் ஏராளம் தோன்றியுள்ளன. ஆர்டர் செய்தால் ஓரிரு நாட்களில் கொரியரில் அனுப்பி விடுகிறார்கள்.

இந்தியாவிலும் மாநிலத்துக்கு ஒரு அல்வாவகை உண்டு. வடமாநிலங்களில் பூசணியில் செய்யப்படும் காசிஅல்வா. இதை தமிழகத்திலும் ருசிக்கலாம். சென்னை மயிலாப்பூரில் உள்ள சுபம் ஃபுட்ஸ்சில் கிடைக்கும் காசிஅல்வா மறக்க முடியாதது. பெங்களூரில், தேன் அல்வா. லால்பாக் அருகில் உள்ள மாவல்லி டிபன் ரூமில் தேன் அல்வா சாப்பிடுவது சுகம். மைசூர் அருகேயுள்ள ஆன்மீகத்தலமான பாண்டவபுராவில் கோதி அல்வா.

கேரளாவில் கோழிக்கோடு அல்வா தவிர நேந்திரம் பழத்தால் செய்யப்படும் 'அலுவா'வும் ஃபேமஸ். ஆனால் அதை சீசன்

நேரத்தில் தான் ருசிக்க முடியும். தமிழகத்தில் வட்டாரத்துக்கு ஒரு அல்வாவகை. திருநெல்வேலியில் இருட்டுக்கடை அல்வாவைப் போல கொங்கு பகுதியில் ராகிஅல்வா. திசையன்விளையில் மஸ்கோத் அல்வா. இது இலங்கையில் இருந்து இறக்குமதியானது. இராமநாதபுரத்தில் தொதல். இதுவும் யாழ்ப்பாண ஸ்பெஷல் தான். ஸ்ரீவில்லிபுத்தூரில் பால் அல்வா.

கோழிக்கோடு அல்வாவைப் பொறுத்தவரை, பிற அல்வாக்களை விட மென்மையும், சுவையும் கொண்டது. தேங்காய்ப்பால், தேங்காய் எண்ணெய் சேர்ப்பதால் அதிகப்பட்சம் மூன்று நாட்களுக்கு மேல் வைத்துச் சாப்பிட முடியாது.

நீங்களும் செய்யலாம்

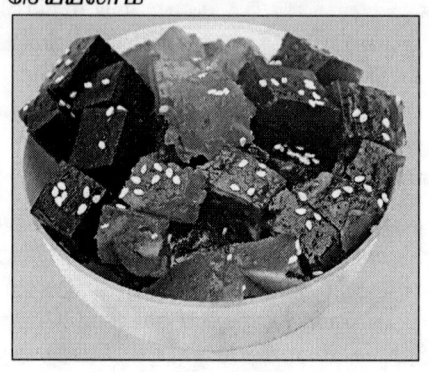

மைதா	-	*அரைகிலோ*
வெல்லம்	-	*1 கிலோ*
தேங்காய்	-	*3*
தேங்காய் எண்ணெய்	-	*1 கிலோ*
முந்திரி	-	*50 கிராம்*

மைதாவில் தண்ணீர் ஊற்றி 1 மணி நேரம் ஊறவைக்கவும். ஊறியதும், நன்கு பிசைந்து, கரைத்துக்கொள்ளுங்கள். தேங்காயைத் துருவி இரண்டு தரத்தில் பால் எடுத்துக்கொள்ளுங்கள். முந்திரியை நெய்யில் வறுத்துக் கொள்ளுங்கள். வெல்லத்தை மூழ்கும் அளவுக்கு தண்ணீர் ஊற்றி பாகு காய்ச்சுங்கள். வெல்லம் கரைந்து கொதித்ததும், இரண்டாம் தர தேங்காய்ப்பாலையும், கரைத்து வைத்துள்ள மைதாவையும் ஊற்றுங்கள். ஒன்றிணைந்து வெந்துவரும் தருணத்தில் முதல்தர தேங்காய்ப் பாலை ஊற்றி, சிறிது, சிறிதாக தேங்காய் எண்ணெயை விட்டு நன்கு கிளறுங்கள். கரண்டியில் ஒட்டாத பதத்துக்கு வந்ததும், முந்திரியை தூவி இறக்குங்கள். சுவையான கோழிக்கோடு அல்வா ரெடி.

44
மாலாடு

ரத்தம், தசை, கொழுப்பு, எலும்பு, நரம்பு, உமிழ்நீர், மூளை... இந்த ஏழு தாதுக்களே நம் உடம்பை சமன்படுத்தி இயக்குகின்றன. அதனால் தான் உடம்பை 'யாக்கை' என்றார்கள். ஏழாம் தாதுவான மூளை சரிவர இயங்க வேண்டுமென்றால் மற்ற 6 தாதுக்களும் சீராக செயல்பட வேண்டும். இவை சரியாக இயங்கினால் உடம்பை ஒரு நோயும் அண்டாது. இந்த தாதுக்கள் அனைத்துக்கும் சக்தி பகிர்ந்து இயங்கச் செய்வது உணவு. உணவின் ஒவ்வொரு சுவையும் ஒவ்வொரு தாதுக்கானது.

துவர்ப்பு சுவை ரத்தத்தோடு தொடர்புடையது. இனிப்பு, தசையை வளர்க்கும். புளிப்பு கொழுப்பை சமன்படுத்தும். காரம் எலும்பையும், கசப்பு நரம்பையும் பலப்படுத்தும். உவர்ப்பு உமிழ்நீரை சுரக்கச் செய்யும். நம் முன்னோர்கள், உணவின் மூலமாகவே இந்த தாதுக்களை கட்டுப்பாட்டில் வைத்துக் கொண்டார்கள். இதுதான் 'உணவே மருந்து' தத்துவத்தின் உள்ளடக்கம்.

சுவைகளில் எதுவும் மிகவும் கூடாது. குறையவும் கூடாது. குறிப்பாக இனிப்பு மிகுந்தால் உடல் உடனடியாக அதை எதிரொலிக்கும். அக்காலத்தில், கருப்பட்டியே இனிப்பூட்டியாக இருந்தது. அவை மிகுந்தால் எந்தக்கேடும் விளைவதில்லை. நாஞ்சில் நாட்டில் தயாரிக்கப்பட்ட கருப்பட்டிகள் வண்டி, வண்டியாக

கேரளாவுக்குள் போகும். அரச உணவுகளில் கருப்பட்டி தான் பிரதானம். உள்ளூர்த்தேவை போக வெளிநாடுகளுக்கு எல்லாம் கருப்பட்டிகளை அனுப்பி வைத்தார்கள் நாஞ்சில் மக்கள். இப்போது உலகமயமும், தாராளமயமும் பனைவெல்லம் காய்ச்சும் தொழிலை அழித்தே விட்டன. உடன்குடி போன்ற ஓரிரு இடங்களில் மட்டும் கொஞ்சமே, கொஞ்சமாக கருப்பட்டி தயாரிக்கிறார்கள். சர்க்கரை உள்ளிட்ட இப்போதைய இனிப்புகள் அனைத்தும் எதிர்மறை விளைவை உருவாக்கக்கூடியவை. அளவுக்கு மிஞ்சினால் நஞ்சாகி விடுவன.

மாலாடு என்பது பொட்டுக்கடலை மாவில் சர்க்கரை சேர்த்து செய்யப்படும் லட்டு. நாயக்கர் காலத்திற்கு பிறகு தென்னாட்டில் புகுந்தது தான் லட்டு. மன்னர்களும், குட்டி ஜமீன்தார்களும் தங்கள் வீட்டு விழாக்களின் போது மகாராஷ்டிரா, ராஜஸ்தான் பகுதிகளில் இருந்து சமையல்காரர்களை அழைத்து வந்து புதிது, புதிதான பதார்த்தங்களைச் செய்யச்செய்து மக்களை அசத்துவார்கள். அப்படி வந்தவர்கள் அறிமுகப்படுத்தியது தான் லட்டு, போளி எல்லாம். அப்படி வந்தவர்களின் வாரிசுகள் தான் இன்றைக்கு தென்னிந்தியாவில் பெயர்பெற்ற இனிப்பகங்களை நடத்தி வருகிறார்கள்.

ஆனால் மாலாடு வேறு. அது தென்னகத்துக்கே உரித்தான இனிப்பு. கேரளாவின் நடுநாட்டில் மாலாடு இல்லாத விஷேசங்களே இல்லை. வாழ்க்கையில் இரண்டறக் கலந்தது. குறிப்பாக திருமணத்தின் போது மணப்பெண்ணுக்கு தரும் சீர் பதார்த்தங்களில் மாலாடும் இடம்பெறுகிறது.

இது மிகவும் சுவையான பதார்த்தம். நாக்கில் பட்டவுடன் கரைந்தோடும். ருசி உள்நாக்கு தாண்டியும் நீளும். போதுமென்ற எண்ணமே தோன்றாது சாப்பிடலாம். குறிப்பாக குழந்தைகள் வெளுத்து வாங்குவார்கள். கேரளாவில் எல்லா இனிப்பகங்களிலும் கிடைக்கிறது. இனிப்பகங்களில் அடுக்கி வைத்திருக்கும் நுட்பமே பார்த்தவுடன் வாங்கத் தூண்டும்.

செய்முறை மிக எளிது. காற்றுப்புகாமல் வைத்திருந்தால் நீண்டநாட்கள் கெட்டுப்போகாது.

நீங்களும் செய்யலாம்.

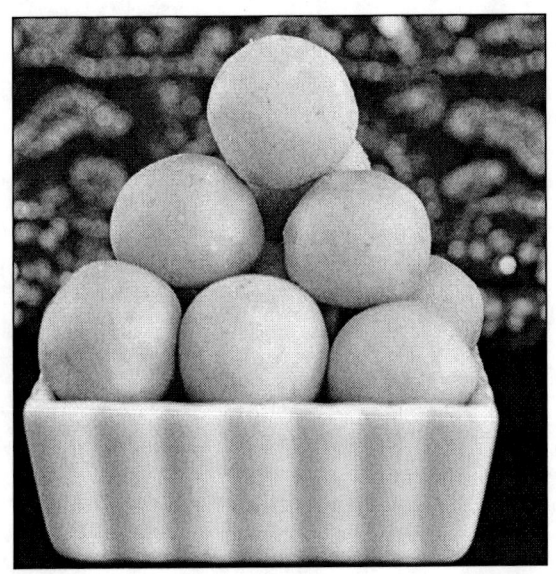

பொட்டுக்கடலை	-	அரை கிலோ
சர்க்கரை	-	300 கிராம்
ஏலக்காய் தூள்	-	25 கிராம்
நெய்	-	150 கிராம்
முந்திரி	-	50 கிராம்

பொட்டுக்கடலை, சர்க்கரையைத் தனித்தனியாக மாவாக அரைத்துக் கொள்ளுங்கள். ஏலக்காயை தூளாகவும், முந்திரியை சிறுசிறு துண்டுகளாகவும் பொடித்துக்கொள்ளுங்கள். பின் நான்கையும் ஒன்றாக கலந்து கொள்ளுங்கள். நெய்யைச் சூடாக்கி, கலந்துவைத்த மாவில் ஊற்றி, அதே சூட்டோடு பிசைந்து சிறு சிறு உருண்டைகளாக பிடித்துக் கொள்ளுங்கள். மாலாடு ரெடி.

வெ. நீலகண்டன்

45
மப்பாஸ்

வெண்டைக்காய், உணவுப்பொருளான வரலாறு சுவாரஸ்யமானது. வெண்டைக்காயின் பூர்வீகம் எத்தியோப்பியா. தொடக்கத்தில், அதன் 'கொழ கொழ' தன்மையைப் பார்த்து எவரும் அதை உணவாக பயன்படுத்தவில்லை. வெண்டைச் செடியை சாத்தானுக்கு பிடித்த செடியாக எத்தியோப்பியர்கள் கருதினார்கள். அடிமை வணிகம் நடந்த காலத்தில், மேல்தட்டு மக்களால் புறக்கணிக்கப்பட்டு காடுகளில் விளைந்து கிடந்த வெண்டைக்காய் தான் ஆப்பிரிக்க அடிமைகளின் பசியைப் போக்கியது. இன்றளவும் அம்மக்கள் நன்றி மறக்காமல் வெண்டைக்காயைக் கொண்டாடுகிறார்கள். விருந்தினர்களை உபசரிக்க அவர்கள் தரும் 'காங்கோ' சூப்பில் வெண்டைக்காய் தான் பிரதானம்.

ஆப்பிரிக்கர்கள் மூலமாக, அரேபிய, ஐரோப்பிய நாடுகளுக்குப் பரவியது வெண்டைக்காய். அங்குள்ளவர்களுக்கும் இதை எப்படி சமைப்பது என்று தெரியவில்லை. முற்றிக்காய்ந்த வெண்டைக்காய்களை சாப்பிட்டுப் பார்த்து, அதன் சுவை பிடிக்காமல் அவர்களும் புறக்கணித்தார்கள். இந்தியர்கள் தான் முதலில் வெண்டைக்காயை சமைத்துப் பழகினார்கள். இன்று, உலகம் முழுவதையும் ஆட்கொண்டிருக்கிறது வெண்டைக்காய்.

வெண்டைக்காயின் கொழ கொழ தன்மைக்குக் காரணம், அதில் உள்ள அசிட்டிலேட்டட், கலேட்ரோமிக் அமிலங்கள்.

வெண்டைக்காயின் ஸ்பெஷலே இந்த அமிலங்கள் தான். வயிற்று உபாதை தொடங்கி, பாலியல் குறைபாடு வரை அத்தனைக்குமான மருந்து இந்த அமிலங்களில் ஒளிந்திருப்பதாகச் சொல்கிறார்கள் மருத்துவர்கள்.

தினமும் இரவில், ஒரு டம்ளரில் தண்ணீர் எடுத்து, ஒரு வெண்டைக்காயை வெட்டி அதில் போட்டு, விடிந்ததும் வெண்டைக்காய்களை எடுத்துவிட்டு அந்த தண்ணீரைக் குடித்தால் ரத்தத்தில் உள்ள சர்க்கரை 'சர்'ரென்று இறங்கிவிடுமாம். அவ்வளவு சக்தி பொருந்தியது வெண்டைக்காய்.

பலநாடுகளில் வெண்டைக்காயை சமைப்பதில்லை. வெங்காயம், தக்காளி, பச்சைமிளகாயோடு சேர்த்து பச்சையாக 'சாலட்' செய்து சாப்பிடுகிறார்கள். சமைப்பதால் அதன் அமிலத்தன்மை குலைந்துவிடும் என்கிறார்கள்.

வெண்டைக்காய் வாங்குவதே ரசனையான வேலை. பிஞ்சு வெண்டைக்காயின் நுனி பட்டென உடையும். அப்போதே அதை தின்றுவிடத் தோன்றும். ஆனால் இன்று காய்கறிகளை அப்படியே சாப்பிடுவதில் பல 'ரிஸ்க்'குகள் உண்டு.

"காய்கறிக் கடைக்குப் போனால் பூச்சி உள்ள காய்கறிகளையே வாங்குங்கள். அதில்தான் பூச்சிமருந்தின் தாக்கம் குறைவாக இருக்கும். பூச்சி இருக்கும் பகுதியை வெட்டி வீசிவிட்டால் பிரச்னை முடிந்தது...' என்பார் வேளாண் விஞ்ஞானி நம்மாழ்வார். ஆனால் இன்று பறித்த காய்கறிகளை பேக்கிங் செய்யும்போது, பூச்சிமருந்தில் மூழ்கடித்த பிறகுதான் பேக்கிங் செய்கிறார்களாம். பசுமையைக் காக்கவும், பூச்சிப்பரவுதலை தடுக்கவும் தான் இந்த பூச்சிமருந்துக் குளியல்.

இதற்கெல்லாம் தீர்வு வீட்டுத் தோட்டங்கள் தான். கழிவுநீர் தோட்டம், மொட்டைமாடித் தோட்டம் என பல நுட்பங்கள் வந்துவிட்டன. கண்முன்னால் விதையூன்றி, செடிவளரக் கண்டு, பூபூத்து, காய்காய்த்து பறித்து சுவைக்கும் போது சுவை பலமடங்கு கூடும். இன்று பல நகரங்களில் ஆர்கானிக் ஷாப்புகள் வந்துவிட்டன. ஆனால் அங்கு விலையைக் கேட்டாலே பசியடங்கி விடுகிறது.

பாலக்காடு பகுதியில் நடந்த 'என்டோசல்பான்' விபத்துக்குப் பிறகு, கேரளாவில் இயற்கை விவசாயத்தின் பக்கம் விவசாயிகள் திரும்பத் தொடங்கி விட்டார்கள். காய்கறிகள்

தொடங்கி, தானியங்கள், வரை குறைந்த விலையில் ரசாயனத் தொற்றில்லாமல் கிடைக்கிறது.

பெரும்பாலான பெரிய உணவகங்கள், கேட்டரிங் நிறுவனங்களில் ஆர்கானிக் காய்கறிகளில் தான் சமைக்கிறார்கள். பரோட்டா, சப்பாத்திக்கு வைக்கிறார்கள். குறிப்பாக மலபார் பகுதியில் அன்றாடம் இதை சுவைக்கலாம். அப்பகுதி விருந்துகளிலும் இடம்பெறுகிறது.

நீங்களும் செய்யலாம்

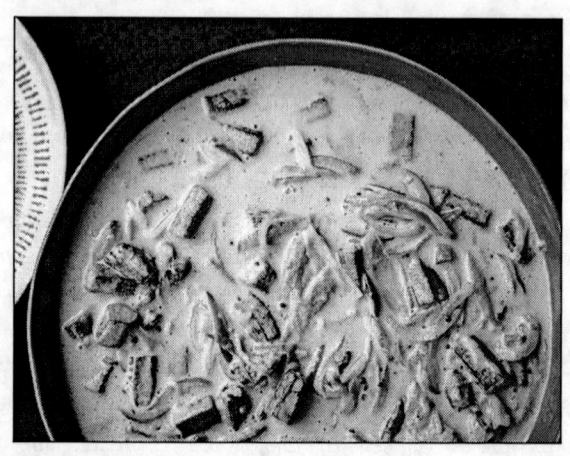

வெண்டைக்காய்	-	200 கிராம்
பெரியவெங்காயம்	-	50 கிராம்
இஞ்சி	-	சிறிய துண்டு
பச்சை மிளகாய்	-	2
கறிவேப்பிலை	-	தேவையான அளவு
சோம்புத்தூள்	-	1 டீஸ்பூன்
மிளகுத்தூள்	-	1 டீஸ்பூன்
மஞ்சள்தூள்	-	அரை டீஸ்பூன்
மல்லித்தூள்	-	1 டீஸ்பூன்
உப்பு	-	தேவையான அளவு
தேங்காய்	-	1
தேங்காய் எண்ணெய்	-	சிறிதளவு

வெண்டைக்காயை சிறு துண்டுகளாக வெட்டிக் கொள்ளுங்கள். தேங்காயைத் துருவி இரண்டு தரத்தில் பால் எடுத்துக் கொள்ளுங்கள். வெங்காயம், இஞ்சி, பச்சைமிளகாயை நீளவாக்கில் வெட்டிக் கொள்ளுங்கள். மிதமான தீயில் வாணலியை வைத்து எண்ணெய் ஊற்றி பசுமை மாறும்வரை வெண்டைக்காயை வதக்குங்கள். அதேபோல், வெங்காயம், இஞ்சி, கறிவேப்பிலையும் பொன்நிறமாக வதக்கி, அதில் சோம்புத்தூள், மிளகுத்தூள், மஞ்சள்தூள், மல்லித்தூள், உப்பைப் போட்டு சிறிதளவு தண்ணீர் ஊற்றி கொதிக்க விடுங்கள். கொதி வந்ததும் வதக்கிய வெண்டைக்காயைப் போட்டு இரண்டாம் பாலை ஊற்றுங்கள். இரண்டாம் பால் வற்றிய பிறகு முதல்பாலை ஊற்றி ஒரு கொதி வந்ததும் இறக்கி விடுங்கள். மப்பாஸ் ரெடி.

46
மூதிரா உண்டா

நம்மூரில் நெல்குதிர் இருப்பது போல கேரள மக்களின் வீடுகளில் 'மூதிரா பானை' இருக்கும். மூதிரா ரசம், மூதிரா உருண்டை, மூதிரா சுண்டல் என மூதிராவை வைத்து ஏகப்பட்ட பதார்த்தங்களை செய்து ருசிக்கிறார்கள் கேரள மக்கள். நன்கு குழைந்த குண்டு சம்பா சாதத்தில் மூதிராவை பொடியோடு நல்லெண்ணெய் சேர்த்து பிசைந்து சாப்பிடும் வழக்கமும் அங்குண்டு.

எந்த தானியத்துக்கும் இல்லாத பல சிறப்புகள் மூதிராவுக்கு உண்டு. உண்ட உடனே உடலுக்குச் சக்தி தருவதில் இதற்கு இணையில்லை. உடல்சோர்வு, மனச்சோர்வு போக்கும். சிக்ஸ் பேக், எயிட் பேக் விரும்பும் இளைஞர்களுக்கு மூதிரா கண்கண்ட மருந்து. இந்த அளவு மகத்துவம் பொருந்திய மூதிரா தமிழகத்தில் கிடைக்குமா என்றுதானே கேட்கிறீர்கள். தாராளமாக கிடைக்கிறது... நம்மூர் கொள்ளைத்தான் கேரள மக்கள் மூதிரா என்கிறார்கள்!

கொள்ளு உலகம் முழுவதும் பயன்பாட்டில் இருக்கும் தானியம். இதன் ஆதி அந்தங்கள் பற்றி பல்வேறு கருத்துவேறுபாடுகள் உண்டு. அரேபிய நாட்டில் இருந்து உலகெங்கும் பரவியது என்பார்கள். தமிழகத்தில் இருந்தே வணிகம் வழியாக வெளிநாடுகளுக்குச் சென்றது என்பாரும் உண்டு.

கொள்ளை 'அருமருந்து' என்கிறது சித்த மருத்துவம். ஆயுர்வேதமும் கொள்ளை கொண்டாடுகிறது. அரேபிய குதிரைகள் உலக அளவில் சிறப்பிடம் பெற்றதற்கு கொள்ளுதான் பிரதான காரணம். அது மனிதர்களின் உணவானது பற்றி சுவாரஸ்யமான கதை உண்டு.

'அரேபிய இளவரசன் ஒருவன் மிகவும் நோஞ்சானாக இருந்தான். நாட்டை ஆளப்போகும் இளவரசன், இப்படி உடல்தளர்ந்து எப்போதும் படுக்கையிலேயே கிடந்தால் எப்படி? அரசனான தந்தைக்கு பெரும் கவலை. திறன்கொண்ட மருத்துவர்கள் எல்லாம் பார்த்தும் பலனில்லை. கைவிரித்து விட்டார்கள். எதற்கும் உதவாத இளவரசனை குதிரை லாயத்தில் போட்டுவிட ஆணையிட்டார் மன்னர். குதிரைலாயத்தில் அடைக்கப்பட்ட இளவரசனை கொஞ்சநாள் பராமரித்து விட்டு பின்னர் எல்லோரும் மறந்து விட்டார்கள். பசியால் துடித்த இளவரசன், வேறுவழியின்றி குதிரையின் உணவாக வைக்கப்பட்ட கொள்ளையே தின்று பசியாறினான். உணவாக மட்டுமின்றி மருந்தாகவும் வேலை செய்தது கொள்ளு. சிலமாதங்களில் உடல்தேறி, கம்பீரமாக எழுந்து நின்றான் இளவரசன். அவன் தேஜஸில் மயங்கி அண்டை மன்னர்கள் எல்லாம் பெண்கொடுக்க வந்தார்கள். ஆட்சிப்பொறுப்பேற்ற இளவரசன் பல்வேறு நாடுகளை வென்று பெரும் வீரனாகத் திகழ்ந்தான்' என்று நீள்கிறது ஒரு அரேபியக் கதை!

இளைத்தவனை கொழுத்தவனாக்கும்... கொழுத்தவனை இளைத்தவனாகச் செய்யும்... இதுதான் கொள்ளுவின் மகத்துவம். உடலில் இருக்கும் கெட்ட நீரை ஏதோ ஒரு வழியில் வடியச் செய்துவிடும். நீரிழிவு, சிறுநீரகப் பிரச்னையில் தவிப்பவர்களுக்கு அற்புத மருந்து. கிராமப்புறங்களில், ஜலதோஷம் பிடித்து, காய்ச்சல் கண்டவர்களுக்கு கொள்ளு ரசம் தருவார்கள். குடிக்கும்போதே காய்ச்சல் விலகி உடம்பு வியர்த்துக் கொட்டும். அப்படியொரு சக்தி.

அவியல், துவையல், ரசம், பொரியல் என பலவகைகளில் கொள்ளை உட்கொள்ளலாம். கேரளாவின் மலைப்பகுதிகளில் தானிய சாகுபடி பெருமளவு நடக்கிறது. வேட்டைத் தொழில், மேய்ச்சல் தொழில் நசிவால் வேளாண்மைக்கு தள்ளப்பட்ட பழங்குடி மக்களுக்கு தானிய சாகுபடியே வாழ்வாதாரம். கேரளாவின் வழிபாட்டுச் சடங்குகளில் தானியங்கள் மிகுந்த ஆதிக்கம் செலுத்துகின்றன. மூணாறை ஒட்டிய மலைப்பகுதிகளில்

வசிக்கும் ஊராளி பழங்குடிகள் விதைப்புக் காலத்தில் தானியங்களை அவித்து, மலையுச்சிக்குக் கொண்டு சென்று, பறவையினங்களுக்கு உணவாக வாரி வீசுவார்கள். அதைத் தின்று செரித்து, தங்கள் வயற்காடுகளுக்கு வந்து எச்சமிட்டு உரமூட்டி சாகுபடியை உயர்த்தித்தர வேண்டும் என்பதே அதன் நோக்கம். இப்படியான ஒரு வழிபாட்டுக்குரிய பதார்த்த தான் மூதிரா உருண்டை. நவராத்திரி கொண்டாட்டத்தில் 9ம் நாளன்று இந்த மூதிரா உருண்டையை செய்து வைத்து சரஸ்வதியை வழிபட்டால் ஞானம் பெருகும். உடல்வலிமை அதிகரிக்கும் என்பது அம்மக்களின் நம்பிக்கை.

கொளுக்கட்டையை ஒத்த மூதிரா உண்டா, மிகவும் சுவையான பதார்த்தம். கொள்ளு, கருப்பட்டி என சத்தான, மருத்துவ குணமிகுந்த பொருட்களின் கலவை என்பதால் சத்துக்குச் சத்துமாயிற்று!

நீங்களும் செய்யலாம்

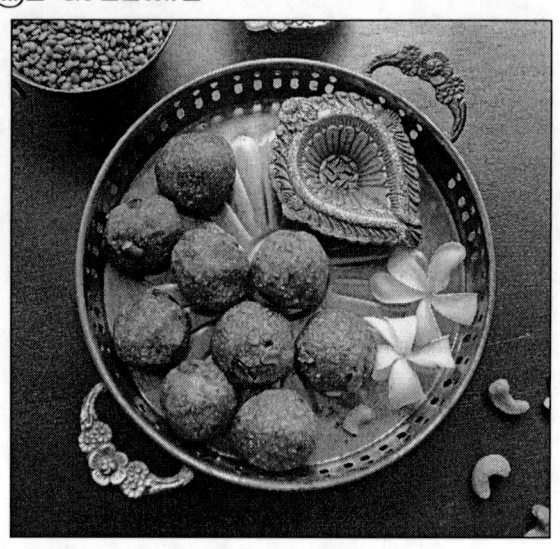

கொள்ளு – 1 கப்
கருப்பட்டி – 200 கிராம்
தேங்காய் – கால்மூடி
உப்பு – சிறிதளவு
நெய் – சிறிதளவு

கொள்ளை 1 மணி நேரம் ஊறவைத்து கெட்டியான பதத்தில் அரைத்துக் கொள்ளுங்கள். தேங்காயை சிறுசிறு துண்டுகளாக வெட்டிக் கொள்ளுங்கள். கருப்பட்டியை நன்கு தூளாக்குங்கள். அரைத்து வைத்துள்ள மாவில் லேசாக உப்புப்போட்டு, கருப்பட்டி, தேங்காய் சேர்த்து பிசைந்து கொள்ளுங்கள். கையில் நெய்யைத் தடவிக்கொண்டு சிறுசிறு உருண்டையாக பிடித்து இட்லித்தட்டில் வைத்து வேகவையுங்கள். சுவையான, சத்தான, மணம் மிகுந்த மூதிரா உண்டா ரெடி!

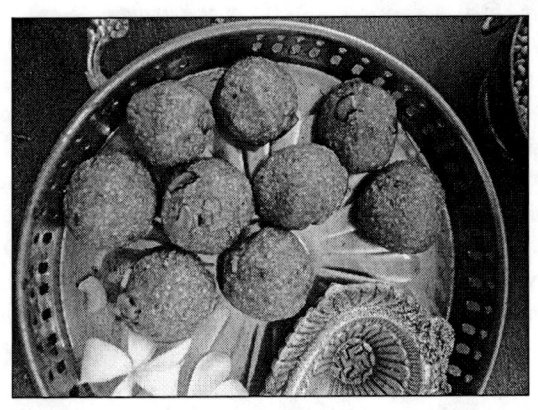

வெ. நீலகண்டன்

47

கொங்கணி பழ கேக்

கதகளி, மோகினியாட்டம், சாக்கையர் கூத்து, ஓட்டன் துள்ளல், தெய்யம், தீயாட்டு என கேரளாவில் ஏராளமான கலை வடிவங்கள் உண்டு. பாமர மக்கள் முதல் மெத்தப் படித்தவர்கள் வரை சகலரும் கலையாடுவது கேரளத்தின் சிறப்புகளில் ஒன்று. தமிழகத்தில்தான் கலையை ஏழைக்கலைஞர்களின் வயிற்றுப்பாட்டுக்கான பிழைப்பாகப் பார்க்கிறார்கள். கேரளாவில் அப்படியல்ல... திரைப்பட கலைஞர்களுக்குத் தரும் ராஜ மரியாதையை மக்கள் இப்போதும் நாட்டுப்புறக் கலைஞர்களுக்குத் தருகிறார்கள்.

தமிழகத்தில் கலைகள் இனக்குழுக்களின் அடையாளமாக இருக்கின்றன. கேரளாவிலோ ஒட்டுமொத்த சமூகத்துக்குமான அடையாளம். இந்த பண்பை கலைகளில் மட்டுமின்றி வாழ்க்கையின் பல பண்புகளில் பார்க்கலாம். தமிழகத்தில் பொங்கல் போன்ற பண்பாட்டுப் பண்டிகைகளைக் கூட தங்களுக்குத் தொடர்பில்லாத நிகழ்வென சிலர் தவிர்க்கிறார்கள். கேரளாவில் ஓணத்தையும் விஷுவையும் இனம், மதம், ஏழை, பணக்காரர் பேதமற்று தேசிய விழா போல கொண்டாடுகிறார்கள். வாழ்க்கைத்தரத்துக்கு ஏற்ப கொண்டாட்டத்தின் தன்மை மாறுமே ஒழிய, உணர்வுகள் மாறுவதில்லை. கதகளி, மோகினியாட்டம், ஒட்டன் துள்ளல் உள்ளிட்ட கலைகளையும் சமூக கலைகளாக

அன்றி, மக்கள் கலைகளாகப் போற்றுகிறார்கள். உலகில் எந்த மூலையில் வாழ்ந்தாலும் கலையும் மொழியும் அம்மக்களை இணைத்து விடுகிறது.

மத்தளத்தை இசைத்தவாறு அந்த இசைக்கேற்ப துள்ளியாடுவது ஒட்டன் துள்ளல். சாக்கையர் கூத்தின் துணையாட்டம் இது. துள்ளலுக்கு நடுவே ஒரு கதையும் காட்சியாக்கப்படும். ருக்மணி சுயம்வரம், சத்யபாமா சுயம்வரம், அகலிகை மோட்சம் என பல கதைகள் உண்டு. ரசனையான கலை. தீயாட்டு, மிகவும் உக்கிரமான வழிபாட்டுக் கலை. அய்யப்பன் தீயாட்டு, பத்ரகாளி தீயாட்டு என இரண்டு வகையுண்டு. வண்ணப்பொடிகளால் இறைவனின் உருவத்தை வரைந்து, பின் அந்த இறைவனைப் பற்றி கதையாடல்கள் தொடங்கும். பின் வரையப்பட்ட இறைவனுக்கு பூஜை. பூஜை முடிந்ததும் கலையாடுபவர் அருள்வந்து ஆடியபடி தென்னம்பூக்களால் வரைந்த வடிவத்தை அழிப்பார். கண்முன் இருந்த தெய்வ உருவம் கனவைப் போல கலைந்து போகும். ஒற்றைத் தந்தியுள்ள வீணை, கடம் ஆகியவை இக்கலையின் பக்க இசைக்கருவிகள். கதகளி என்பது ஆட்டக்கலை. வினோதமான அரிதாரம், முகங்களில் விரிந்து மறையும் உணர்வுகள், பேச்சற்ற அபிநயம், நுணுக்கமான அடவுகள் என பல்வேறு சிறப்புகள் பொருந்திய கதகளி கேரளத்தின் அடையாள அம்சங்களில் ஒன்று. கதகளியில் கத்திவேசம், தாடிவேசம், கரிவேசம், பச்சை வேசம், மினுக்கு வேஷம் என பல அரிதாரங்கள் உண்டு.

மோகினியாட்டத்துக்கு தமிழகம்தான் பூர்வீகம். பரதத்தை வடிவமைத்த, தஞ்சை நால்வரில் ஒருவரான வடிவேலுவால் வளர்த்தெடுக்கப்பட்ட கலை. பரதத்தை ஒத்த இக்கலையை ஆடையும் அணிகலன்களும் அழகூட்டுகின்றன.

கலையைப் போல கேரள மக்களின் ரசனைக்கு உணவுகளும் சான்று. உணவையே கலையென கருதி ரசித்து ருசிப்பது அம்மக்களின் நேர்த்தி. கேரளாவில் மேலைநாட்டு உணவுகளின் தாக்கம் அதிகமில்லை. அப்படி வரும் உணவுகளின் தன்மையை தங்கள் பாரம்பரிய உணவுகளிலேயே கொண்டு வந்துவிடுகிறார்கள். 'நேந்திரம் கேக்' அப்படி ஒரு பதார்த்தம்தான். இதை வீடுகளில் செய்வது சிரமம். ஓவன், பேக்கிங் டிரே என்று நவீன சமாசாரங்கள் வேண்டும்.

கேரள பேக்கரிகளில் இந்த கேக்கை ருசிக்கலாம். பார்க்க கோதுமை பிரெட் போல இருக்கும் இதைக் கடித்துச் சுவைத்தால்

வெ. நீலகண்டன்

நேந்திரம் பழத்தை ருசிப்பது போல இருக்கிறது. பாலக்காடு பகுதியில் நேந்திரம் பழத்தோசை பிரபலம். கண்ணூரை ஒட்டிய கிராமங்களில் நேந்திரம் பழத்தால் களி கிண்டுகிறார்கள். பஞ்சாமிர்தத்தை ஒத்திருக்கும். அந்த வரிசையில், வித்தியாசமானது நேந்திரம் கேக். திருவனந்தபுரம் ஜங்ஷன் அருகிலுள்ள அம்ப்ரோஷியா பேக்கரியில் சூடாறாமல் நேந்திரம் கேக் ருசிக்கலாம்.

நீங்களும் செய்யலாம்

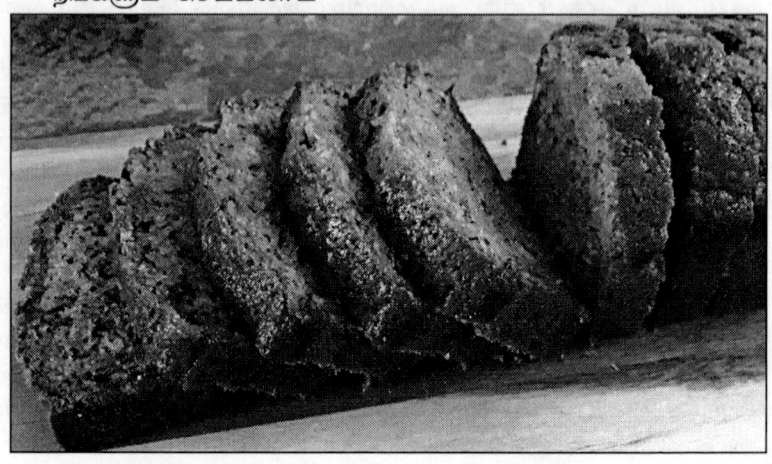

நன்கு பழுத்த நேந்திரம்பழம்	-	*2*
முட்டை	-	*2*
வால்நட்	-	*கால் கப்*
சர்க்கரை	-	*2 கப்*
மைதா	-	*1 கப்*
உப்பு	-	*1 டீஸ்பூன்*
பேக்கிங் பவுடர்	-	*1 தேக்கரண்டி*

பழத்தை நன்றாக மசித்துக் கொள்ளுங்கள். மைதாவில் பேக்கிங் பவுடர், உப்பு சேர்த்து சலித்துக் கொள்ளுங்கள். முட்டையை உடைத்து சர்க்கரையில் ஊற்றி நன்றாக அடியுங்கள். இடையிடையே மாவையும் கலந்து கொள்ளுங்கள். ஒன்றிவரும்போது மசித்த பழக்கலவை, வால்நட் கலந்து, பேக்கிங் டிரேயில் ஊற்றி, 350 டிகிரி அளவுக்கு மைக்ரோவேவ் அவனில் வைத்து வேக வையுங்கள். நேந்திரம் கேக் ரெடி!

48

பருப்பு பாயசம்

தஞ்சாவூர் பக்கம், புதிதாக திருமணமாகி மறுவீட்டுக்கு வரும் மாப்பிள்ளைக்கு 'தாட்டெலைச் சாப்பாடு' என்று ஒரு விருந்து வைப்பார்கள். இடை நறுக்காத முழுநீள இலையில் அடிமுதல், நுனிவரை பதார்த்தங்களாக அடுக்கி பரிமாறுவார்கள். பார்த்தவுடனே பசியடங்கி விடும். பிறகு எப்படி சாப்பிடுவது.. ஆனால் ஒரு பதார்த்தத்தையும் மிச்சம் வைக்கக்கூடாது என்பது சம்பிரதாயம். மாப்பிள்ளை திணறிப்போவார். அதனால் விருந்து வேடிக்கைக் களமாகி விடும்.

இதைப்போல கொங்கு நாடு, நாஞ்சில் நாடு என ஒவ்வொரு பகுதிக்கும் ஒரு உணவுப்பண்பாடு, அதையொட்டிய பழக்க வழக்கங்கள் உண்டு. தமிழ்நாட்டு இனக்குழுக்களுக்களின் உணவுகளில் பொதுத்தன்மை மிக்க ஒன்று உண்டு என்றால் அது பாயசம் தான். களி, கூழ்... இவற்றின் தொடர்ச்சியான வடிவம் பாயசம்.

கேரளமக்களின் உணவிலும் பாயசத்திற்கு முக்கிய இடமுண்டு. நம்மூரைப் போலன்றி, ஒரே நேரத்தில் நான்கைந்து பாயச வெரைட்டிகளை பறிமாரி திணறடித்து விடுவார்கள். கேரளாவின் பாரம்பரியமிக்க விருந்து, 'ஸத்ய'. இதுவும் தாட்டலைச் சாப்பாட்டுக்கு இணையானது தான். நுனி இலையில், இலைப்பச்சை தெரியாத அளவுக்கு உணவுகளை குவித்து விடுவார்கள். வெள்ளை,

மஞ்சள், பச்சை, சிவப்பு என இலையே வண்ணக்குவியலாகி விடும். அறுசுவையையும் அனுபவிக்கலாம்.

கேரளாவின் பல கோவில்களில் பிரசாதமாகவே பாயசம் தருகிறார்கள். மனதினிக்க இறைவன் தரிசனம்... வாயும், வயிறும் இனிக்க பிரசாதம். என்ன மாயம் செய்வார்களோ, சுவையில் அப்படி ஒரு தனித்தன்மை.

மாம்பழத்தில் தொடங்கி, சேனைக்கிழங்கு வரை எதையும் விடுவதில்லை. எல்லாவற்றிலும் பாயசம் செய்து அசத்துகிறார்கள். பருப்பு பாயசமும், அடைப் பிரதமனும் பொதுவானவை. 'ஸத்ய'வில் இவை இரண்டுக்கும் முக்கிய இடமுண்டு. ஓணம் பண்டிகை அன்று, மகாபலியை வரவேற்க வீடுகளில் பருப்பு பாயசம் வைப்பது ஒரு மரபு.

பருப்பு பாயசம் நம்மூரிலும் கிடைக்கும். ஆனால் கேரள பருப்பு பாயசம் தனித்துவமானது. காரணம், தேங்காய்ப் பால்.

கேரள மக்கள் மிக நிதானமாக சமைக்கக்கூடியவர்கள். அந்த செய்நேர்த்தி தான் உணவை சுவைகூட்டுகிறது. உதாரணத்துக்கு, தேங்காயை எடுத்துக் கொள்ளலாம். தேங்காயை அரைத்து அப்படியே பயன்படுத்துவதில்லை. பால் தான். அதிலும் முதல்பால், இரண்டாம் பால் என வகைப்படுத்திச் சேர்க்கிறார்கள். முதல் பிழியலில் கிடைப்பது முதல்பால். இது கெட்டியாக இருக்கும். இரண்டாம் பிழியலில் கிடைக்கும் பால் நீரோட்டமாக இருக்கும். முதல் பாலை கொதிக்கும் போதும், இரண்டாம் பாலை இறக்கும் போதும் ஊற்றுகிறார்கள். இதுவும் ஒரு முக்கிய சுவைநுட்பம்.

நீங்களும் செய்யலாம்

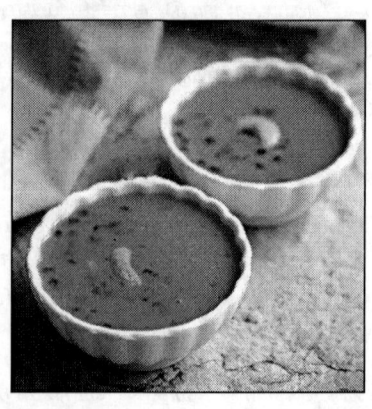

கடலைப்பருப்பு அல்லது பாசிப்பருப்பு	-	200 கிராம்
நெய்	-	50 கிராம்
வெல்லம்	-	200 கிராம்
தேங்காய்	-	1
ஏலக்காய் பொடி	-	சிறிதளவு
முந்திரி, திராட்சை	-	25 கிராம்

பருப்பை உடையும் பதத்துக்கு வேகவையுங்கள். தேங்காயில் 2 தரமாக பால் எடுத்துக்கொள்ளுங்கள். முந்திரி, திராட்சையை நெய்விட்டு வறுத்துக் கொள்ளுங்கள். வெல்லத்தை பாகுகாய்ச்சி அடியில் தங்கும் துகள்களை அரித்து எடுத்துவிட்டு, அதில் வேகவைத்த பருப்பு, நெய்யைப் போட்டு மீண்டும் கொதிக்க விடுங்கள். கொதிக்கும் தருணத்தில் முதல் பாலையும், அடுத்த சில நிமிடங்களில் இரண்டாம் பாலையும் விட்டு, முந்திரி, திராட்சையைப் போட்டு இறக்குங்கள். பருப்பு பாயசம் ரெடி.

வெ. நீலகண்டன்

49
பழ மோதகம்

மோதகம் வெறும் பதார்த்தம் மட்டுமல்ல... அது ஒரு தத்துவப் படிமம். ‘எங்கும் வியாப்பித்திருக்கும் பிரம்மமானது, மிகவும் பரிபூரணமானது’ என்பதே மோதகத்தின் செய்தி. இதன்மூலம் மனிதர்களுக்கு சொல்லப்படுகிற செய்தி, ‘உப்புச்சப்பு இல்லாத இந்த வாழ்க்கையைக் கடந்து பிரம்மத்தை நோக்கிச் சென்றால் வாழ்க்கை பூரணமாக இனிக்கும்’.

இந்தியா முழுவதும் விநாயகர் சதுர்த்தி ஒன்றுபோல கொண்டாடப்பட்டாலும், மோதகம் மட்டும் அப்பகுதியின் சூழலுக்கேற்ப வித்தியாசப்படும். மகாராஷ்டிராவில், பனையோலை மோதகம், பலாயிலை மோதகம், கொய்யாயிலை மோதகம், பூரண மோதகம், மோதகக் கொழுக்கட்டை என எட்டுவகை மோதகங்கள் செய்து விநாயகருக்குப் படையலிடுவார்கள். தஞ்சாவூருக்குப் பக்கமுள்ள கணபதி அஹ்ரகாரம் கிராமத்தில் விநாயகர் சதுர்த்தி அன்று ஒரேஒரு மோதகம் மட்டும் தான் செய்கிறார்கள். பிரமாண்டமான அந்த மோதகத்தை விநாயகருக்குப் படைத்து ஊரில் உள்ள அனைவருக்கும் பிரசாதமாகக் கொடுக்கிறார்கள்.

பெரும்பாலும், பருப்பும், வெல்லமும் கலந்த பூரணத்தை வைத்தே மோதகம் செய்யப்படுகிறது. கேரளாவில் செய்யப்படும் பழ மோதகம் முற்றிலும் வித்தியாசமானது. சீடையைப் போல பொறு மொறுப்பாக இருக்கிறது. இந்த மோதகம் குழந்தைகளை

கவரக்கூடியது. விநாயகர் சதுர்த்தி மட்டுமின்றி பிற நாட்களிலும் இந்த பதார்த்தத்தை வீடுகளில் செய்கிறார்கள். அரிசிமாவில் வாழைப்பழத்தைக் கலந்து இந்த மோதகம் செய்யப்படுகிறது.

வாழைப்பழம், இயற்கையின் கொடை. எளிதாகவும், மலிவாகவும் கிடைப்பதால் பலருக்கு வாழைப் பழத்தின் மகத்துவம் தெரிவதில்லை. உலகம் பயன்படுத்தும் பாதியளவு வாழைப்பழம் தென்னிந்தியாவில் தான் விளைகிறது.

மண்ணின் தன்மைக்கேற்ப வாழைப்பழத்தின் வடிவமும், சத்தும் வேறுபடுகிறது. தஞ்சைப் பகுதியில், பூவன், மொந்தன் பழங்கள் விளைகின்றன. பூவன் மருந்துக்கு என்றால், மொந்தன் சுவைக்கு. அதிலும் தோல் கறுத்து, கனிந்த மொந்தன் பழம் சாப்பிடுவது அப்படியொரு அனுபவம். புதுக்கோட்டையை ஒட்டிய செம்மண் காடுகளில் ரஸ்தாலி, பச்சை போன்ற பழங்கள் விளைகின்றன. ரஸ்தாலி மாவாக கரையும். பச்சை, நாவில் நின்று தித்திக்கும். திருநெல்வேலி பக்கம் சென்றால், பாளையங்கோட்டன், ரசகதளி, செவ்வாழையை ருசிக்கலாம்... தஞ்சையில் விளையும் பூவனைப் போல இருந்தாலும் பாளையங்கோட்டனில் இனிப்பு அதிகம். விரல்நீளமுள்ள ரசகதலி ரஸ்தாலிக்குத் தம்பி. செவ்வாழையைப் பற்றிச் சொல்லத் தேவையில்லை. மிதமான வாசனை இதமான தித்திப்பு... குழந்தைப் பேறு இல்லாத தம்பதிகள் தினமும் செவ்வாழை சாப்பிடுவது பயனளிக்கும் என்று மருத்துவர்களே பரிந்துரைக்கிறார்கள். திண்டுக்கல் பக்கம் போனால் சிறுமலைப்பழம். இதை மலைவாழை என்பார்கள். இந்த குட்டியூண்டு பழம் தான் வாழைப்பழங்களுக்கே அரசன். ஒவ்வொரு பழமும் ஒவ்வொரு வைட்டமின் மாத்திரை என்கிறார்கள். பக்கவிளைவற்ற மாத்திரை.

குமரிப் பக்கம் போனால், இன்னும் பல வகைகள். பெட்டிக்கடைகளில் தோரணம் போல கட்டித் தொங்கவிட்டிருப்பார்கள். பார்த்தாலே நாவில் நீரூறும். குமரி மலைப்பழம், தனித்த வாசனையுடையது. சிறுமலைப் பழத்தை விட சற்று பெரிதாக இருக்கும். சுவையும் தனித்தன்மையானது.

கேரளாவிலும் ஏகப்பட்ட வாழைப்பழ ரகங்கள் உண்டு. ஆனால் கேரள மக்களின் ஜீவன் என்றால் நேந்திரம்பழம் தான். சாப்பாடு இல்லாமல் கூட இருந்துவிடுவார்கள். நேந்திரம் பழம் இல்லாமல் கேரள மக்கள் இருக்கமாட்டார்கள். அதேபோல் பாலக்காடு ரசகதலியும் கேரள உணவில் முக்கிய அங்கம் வகிக்கிறது.

வாழைப்பழத்தால் மட்டும் இந்தியாவுக்கு பலகோடி ரூபாய் அன்னியசெலாவணி கிடைக்கிறது. குறிப்பாக, சிறுமலைப்பழம் கணிசமாக ஏற்றமதி செய்யப்படுகிறது. கேரளாவில் இருந்து நேந்திரம் பழத்தையும் அனுப்புகிறார்கள். என்னதான் விளைச்சலில் முந்தியிருந்தாலும் பதப்படுத்தும் தொழில்நுட்பத்தில் நாம் வெகுவாக பின்தங்கியிருக்கிறோம். அமெரிக்காவில் நம்மூர் வாழைப்பழம், மாம்பழங்களை வாங்கி, பதப்படுத்தி நம்மூருக்கே திரும்ப அனுப்பி காசு பார்க்கிறார்கள்.

கேரளாவில், நம்மூரைப் போல பூரணம் வைத்து மோதகம் செய்பவர்கள் குறைவு. மலபார் பகுதிகளில் பனையோலை மோதகம் செய்கிறார்கள். திருவனந்தபுரம் உள்ளிட்ட பிற பகுதிகளில் பழமோதகம் தான் பிரதானம். சதுர்த்தி நேரத்தில் எல்லா இனிப்பகங்களிலும் இப்பதார்த்தம் விற்பனை செய்யப்படுவதுண்டு. நேந்திரம் சிப்ஸ் பொரிப்பது போல, இனிப்பக வாசலில் சுடச்சுட பழமோதகம் போட்டுத் தருகிறார்கள். மிதமான சூட்டில் சாப்பிடுவது நல்ல அனுபவம்.

நீங்களும் செய்யலாம்

பச்சரிசி   – கால் கிலோ
வாழைப்பழம்   – 5 (ரசகதலி அல்லது பூவன்)

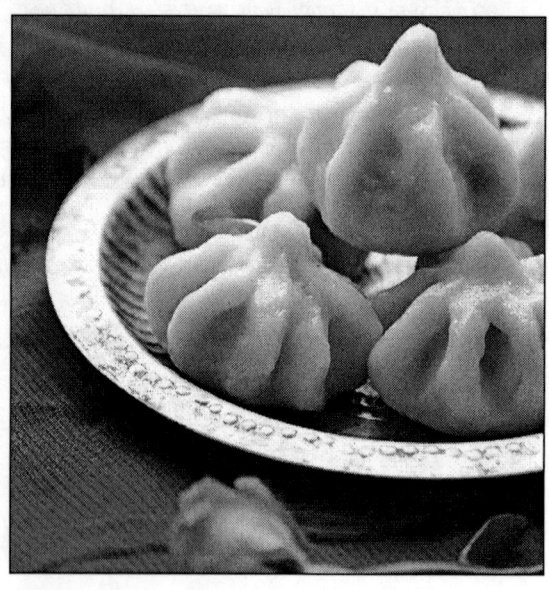

சர்க்கரை - 2 டேபிள்ஸ்பூன்

தேங்காய் எண்ணெய் - பொரித்தெடுக்கும் அளவுக்கு

உப்பு - தேவையான அளவு

அரிசியை லேசாக வறுத்து அரைத்துக் கொள்ளுங்கள். அதில் உப்பு, வாழைப்பழம் சேர்த்து கெட்டியாகப் பிசைந்து கொள்ளுங்கள். தேவைப்பட்டால் லேசாக தண்ணீர் தெளித்துக் கொள்ளலாம். பிசைந்த மாவை 1 மணி நேரம் ஊறவையுங்கள். பின்னர் சிறு, சிறு உருண்டைகளாகப் பிடித்து எண்ணெயில் போட்டு பொரித்தெடுங்கள். பழமோதகம் ரெடி.

50
சக்கை வற்றல்

கேரளாவைப் பொறுத்தவரை ஆனி, ஆடி மாதங்களில் பலா சீசன் தொடங்கி விடும். இலை தெரியா அளவுக்கு மரங்களில் குலைகள் விளைந்து நிற்கும். சாலை நெடுக மலைபோல் குவித்து வைத்து விற்பார்கள். அக்காலங்களில் உணவு முதல் பலகாரங்கள் வரை அனைத்தும் பலாவைச் சார்ந்தே இருக்கும்.

மரத்தில் விளையும் பழங்களிலேயே மிகப்பெரியது பலாதான். கேரளாவைப் பொறுத்தவரை பலாவும், வாழையும் அதன் ஜீவன்கள். வாழைக்கு சீசன் வேறுபாடில்லை. ஆனால் பலா மரங்கள் புரட்டாசி, ஐப்பசியோடு மொட்டைத்தலை மனிதரைப் போல இலைதட்டி நின்றுவிடுகின்றன. அதனால் காய்க்கும் காலங்களிலேயே இவற்றை பக்குவப்படுத்தி இருப்பு வைத்துக் கொள்கிறார்கள். அப்படி பதப்படுத்தப்பட்ட ஒரு பதார்த்தம்தான் சக்கை வற்றல்.

நம்மூரில் பலா என்றால் பண்ருட்டி தான் நினைவுக்கு வரும். ஆனால் பண்ருட்டியில் மருந்துக்குக் கூட பலாமரங்கள் இல்லை. காடாம்புலியூரிலும், அதைச்சுற்றியுள்ள கிராமங்களிலும் தான் பலா மரங்கள் நிறைந்திருக்கின்றன. கேரளாவில் மத்திய கேரள கிராமங்களில் தான் தரமான வருக்கைப் பலாக்கள் விளைகின்றன. இங்கிருந்து எல்லா நகரங்களுக்கும் அனுப்புகிறார்கள்.

பழுக்கும் பருவத்தில் இருக்கும் தரமான காய் தான் சக்கை வற்றலுக்குத் தகுந்தது. மிதமான இனிப்பு கொண்ட அந்த சுளைகளை நரம்புகள் துவளாமல் நீளநீளமாக வெட்டி உப்பு நீர் தெளித்து உலரவைத்து தேங்காய் எண்ணெயில் பொரித்தெடுத்து காற்றுபுகாமல் வைத்துக் கொள்கிறார்கள். மாலை நேரத்தில், கருப்பட்டி கலந்த கருப்புக் காப்பியோடு சாப்பிட இதமான சைடிஷ் இது. கேரள இனிப்பகங்கள் அனைத்திலும் கிடைக்கிறது. தமிழகத்திலும் ஹாட்சிப்ஸ் போன்ற கேரள வாசமுள்ள இனிப்பகங்களில் விற்கிறார்கள்.

நீங்களும் செய்யலாம்.

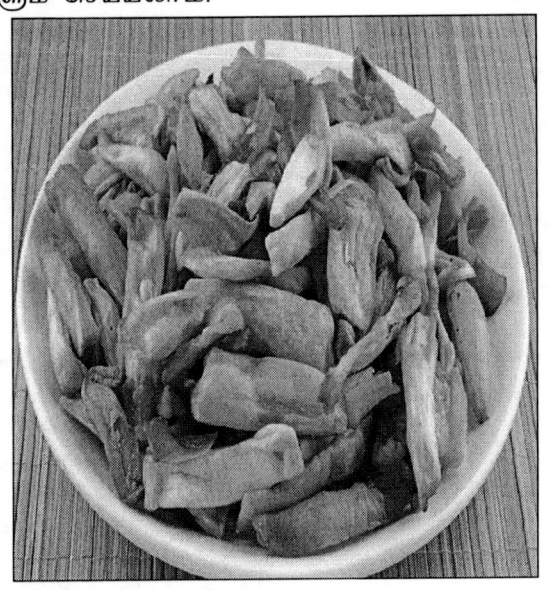

பழுக்கும் தருணத்தில் உள்ள
பலாக்காய்   – 1
தேங்காய் எண்ணெய் – பொரிக்கத் தேவையான அளவு
உப்பு   – தேவையான அளவு

பலாக்காயின் தோலை அகற்றிவிட்டு சுளைப்பகுதியை நீளவாக்கில் சிறுசிறு துண்டுகளாக நறுக்கிக் கொள்ளுங்கள். அதில் உப்புப் போட்டுக் கிளறி ஒரு மணிநேரம் நிழலில் உலரவையுங்கள். பின் மிதமான நெருப்பில் தேங்காய் எண்ணெயில் போட்டு பொரித்தெடுங்கள்.

51
தக்காளி புளிச்சல்

உணவைப் பொறுத்தவரை இந்திய மாநிலங்கள் இடையே பல பொதுத்தன்மைகள் இருக்கின்றன. குறிப்பாக மெட்ரோ நகரங்களில் அனைத்து பகுதி உணவுகளையும் ருசிக்க முடியும். தென்னிந்தியா, மத்திய இந்தியா, வட இந்தியப் பகுதிகளுக்கு மட்டுமே இந்த வரையறை பொருந்தும். இந்தியாவின் ஏழு சகோதரிகள் என்று அழைக்கப்படும் வடகிழக்கு மாநிலங்களுக்குப் பொருந்தாது. சாதாரண பெட்டிக்கடை உணவகத்தில் இருந்து நட்சத்திர உணவகங்கள் வரை எல்லாவற்றிலும் அப்பகுதி பாரம்பரிய உணவுகளே பிரதானம். வழியில் எங்காவது தென்படும் ராணுவத்தினருக்கான உணவகங்களில் பிறபகுதி உணவுகள் கிடைத்தால் விடுதலை. இல்லாவிட்டால் பயணமே அலுத்துவிடும்.

எல்லா உணவுகளிலும் உருளைக்கிழங்கு மயம். மதிய உணவில் குறைந்தது மூன்று, நான்கு உருளை சைடிஷாவது இடம்பெற்று விடுகிறது. காலை, மாலை டிபனில் சப்பாத்திக்குக் கூட உருளைக்கிழங்கு பொறியல் தான் சைடிஷாக வைக்கிறார்கள். அசைவத்தில் பன்றியிறைச்சி, மாட்டிறைச்சி. சிக்கன் பயன்பாடு வெகு குறைவு. அப்படியே சிக்கன் சமைத்தாலும் உப்புச் சப்பில்லாமல் சுட்டும், அவித்தும் வைக்கிறார்கள்.

அருணாச்சலத்தில் யாக் எனப்படும் உரோமம் நிரம்பிய மாட்டின் இறைச்சி ஏக பிரபலம். ஒவ்வொரு துண்டிலும் மாட்டின் வாசனை மறைய மறுக்கிறது. வறுவல், பொறியல் ஐட்டங்களுக்கு

இடமில்லை. எல்லாமே அவியல் தான். தென்னிந்திய உணவுகளை ருசித்துப் பழகிய நாக்குகளுக்கு வடகிழக்கு உணவுகள் அந்நியமாகவே இருக்கின்றன.

இதுபோன்ற அனுபவங்களை தவிர்ப்பதற்காகவே உருவாக்கப்பட்டது தான் பதப்படுத்தப்பட்ட உணவுகள். பதப்படுத்தும் நுட்பம் இன்று ஏகமாக வளர்ந்திருக்கிறது. மயிலாப்பூர் மாமியின் கைப்பக்குவத்தில் உருவான வற்றல் குழம்பை அமெரிக்காவின் நியூஜெர்சியில் அமர்ந்து கொண்டு ருசிக்க முடிகிறது. ஆனால் பெரும்பாலான பதப்படுத்தப்பட்ட உணவுகளில் உடம்புக்கு ஒவ்வாத சேர்மானங்கள் அதிகமாக இருக்கின்றன.

ஆனால் பாரம்பரிய முறையில் பதப்படுத்தும் உணவுகள் உடம்புக்கு நலம் பயக்கும். அப்படியான ஒரு வெரைட்டி தான் தக்காளி புளிச்சல். தென்னிந்தியாவில் தக்காளி பயன்பாடு அதிகம். நிலக்கடலையை 'ஏழைகளின் முந்திரி' என்று சொல்வதைப் போல தக்காளியை 'ஏழைகளின் ஆப்பிள்' என்கிறார்கள். சத்தும், சுவையும் மிகுந்த நாட்டுத்தக்காளி வகையறாக்கள் எல்லாம் இன்று வழக்கொழிந்து விட்டன. இன்று நாம் பயன்படுத்தும் 'பெங்களூர் தக்காளி' சக்கையைப் போன்றது. சுவையே இல்லை.

தக்காளி புளிச்சல் புளியும், தக்காளியும் கலந்த ஒரு கலவை. கேரளாவில் கோடம்புளியைத் தான் பெரும்பாலும் சமையலுக்குப் பயன்படுத்துகிறார்கள். நம்மூரில் விளையும் புளியை போல இல்லாமல் இனிப்பும், மருத்துவகுணமும் மிகுந்தது கோடம்புலி. கோடம்புலி கலந்த எல்லாமும் மருந்தாகி விடும்.

பயணத்துக்கு ஏற்றது இது. சாதத்தில் போட்டு கிண்டினால் வாசமும் சுவையும் நிரம்பிய புளிச்சல் சாதம். சப்பாத்தி, தோசை, ரொட்டி வகையறாக்களுக்கு ஒப்பற்ற சைடிஷ். முற்றிலும் பாரம்பரிய முறைப்படி தயாரிக்கிறார்கள். காய்ச்சலால் வாய் கசந்து தவிப்பவர்களுக்கு தக்காளி புளிச்சலை மருந்தாக தருகிறார்கள். லேசான இனிப்பும், இதமான புளிப்பும், மிதமான காரமும் கொண்ட இதைச் செய்வது சற்று நீளமான வேலை. மண்சட்டியில் செய்ய வேண்டும். செய்து முடித்துவிட்டால் ஆறேழு மாதங்களுக்குக் கெட்டுப்போகாது.

பாம்பு தின்னும் ஊருக்குப்போனால் நடுத்துண்டம் நமக்கென்று அமருபவர்களுக்கு தொல்லை இல்லை. எங்கே போனாலும் பிழைத்துக் கொள்வார்கள். 'எங்க ஊரு தக்காளி சாதம் மாதிரி ஆகாது..' என்று அங்கலாய்ப்பவர்களுக்கு தக்காளி புளிச்சல் சரியான சாய்ஸ்.

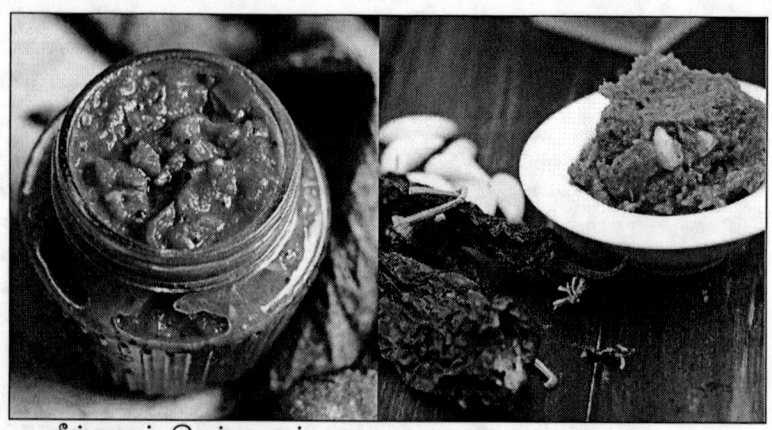

நீங்களும் செய்யலாம்

நன்கு பழுத்த தக்காளி	- 1 கிலோ
புளி	- 100 கிராம்
மிளகாய்த்தூள்	- 150 கிராம்
வெந்தயம்	- 2 டேபிள் ஸ்பூன்
பெருங்காயம்	- தேவையான அளவு
பூண்டு	- 100 கிராம்
உப்பு	- தேவையான அளவு
கடுகு	- 2 டீஸ்பூன்
உளுந்து	- 2 டீஸ்பூன்
நல்லெண்ணெய்	- 300 மில்லி

தக்காளியை 6 துண்டுகளாக வெட்டிக் கொள்ளுங்கள். அகலமான மண்சட்டியில், தக்காளியையும், உப்பையும் போட்டு நன்கு குலுக்கி ஒருநாள் ஊறவையுங்கள். தக்காளியில் உள்ள தண்ணீர் முழுவதும் வடிந்து மிதக்கும். இதை மூன்றுநாள் வெயிலில் காயவையுங்கள். மூன்றாம் நாள் இரவில் புளியில் தண்ணீர் தெளித்து ஊறவையுங்கள். மறுநாள் காயவைத்த தக்காளி, புளி, வெந்தயம் மூன்றையும் மிக்சியில் அரைத்துக் கொள்ளுங்கள். பூண்டை உறித்து அம்மியில் வைத்து மாவாக தட்டிக்கொள்ளுங்கள். வாணலியை அடுப்பில் வைத்து எண்ணெய் விட்டு கடுகு, உளுந்து போட்டு தாளியுங்கள். கடுகு தெரிக்கும்போது, பூண்டை போட்டு லேசாக வதக்குங்கள். பூண்டின் நிறம் மாறும்போது, தக்காளி பேஸ்டைக் கொட்டி, அதோடு மிளகாய்த்தூள், பெருங்காயத்தைச் சேர்த்துக் கிளறி இறக்குங்கள். இதை அகலமான வாணலியில் கொட்டி ஒரு சுத்தமான துணியால் மூடி வெயிலில் காயவைத்து பாட்டிலில் வைத்துக் கொள்ளலாம்.

52
தயிர் இட்லி

தமிழகத்து தயிர் வடைக்கு மயங்காதார் ஒரு வடைக்கும் மயங்கார். எப்படித்தான் இப்படியான பதார்த்தங்களை எல்லாம் கண்டு பிடித்தார்களோ..? எத்தனை வகைகள்... எத்தனை வடைகள்... ஒவ்வொரு வடைக்கும் ஒரு வடிவ இலக்கணம் வேறு... தமிழகத்துக்கு வரும் வெளிநாட்டவர்கள் இட்லிக்குப் பிறகு, தயிர்வடையைப் பார்த்துத் தான் அதிசயத்துப் போகிறார்கள்.

பாலையின் அதன் துணைப் பொருட்களையும் உணவாகப் பயன்படுத்தும் வழக்கமானது 4500 ஆண்டுகளுக்கு முன்பிருந்து தொடங்குவதாக ஆராய்ச்சியாளர்கள் கணிக்கிறார்கள். துருக்கியர்களின் மருத்துவப் புத்தகங்களில் தயிரைப் பற்றிய பதிவுகள் நிறைந்திருக்கின்றன. இன்றுபோல் அன்று அடுத்தவீட்டில் போய் உறைமோர் வாங்கி வந்து உறைகுத்தும் நடைமுறை எல்லாம் அப்போது இல்லை. பாலை பெரிய விலங்குத்தோளில் ஊற்றி மரங்களின் உச்சியில் கட்டித் தொங்கவிட்டு விடுவார்கள். அதுவாகவே திரிந்து தயிரானபிறகு பயன்படுத்துவார்கள்.

உலகில் நீண்ட ஆயுள் கொண்டவர்களாக அறியப்படுபவர்கள் பல்கேரிய மக்கள். மேய்ச்சலை பிரதானமாகக் கொண்ட அம்மக்களின் ஆயுள் ரகசியம் தயிரே என்று கண்டறிந்திருக்கிறார்கள் விஞ்ஞானிகள்.

இந்தியாவைப் பொறுத்தவரை பாரம்பரியத்துடன் கலந்த உணவுப்பொருளாக தயிர் இருக்கிறது. சடங்குகள், பண்டிகைகளில் பலவிதங்களில் தயிர் முதன்மை பெறுகிறது. இந்து சமயச்சடங்குகளில் பஞ்ச அமிர்தங்களில் ஒன்றாக தயிரும் இடம் பெற்றிருக்கிறது.

பாலை விட தயிரே சிறந்த உணவுப்பொருள் என்கிறார்கள் மருத்துவர்கள். பாலைக்காட்டிலும் அதிவிரைவில் ஜீரணமாகி விடுவதோடு, தயிரில் உள்ள பாக்டீரியாக்கள் குடலுக்குள் இருக்கும் கெட்ட பாக்டீரியாக்களை கொன்றொழித்து விடுமாம். தயிரை சித்த வைத்தியம், 'அமிர்தம்' என்று கொண்டாடுகிறது.

தென்னிந்தியாவில் செய்யப்படும் பல பதார்த்தங்களில் தயிர் சேர்க்கப்படுகிறது. தயிர் பயன்படுத்துவதற்கு இங்கு இலக்கணமே வகுத்திருக்கிறார்கள். 'பருப்புக்கும் (சாம்பார்), உரைப்புக்கும்(காரக்குழம்பு), புளிப்புக்கும்(ரசம்) அடுத்து, இனிப்புக்கு (பாயாசம்) முன் திரிபாலை (திரிபால்திரிந்த பால்) சாப்பிட வேண்டும்...' என்கிறது 'பதார்த்த குணபாடம்' என்ற சமையல் இலக்கண நூல். எல்லாம் செரிமானத்துக்கான ஏற்பாடு தான். தினமும் தயிர் சாப்பிடுபவர்களின் வயிறு எக்காலமும் சுகமாக இருக்கும்.

கேரளாவிலும் தயிர் பயன்பாடு அதிகம். தயிர் இட்லி ரசனையான, வித்தியாசமான ஒரு கேரள பதார்த்தம். தயிரில் ஊறிய இட்லியை பார்க்கவே நா ஈர்க்கிறது. இட்லியை விரும்பாதவர்கள் கூட தயிர் இட்லியை ஒரு பிடி பிடிப்பார்கள். அப்படியொரு எதிர்பாராத சுவை. புளிப்பும், உரைப்பும் சேர்ந்த தனித்துவமான இந்த தயிர் இட்லியை காலை, மாலை வேளைகளில் கேரள உணவகங்களில் ருசிக்கலாம்.

நீங்களும் செய்யலாம்

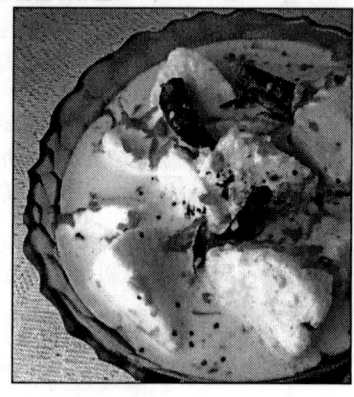

அதிகம் புளிக்காத தயிர்	- 2 கப்
இட்லி மாவு	- 2 கப்
தேங்காய்	- அரைமூடி
பச்சைமிளகாய்	- 3
கடுகு	- அரை டீஸ்பூன்
பெருங்காயம்	- சிறிதளவு
சிறிய வெங்காயம்	- 10
சீரகத்தூள்	- அரை டீஸ்பூன்
மிளகாய்த்தூள்	- அரைடீஸ்பூன்
முந்திரிப்பருப்பு	- 8 பீஸ்
உப்பு	- தேவையான அளவு
தேங்காய் எண்ணெய்	- சிறிதளவு
கொத்தமல்லி	- தேவையான அளவு

மாவைக் கொண்டு சிறு, சிறு இட்லிகளாக ஊற்றி எடுத்துக் கொள்ளுங்கள். தேங்காயைத் துருவி, அதோடு முந்திரி, பச்சைமிளகாய் சேர்த்து அரைத்து தயிருடன் கலந்து கொள்ளுங்கள். வெங்காயத்தை சிறிதாக வெட்டிக்கொள்ளுங்கள். வாணலியில், எண்ணெய் விட்டு கடுகு, பெருங்காயம் போட்டுத் தாளித்து வெங்காயத்தைப் போட்டு வதக்குங்கள். வெங்காயம் சற்று வதங்கியதும் தயிரை ஊற்றி, சீரகத்தூள், மிளகாய்த்தூள் போட்டுக் கிளறி இறக்குங்கள்.

இதில் இட்லியைப் போட்டு, மேலே கொத்தமல்லியை தூவி சிறிது நேரம் ஊறவையுங்கள். கேரள ஸ்பெஷல் தயிர் இட்லி ரெடி.

53
தேங்காய் லட்டு

'பூலோகத்தின் கற்பக விருட்சம்' என்று தேங்காயைப் போற்றுகிறது சித்த மருத்துவம். வாழைமரம் போல தென்னை மரமும் உடல் முழுதும் பலன்களை புதைத்து வைத்திருக்கிறது. தாய்ப்பாலில் உள்ள புரதச்சத்துக்கு இணையாக இளநீரில் புரதம் இருக்கிறது. இளநீருக்குள் இருக்கும் வழுக்கைப் பகுதி உடம்புக்கு பொலிவூட்ட வல்லது. உடனடி சக்திக்கு உகந்தது. தேங்காய்ப்பால் வாய், வயிற்று புண்களை ஆற்றும் அருமருந்து. உடலுக்கு பலமூட்டும். விஷமுறிவாகவும் வேலை செய்யும். தேங்காய் எண்ணெய் உடம்பைக் குளிர்வூட்டி வெப்பத்தை சமப்படுத்தும். தோல்நோய்களுக்கான மருந்துகளில் தேங்காய் எண்ணெய் தான் பிரதானம். பெண்களுக்கு ஏற்படும் ரத்தப்போக்குக்கு தென்னைமர வேரில் இருந்து சாறெடுத்துத் தருவார்கள் சித்த மருத்துவர்கள். வெள்ளைப்படுதலுக்கு தென்னம்பூ மருந்து. குரும்பை எனப்படும் தேங்காய் பிஞ்சு அல்சரைக் குணமாக்கும். தேங்காய் சிரட்டையில் (கொட்டாங்கச்சி) அகப்பை செய்து உணவுகளை கிண்டினால் விரைவில் கெட்டுப்போகாது. அதன் சாறு இறங்கி, உணவு மருந்தாகும். தென்னங்குருத்தில் இருந்து மூலநோய்க்கு மருந்து தயாரிக்கிறார்கள். தேங்காய்க் கொப்பறை முதுமையைப் போக்கி ஆண்மையைப் பெருக்கும்.

தேங்காயின் சிறப்பு கருதித்தான் அதை பூஜையறைப் பொருளாகக் கொண்டு செல்கிறார்கள். மருத்துவப் பொருளான தேங்காய்,

பூஜையறையில் தத்துவப் பொருளாக மாறிவிடுகிறது. தேங்காயின் மூன்று கண்கள் முக்கண் முதல்வனான ஈசனைக் குறிக்கும். தேங்காயை இறைவனுக்குப் படைக்கும் போது கொஞ்சம் குடுமி வைப்பார்கள். அது மனிதனின் தலையை ஒத்திருக்கும். அதை உடைக்கும் போது தலையில் இருக்கும் அகங்காரம், ஆணவம், கர்வமெல்லாம் இறைவன் முன்னிலையில் உடைந்து தெரிப்பதற்கு ஒப்பாகிறது.

தேங்காய் உற்பத்தியில் முன்னணி வகிப்பது தென்னிந்தியா தான். தெற்கே விளையும் காய் என்பதால் தான் 'தேங்காய்' என்று அழைக்கிறார்கள். தேன் போன்ற நீருடையதால் 'தேன்காய்' ஆகி பின் தேங்காய் ஆனதாகவும் சொல்கிறார்கள். எப்படி இருப்பினும் இந்தியாவின் பகுதிவாரியான உணவுக் கலாச்சாரத்தில் தேங்காய் பொதுத்தன்மை மிக்கதாக இருக்கிறது.

தேங்காய் பற்றி நிலவும் பல்வேறு மூடநம்பிக்கைகளில் அது கொலஸ்ட்ராலை அதிகரிக்கக்கூடியது என்பதும் ஒன்று. உண்மையில், தொடர்ந்து தேங்காய் சாப்பிட்டால் உடல் எடை குறையும் என்று அண்மைக்காலத்து ஆய்வுகள் நிரூபித்துள்ளன. கொழுப்பில் பலவகை உண்டு. தேங்காயில் உள்ளது மத்திம வகையான கொழுப்பு அமிலம். இது எளிதில் ஜீரணமாகி, உடல் இயக்கத்தின் போது சக்தியாக மாறி வெளியேறிவிடும். மற்ற கொழுப்புகளைப் போல உடம்பில் தங்காது. தேங்காய் உடம்பில் கொழுப்பைச் சேர்க்கும் என்றால் கேரளத்து பெண்களும், யாழ்பாணத்து பெண்களும் 'கோபிகா'க்களாக இருக்க முடியாது. எதார்த்தம் எதிர்மறையாக இருக்கிறது. கேரளத்தில் இருந்துதான் நம் நாயகிகள் உருவாகிக் கொண்டிருக்கிறார்கள்.

உலக அளவில் தேங்காயை உணவுக்காக அதிகம் பயன்படுத்துவது கேரளக்காரர்களும், யாழ்ப்பாணத் தமிழர்களும் தான். கேரளாவில் கூட்டு, பொரியல் முதல் பண்டிகைப் பதார்த்தங்கள் வரை எல்லாம் தேங்காய், தேங்காய் எண்ணெய் தான். யாழ்பாணத்தில் இளநீரிலும், தேங்காய்ப்பாலிலும் சாதமே வடிக்கிறார்கள்.

தேங்காய் லட்டு கேரளாவில் பாரம்பரிய இனிப்புகளில் ஒன்று. அங்குள்ள இனிப்பகங்கள் அனைத்திலும் இதை ருசிக்கலாம். அடுக்கி வைத்திருக்கும் லாவகமே சுவைக்கத் தூண்டுகிறது. திருவனந்தபுரம், பழவங்காடியில் உள்ள மகா சிப்ஸில் தேங்காய் லட்டை அதன் பாரம்பரியச் சுவையில் ருசிக்கலாம்.

நீங்களும் செய்யலாம்.

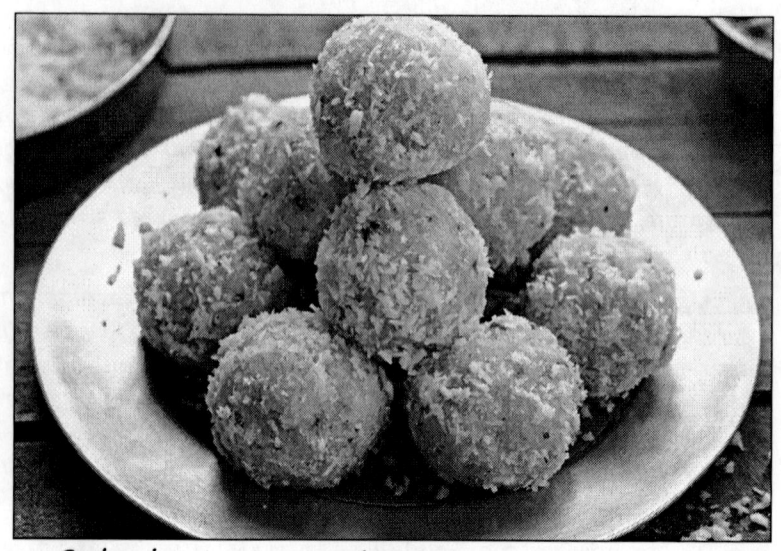

தேங்காய்	- ஒன்றரை மூடி
கடலைமாவு	- அரைகிலோ
சர்க்கரை	- 800 கிராம்
முந்திரி	- 25 கிராம்
தேங்காய் எண்ணெய்	- தேவையான அளவு
ஏலக்காய்த்தூள்	- சிறிதளவு

சர்க்கரையை கெட்டிப்பதத்தில் பாகு காய்ச்சுங்கள். இரண்டு மூடி தேங்காயை துருவி பால் எடுங்கள். அந்தப் பாலில் கடலைமாவை கரைத்து தேங்காய் எண்ணெயில் பூந்தியாக போட்டு, பாகின் சூடு ஆறுமுன்னே அதில் கொட்டுங்கள். அரைமூடித் தேங்காயை சிறுசிறு பற்களாக வெட்டி, அதையும் முந்திரியையும் தனித்தனியாக தேங்காய் எண்ணெயில் பொன்னிறமாக வறுத்து பாகில் சேருங்கள். அதில் ஏலக்காய் தூளையும் தூவி கெட்டியாக பிசைந்து உருண்டை பிடியுங்கள். தேங்காய் லட்டு ரெடி.

54
தோரன்

எந்தக் காய்கறியை எப்படிச் சாப்பிட வேண்டும் என்று பெரிய இலக்கணமே இருக்கிறது. வெண்டைக்காயை சமைக்காமல் சாப்பிட வேண்டும். கத்தரிக்காயை நன்கு சமைத்துச் சாப்பிட வேண்டும். மொச்சையை அவித்து சாப்பிடலாம். வாழைக்காயையும், உருளைக் கிழங்கையும் பூண்டு சேர்த்து வதக்கிச் சாப்பிடலாம். கேரட், முள்ளங்கியை சமைக்காமல் சாப்பிட்டால் நல்லது. காலை உணவோடு சமைக்காத சிறு வெங்காயத்தை சேர்த்துக் கொண்டால் உடம்புச்சூடு சமநிலைக்கு வந்துவிடும்.

காய்கறிகளை சூடாக்கும்போது அவற்றில் உள்ள உயிர்ச்சத்துக்கள் நீர்த்துப்போகும் என்கிறார்கள் மருத்துவர்கள். சமைத்தே ஆக வேண்டும் என்றால் அரை வேக்காடு ஓ.கே. மேலை நாட்டு இளைஞர்கள் அதிவேகத்தில் 'சாலட்' உணவுக்கு மாறிவருகின்றார்கள்.

முட்டைகோஸை சமைத்துச் சாப்பிடுவதைவிட பச்சையாக எடுத்துக் கொள்வது நல்லது. வைட்டமின் ஏ, பி, சி என எல்லா சத்துக்களும் பச்சை முட்டைகோஸில் மிகுந்திருக்கிறது. அதிலும் மேல் பகுதியில் இருக்கும் இளம்பச்சைக் கொழுந்தில் ஏகப்பட்ட சுண்ணாம்புச் சத்து. பிய்த்து மென்றால், சத்துக்களோடு சேர்த்து மென்மையான இனிப்பும் நாவில் படரும்.

முட்டைகோஸ் உலகம் முழுதும் பயன்பாட்டில் உள்ள காய்கறி. அதை ‘காய்கறி’ வகையறாவில் சேர்க்க முடியாது. கீரை வகையைச் சேர்ந்தது. இதன் தாயகம் சீனா. மிதவெப்ப மண்டலப் பகுதிகளில் பரவலாக விளையும் முட்டைகோஸ் செல்வாக்கு மிக்க ஏற்றுமதி பொருளாகவும் விளங்குகிறது.

உடம்புக்கு வலிமை, செழுமை, ஊட்டம் தரக்கூடிய முட்டைகோஸை வெங்காயத்துக்கு மாற்றாக சில பகுதிகளில் பயன்படுத்துகிறார்கள். ஆனால் பலநாடுகளில் இதை சமைத்துண்பதில்லை. அடுப்பிலேற்றாமல் சாலட்டாகவே சாப்பிடுகிறார்கள்.

கேரள உணவைப் பொறுத்தவரை முட்டைகோஸ் மிகவும் ஆதிக்கம் செலுத்துகிறது. பெரும்பாலும் அரை வேக்காட்டில் பயன்படுத்துகிறார்கள். தோரன், அவ்விதமான ஒரு சைடிஷ். தோரனை தவிர்த்துவிட்டு கேரள உணவைப் பற்றி எழுதமுடியாது. தோரன் என்றால் துவட்டல் என்று பொருள். கேரள ”ஸத்ய”வில் இது முக்கிய அங்கம்.

தேங்காய், கேரட், முட்டைகோஸ், பீன்ஸ் கலந்த இந்த சைடிஷ் நிறைந்த சுவையும், மிகுந்த சத்தும் கொண்டது.

நீங்களும் செய்யலாம்

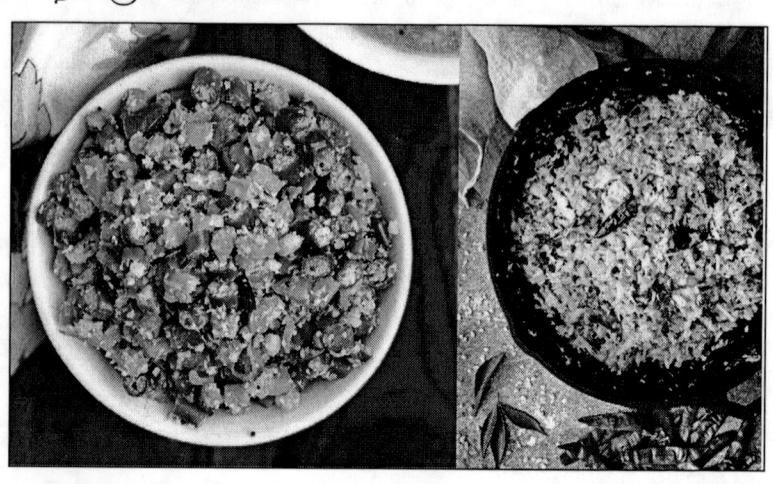

முட்டைகோஸ் - *கால்கிலோ*
கேரட் - *150 கிராம்*
பீன்ஸ் - *100 கிராம்*
தேங்காய் - *அரைமூடி*

கடுகு - 1 டீஸ்பூன்

உளுந்து - 1 டீஸ்பூன்

தேங்காய் எண்ணெய் - 2 டீஸ்பூன்

காய்ந்த மிளகாய் - 2

சீரகம் - 1 டீஸ்பூன்

மஞ்சள்தூள் - சிறிதளவு

மிளகாய்தூள் - அரை டீஸ்பூன்

உப்பு, கறிவேப்பிலை - தேவையான அளவு

முட்டைகோஸ், கேரட், பீன்ஸை பொடியாக நறுக்கிக் கொள்ளுங்கள். தேங்காயைத் துருவிக் கொள்ளுங்கள். வாணலியை அடுப்பில் வைத்து, எண்ணெய் ஊற்றி கறிவேப்பிலை, கடுகு, காய்ந்த மிளகாய், உளுந்தைப் போட்டு தாளித்து, வெட்டிய காய்கறிகளைக் கொட்டுங்கள். அதில் மிளகாய்தூள், உப்பு, மஞ்சள்தூளைப் போட்டு வதக்கி, கொஞ்சமாக தண்ணீர் ஊற்றி கிளறுங்கள். தண்ணீர் வற்றிய நிலையில் தேங்காய்ப்பூவைக் கொட்டி கிளறி இறக்குங்கள். சூடாகப் பரிமாறினால் சாப்பிடுவோர் சொக்குவர்.

55

உள்ளித் தீயல்

‘யூனியோ’ என்ற லத்தீன் வார்த்தையில் இருந்து தோன்றியது தான் ‘ஆனியன்’. யூனியோ என்றால் பெரிய முத்து. பயன்களை ஒப்பிடும்போது வெங்காயம் பெரிய முத்து தான்.

வெங்காயம் மிகப்பழமையான காய்கறி. 6000 வருடங்களுக்கு முன்பிருந்தே பயன்பாட்டில் இருப்பதாகச் சொல்கிறார்கள். எகிப்தில் பிரமிடுகளின் கட்டுமானப்பணி நடந்தபோது, வீரர்களுக்கு களைப்புத் தெரியாமல் இருக்க வெங்காயத்தை மிகுதியாக சேர்த்து சமைத்துக் கொடுத்ததாக அந்நாட்டில் கிடைத்த தொல்பொருள் தரவுகள் மூலம் தெரிய வந்திருப்பதாக ஆய்வாளர்கள் எழுதுகிறார்கள். வெங்காயத்தை புனிதப்பொருளாக கருதிய எகிப்தியர்கள், இறந்தவர்களோடு வெங்காயத்தை வைத்துப் புதைத்தால் திரும்பவும் உயிர்பெற்று மீண்டெழுவார்கள் என்று நம்பினர். நேபாளத்தில் வெங்காயத்தை கடவுளுக்கு படைக்கும் வழக்கம் இன்றும் இருக்கிறது. புனிதப்பொருளாக, உணவுப்பொருளாக, மருந்தாகவென உலகெங்கும் வெங்காயம் பல்வேறு வகையில் பயன்பாட்டில் இருக்கிறது. தென்னிந்திய சமையல்களில் சுவைக்காகவே வெங்காயம் சேர்க்கப்படுகிறது. சித்தமருத்துவம் அதை மருந்தாகக் பயன்படுத்துகிறது.

வெங்காயத்தை வெட்டும்போது கண்களில் நீர் கசிவது ஒரு தற்காப்பு தான். வெங்காயத்தின் செல்கள் உடைந்து ‘அல்னாசிஸ்’

என்ற என்சைம் உருவாகிறது. இந்த என்சைம் கந்தக அமிலத்தை உமிழ, அது காற்றில் கலந்து கண்களை உறுத்துகிறது. அந்த உறுத்தலைப் போக்க கண்ணீர் சுரக்கிறது.

நார்ச்சத்து, வைட்டமின் பி, பாஸ்பரஸ் என ஏகப்பட்ட சத்துக்கள் பொதிந்த வெங்காயத்தில் கலோரி அளவு மிகவும் குறைவு. புற்றுநோய், ஆண்மைக் குறைவுக்கெல்லாம் வெங்காயத்தை மருந்தாகப் பயன்படுத்துகிறார்கள்.

உரிக்க சுலபமாக இருக்கும் என்பதற்காக பெரிய வெங்காயத்தை பலர் பயன்படுத்துகிறார்கள். உண்மையில் சத்தும், சுவையும் மிகுந்தது சிறிய வெங்காயம் தான். கேரளாவில் சிறிய வெங்காயமே பயன்பாட்டில் இருக்கிறது.

தீயல் இல்லாமல் கேரளாவில் உணவு இல்லை. சுடுசோறில் உள்ளித்தீயலை ஊற்றிச் சாப்பிட்டால் பசியை மீறி ருசி நிற்கும். நம்மூரில் புளிக்குழம்பு போல கேரள மலபார் பகுதியில் உள்ளித்தீயல். உணவகங்களில் சாம்பாருக்கு அடுத்து உள்ளித்தீயல் தான். சப்பாத்திக்கு சைடிஷாகவும் தருகிறார்கள். மிதமான புளிப்பும், மிகாத காரமுமாக உள்ளித்தீயல் நாக்கை மயக்கி விடுகிறது. திருவனந்தபுரம் தலைமைச் செயலகம் அருகில் உள்ள பழமையான, 'ஹோட்டல் திருவனந்தபுர'த்தில் உள்ளித்தீயலோடு 'ஸத்ய' சாப்பிடுவது உன்னத அனுபவம்.

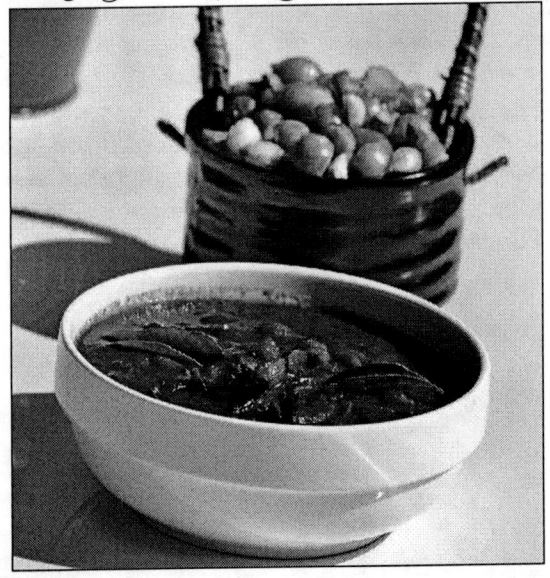

நீங்களும் செய்யலாம்

சிறிய வெங்காயம்	- 150 கிராம்
தேங்காய்	- 1
காய்ந்த மிளகாய்	- 10
மல்லி	- 2 டீஸ்பூன்
மஞ்சள்	- 25 கிராம்
புளி	- சிறிய எலுமிச்சை அளவு
சீரகம்	- அரை டீஸ்பூன்
கடுகு	- அரை டீஸ்பூன்
பெருங்காயம்	- சிறிதளவு
வெந்தயப்பொடி	- 1 டீஸ்பூன்
கறிவேப்பிலை, எண்ணெய், உப்பு	- தேவையான அளவு

வெங்காயத்தை நீளவாக்கில் நறுக்குங்கள். தேங்காயை துருவி, பொன்னிறமாக வறுத்துக் கொள்ளுங்கள். புளியை ஊறவைத்து தேவையான அளவுக்கு தண்ணீர் ஊற்றி கரைத்துக் கொள்ளுங்கள். 7 காய்ந்த மிளகாய், மல்லி, சீரகத்தை வாசம் வரும்வரை வறுத்து, ஆறியபின் தேங்காயோடு சேர்த்து அரைத்துக் கொள்ளுங்கள். அம்மியில் அரைத்தால் நல்லது.

வாணலியில் எண்ணெய் விட்டு, சூடானதும் கடுகு, கறிவேப்பிலை, மீதமுள்ள காய்ந்த மிளகாய், பெருங்காயம், வெந்தயப்பொடி போட்டுத் தாளித்து, நறுக்கிய வெங்காயத்தைக் கொட்டி வதக்குங்கள். வெங்காயம் சிவந்ததும், மஞ்சள் தூள், உப்புப்போட்டு, கரைத்து வைத்துள்ள புளியை ஊற்றி கொதிக்க விடுங்கள். பிறகு, அரைத்த பொருட்களைக் கொட்டி கிளறி சிறிதுநேரம் கொதிக்கவிட்டு இறக்கினால் வாசமும், சுவையும் மிகுந்த உள்ளித்தீயல் ரெடி.

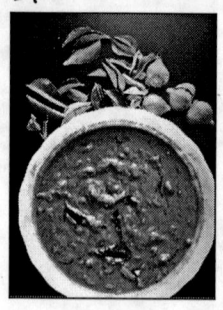

56
உளுந்தங்களி

கேரளத்தை ஒட்டிய குமரி வட்டாரத்தில் 'வெட்டிமுறிச்சான் கறி' என்று ஒன்று உண்டு. பெயரை பார்த்து மிரள வேண்டாம். சாம்பாரைத் தான் அப்படிச் சொல்கிறார்கள். நீளமான கத்தரிக்காய், பெரிய பூசணிக்காய்களை வெட்டி முறித்துப்போட்டுச் (?) செய்வதால் அந்தப் பெயராம். குமரி 1956க்கு முன்புவரை திருவனந்தபுரம் சமஸ்தானத்தில் ஒன்றியிருந்த பகுதி. அதனால் குமரியின் பண்பாடு, மொழி, உணவு அனைத்திலும் கேரளத்தின் சாயல் உண்டு. இங்கிருந்து அங்கு சென்றதா? அங்கிருந்து இங்கு வந்ததா என பாகுபடுத்திப் பார்க்க முடியாத அளவுக்கு சில உணவுகள் இரண்டறக் கலந்து கிடக்கின்றன. இன்றைக்கும், கேரளாவில் ஏதேனும் பெருவிருந்து என்றால் வடிவீஸ்வரம் சீனிஐயர், வெங்கிடி ஐயர், பூதப்பாண்டி குத்தாலம் பிள்ளை, தாழக்குடி நீலகண்டன் என குமரிக்கு வந்தே சமையல்காரர்களை பிடிக்கிறார்கள்.

இப்படியொரு நெருக்கமான பந்தம் இருப்பதால் குமரியைப் போலவே, கேரளத்து நாட்டுப்புற இனிப்பு உணவுகளிலும் கருப்பட்டி மிகுந்த ஆதிக்கம் செலுத்துகிறது.

பதநீர் தான் கருப்பட்டியின் மூலப்பொருள். டெல்டா மக்களுக்கு விவசாயம் எப்படி வாழ்க்கையோ, அதைப்போல நாஞ்சில் நாட்டு மக்களுக்கு பனைத்தொழில். நுங்கு, பனங்காய்,

பனம்பழத்தைக் காட்டிலும் பதநீருக்குத்தான் பொருளாதார முக்கியத்துவம். அக்கானி, மாயப்பால், பைனி என அதற்கு ஊருக்கொரு பெயருண்டு. இதை பெரிய அண்டாவில் ஊற்றிக் காய்ச்சும்போது அடித்தங்கும் மாவுப்பொருளே கருப்பட்டி.

பதநீரை பல்வேறு விதங்களில் நாஞ்சில் மக்கள் பயன்படுத்துவார்கள். தேன்போன்ற பருவம் வரும்வரைக்கும் பதநீரைக் காய்ச்சி அதில் புளியைப்போட்டு ஒரு பானையில் வேடுகட்டி வைத்து விடுவார்கள். மூன்று மாதம் கழித்து அதைச் சாப்பிட்டால் புளிப்பும், இனிப்புமாக சுவை சுகிக்கும். இதன்பெயர் புளிப்பதநீர். பதநீரோடு அரிசிமாவு, தேங்காய்பால், சுக்கு, வெந்தயம் சேர்த்து ‘அரிசிக்காடி’ என்றொரு பதார்த்தம் செய்வார்கள். அதன் சுவையை எழுத்தைச் சுவைத்து உணரமுடியாது. நம்மூரில் அழும் குழந்தைக்கு சாக்லேட் கொடுப்பது போல அங்கு பதநீர் கொடுத்து சமாதானப்படுத்துவார்கள்.

கருப்பட்டியை பொறுத்தவரை இருப்பு வைத்து பயன்படுத்தினால் சக்தியும், சுவையும் அதிகரிக்கும். நாஞ்சில் நாட்டில் எல்லா வீடுகளிலும் அடுப்புக்கு நேர்மேலே ‘கருப்பட்டி பிறை’ என்று ஒரு அறையே இருக்கும். அதற்குள் கருப்பட்டியை வைத்து மூடிவிடுவார்கள். அன்றாடம் அடுப்பின் கதகதப்பில் நன்கு உணர்ந்து மேல்பகுதி கருத்துப் போயிருக்கும். நான்கைந்து மாதங்கள் கழித்து உடைத்தால் உள்ளே மஞ்சள் நிறத்தில மகுறும். சாப்பிட்டால் சுவை நரம்புகளைச் சுண்டும். அதன்பெயர் ‘வெட்டக்கருப்பட்டி’. இதைப்போலவே ‘பத்தாயக்கருப்பட்டி’ என்றொரு வகை உண்டு. வைக்கோலைப் போராகச் சுற்றி அதற்குள் கருப்பட்டியை வருடக்கணக்கில் வைத்திருப்பார்கள். லேசாக நசுக்கினால் மாவாக உதிரும்.

உளுந்தங்களியை உணவாக மட்டுமின்றி மருந்தாகவும் மாற்றுவது இந்தக் கருப்பட்டி தான். உடல் சூட்டை சமனப்படுத்தி சக்தி கூட்டும். உளுந்தும் மருந்துதான். பலவீனம், சோர்வுக்கு உளுந்தை விட மருந்தில்லை. அதனால் தான் தென்னிந்திய உணவு வகைகளில், இட்லி, வடையென உளுந்துக்கு அதீத முக்கியத்துவம் கொடுத்தார்கள். தமிழகத்தில், பிரசவித்த பெண்களுக்கும், பூப்பெய்திய பெண்களுக்கும் நல்லெண்ணெய் மணக்க மணக்க உளுந்தங்களி செய்து தருவார்கள். இதனால் சோர்ந்த உடம்பும் இளகி நிற்கும் எலும்புகளும் வலுப்பெறும். அக்காலத்தில் ஆறேழு பிள்ளைகளைப் பெற்றபிறகும் பெண்கள் நேர்க்கோடாக நிமிர்ந்து வாழ உளுந்தங்களி போன்ற சரிவிகித சத்துணவுகளே காரணம்.

கேரளாவில் உளுந்தங்களி அன்றாட உணவுகளில் ஒன்று. தற்போது நகர்ப்புறங்களில் கொஞ்சம் அருகி விட்டது. ஆனால் கிராமத்து வீடுகளுக்கு செல்லும் விருந்தினர்கள் இனிக்க, இனிக்க இதை ருசிக்கலாம். அதுவும் மண்சட்டியில் செய்யப்படும் களிக்கு ருசியும், மணமும் அதிகம். வீடுகளில் களி மாவை ரெடிமேடாக செய்து வைத்திருக்கிறார்கள். பாலக்காடு, கண்ணூர் வட்டாரங்களில் சில சாலையோரத்து உணவகங்களில் உளுந்தங்களி கிடைக்கிறது. அங்கெல்லாம் எண்ணெய்க்குப் பதில் டால்டா அல்லது நெய் பயன்படுத்துகிறார்கள். அசல் சுவையும், மணமும் அதில் மிஸ்ஸிங்.

நீங்களும் செய்யலாம்

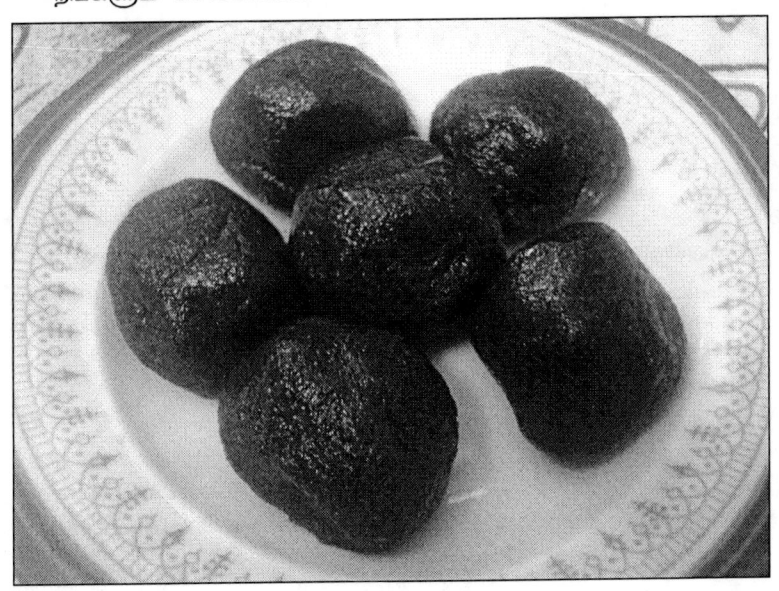

தோல் எடுக்காத முழு உளுந்து	- அரைகிலோ
பச்சரிசி	- 150 கிராம்
கருப்பட்டி	- முக்கால் கிலோ
நல்லெண்ணெய்	- 100 மில்லி

உளுந்தை வறுத்துக் கொள்ளுங்கள். வறுத்த உளுந்தில் பச்சரிசியைச் சேர்த்து மாவாக பொடித்துக் கொள்ளுங்கள். கருப்பட்டியை உடைத்துப்போட்டு பாகு காய்ச்சுங்கள். பாகின் அடியில் தங்கும் கழிவுகளை அரித்து எடுத்துவிட்டு மாவை சிறிது, சிறிதாகக் கொட்டிக் கிளறுங்கள். பின் நல்லெண்ணையை ஊற்றி சிறிது நேரம் வேகவிட்டு கிளறி இறக்குங்கள். சுவையும், மணமுமான உளுந்தங்களி ரெடி.

வெ. நீலகண்டன்

57
உண்ணக்காய்

திருவள்ளுவருக்கு மயிலாப்பூரில் கோவில் கட்டினோம். குமரியில் வானுயர சிலை வைத்தோம். திருக்குறளை மனப்பாடம் செய்து ஒப்புவிக்கும் குழந்தைகளுக்கு பரிசுகள் கொடுத்தோம். தேர்வில் குறளை அடிபிறழாமல் எழுதி மதிப்பெண் வாங்கினோம். இதோடு திருக்குறளுக்கும் நமக்குமான பந்தம் முடிந்து விட்டதா..? வாழ்க்கைக்கான அறத்தை உள்ளடக்கிய, உலகமே போற்றிப் பாராட்டுகிற பொதுமறையான திருக்குறளை எத்தனை தமிழர்கள் தங்கள் வாழ்க்கை நெறியாக கொண்டு வாழ்ந்து கொண்டிருக்கிறார்கள் என்ற கேள்விக்கு நம்மிடம் என்ன பதில் இருக்கிறது..?

ஆனால், கேரளாவில் பதில் சொல்கிறார்கள். ஊருக்கு ஊர் வள்ளுவருக்கு கோவில் கட்டி கும்பிடுகிறார்கள். வியப்பாக இருக்கிறதா..? கோட்டயம், இடுக்கி, எர்ணாக்குளம் பகுதிகளில் 40க்கும் மேற்பட்ட இடங்களில் இருக்கிறது ஆதிபகவன் திருவள்ளுவர் கோவில். திருக்குறளை மந்திரமாக ஓதி சுமார் ஐம்பதாயிரத்துக்கும் மேற்பட்டோர் வள்ளுவரை தெய்வமாகவே வணங்குகிறார்கள்.

திருவள்ளுவர் கோவிலுக்குப் பெயர் ஞானமடம். பச்சை உடையணிந்த மடாதிபதிகள் கோவிலை நிர்வகிக்கிறார்கள். கருவறையில் பிரமாண்டமான திருவள்ளுவர் படம்

வைத்திருக்கிறார்கள். வெளியே பெரிய கல்விளக்குத்தூண். எந்நேரமும் விளக்கு எரிந்து ஒளி பரவிக் கொண்டேயிருக்கிறது.

இந்துமதம், கிறிஸ்தவமதம் போல வள்ளுவமதம் என்றே ஒரு மதத்தை உருவாக்கி மக்களை ஒருங்கிணைத்து வருகிறார் இந்த ஞானமடங்களின் ஆதினமாகிய சிவானந்தர். இடுக்கி மாவட்டத்தில் உள்ள மூவாற்றுப்புழாவைச் சேர்ந்தவர் இவர். தாடி, மீசையோடு குட்டிதிருவள்ளுவரைப் போலவே இருக்கிறார். வெறும் ஆன்மீக இயக்கமாக இல்லாமல், ஒரு சமூக இயக்கமாக வள்ளுவ மதத்தை வழிநடத்துகிறார் சிவானந்தர். விளிம்பு மக்களின் வாழ்க்கைமுறையை மாற்றி, அவர்களை அடுத்தக் கட்டத்துக்கு நகர்த்திச் சென்றிருக்கிறார். குழந்தைகள் எல்லாம் வெற்று மனப்பாடமாக இல்லாமல் வாழ்க்கையோடு கலந்து திருக்குறளை பேசுகின்றன. எல்லா ஞான மடங்களிலும் பத்துக்கும் மேற்பட்ட மொழிகளில் மொழி பெயர்க்கப்பட்ட திருக்குறள் புத்தகங்கள் கிடைக்கின்றன. கோவிலில் குவிகிற இளைஞர்கள் தங்கள் வாழ்க்கையை மாற்றிய திருக்குறளைச் சொல்லி வள்ளுவனின் மகத்துவத்தைப் போற்றுகிறார்கள். அசைவத்தோடு புழங்கிய பல சமூகங்கள் அதை கைகழுவி சைவத்துக்கு மாறிவிட்டார்கள்.. வீடுகள் தோறும் வள்ளுவரின் படத்தை வைத்து விளக்கேற்றுகிறார்கள்.

இந்த செய்திக்கும், இனிப்புப் பதார்த்தமான உண்ணக்காய்க்கும் என்ன தொடர்பு..?

கோட்டயம், இடுக்கி, எர்ணாக்குளம் பகுதிகளுக்கும், உண்ணக்காய்க்கும் தொடர்பு இருக்கிறது. அந்த வட்டாரங்களில் எந்த டீக்கடைக்குப் போனாலும் இந்த பதார்த்ததை ருசிக்க முடியும். நம்மூரில் போண்டா, வடை சுட்டு அடுக்கி வைத்திருப்பதைப் போல அங்கே உண்ணக்காயை அடுக்கி வைத்திருக்கிறார்கள்.

பழம் பொறி, சிப்ஸ், பாயசம், உப்பேரி வரிசையில் நேந்திரம் வாழையை வைத்துச் செய்யப்படும் வித்தியாசமான இனிப்பு பதார்த்தம், இது. நம்மூர் பூரணக் கொழுக்கட்டையை ஒத்திருக்கும் உண்ணக்காய் மிக சுவையான பதார்த்தம். கொங்கணிப் மக்களின் பண்டிகைகளில் உண்ணக்காய் தவறாமல் இடம்பெறுகிறது. ஒரு எட்டு கோட்டயத்துக்குச் சென்று, வள்ளுவர் ஞானமடத்தை தரிசித்துவிட்டு, உண்ணக்காயை ருசித்துவிட்டு பெருமையோடு திரும்பலாம்.

நீங்களும் செய்யலாம்

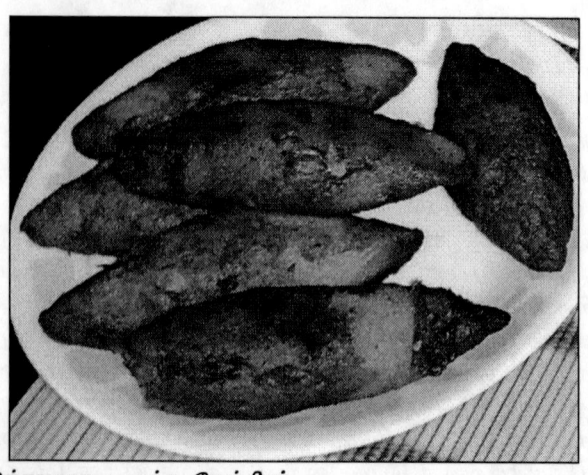

நடுத்தரமாக பழுத்த நேந்திரம் வாழைக்காய்	-	அரைகிலோ
தேங்காய்ப்பூ	-	1 கப்
முந்திரி	-	25 கிராம்
திராட்சை	-	25 கிராம்
சர்க்கரை	-	100 கிராம்
ஏலக்காய்த்தூள்	-	கால் டீஸ்பூன்
நெய்	-	1 டீஸ்பூன்
தேங்காய் எண்ணெய்	-	பொரித்தெடுக்கும் அளவுக்கு

நேந்திரங்காயை இரண்டாக வெட்டி குக்கரில் போட்டு, கால் கப் தண்ணீர் ஊற்றி இரண்டு விசில் அளவுக்கு வேகவைத்து மாவாக மசித்துக் கொள்ளுங்கள். வாணலியில் நெய் விட்டு தேங்காய்ப்பூ, முந்திரி, திராட்சை, ஏலக்காயைப் போட்டு வறுத்துக் கொள்ளுங்கள். அதில் சர்க்கரையை சேர்த்துக் கிளறிக் கொள்ளுங்கள். மசித்து வைத்துள்ள நேந்திரங்காயில் லேசாக நெய் சேர்த்து சிறு, சிறு உருண்டைகளாக உருட்டி, சப்பாத்திக்கட்டையில் தேய்த்து, நடுவில் ஃப்ரை செய்து வைத்திருக்கும் கலவையை வைத்து கொழுக்கட்டையைப் போல பிடித்து எண்ணெயில் போட்டு பொரித்தெடுங்கள். சுவையான உண்ணக்காய் ரெடி.

58
உண்ணியப்பம்

நம்மூரில் போண்டா பஜ்ஜி, விற்பது போல கேரளாவில் டீக்கடைகள், தள்ளுவண்டிக் கடைகளில் தட்டு நிறைய வைத்து உண்ணியப்பம் விற்கிறார்கள். கேரளாவின் பண்டிகைகள், வீட்டு சுபகாரியங்கள் அனைத்திலும் உண்ணியப்பம் தவறாமல் இடம்பெறுகிறது. வடிவத்தில் குழிப்பணியாரம் போலுள்ள இது, சுவையில் செட்டிநாட்டு கந்தரப்பத்தை ஒத்திருக்கிறது. உள்ளே, நாக்கு அறியாமல் கடிபடும் தேங்காயின் இனிப்பும், எள்ளின் மிதமான கசப்பும் நாமறியாமல் சுவையைக் கூட்டுகின்றன.

கேரளாவில் சிறுகுழந்தைகளை 'உண்ணி மோனே' என்று அன்பொழுக அழைப்பார்கள். 'உண்ணி' என்றால் 'சிறிய' என்று பொருள். உண்ணியப்பம் என்றால் சிறிய அப்பம். நெய்யப்பம் என்று கேரளாவில் ஒரு பதார்த்தம் உண்டு. சுவை, சேர்மானங்கள் வேறுவேறு என்றாலும் நெய்யப்பத்தின் குட்டியைப் போல இருப்பதால் இதற்கு 'உண்ணியப்பம்' என்று பெயர்.

கேரள உணவுகள் பலவற்றிலும் பழங்கள் சேர்க்கப்படுகின்றன. குறிப்பாக, வாழைப்பழம், அன்னாசி, மாம்பழம், பலாப்பழம். வகைதொகை இல்லாமல் வாழைப்பழ ரகங்களை வைத்திருக்கிறார்கள். பரோட்டா, சப்பாத்தி, பணியாரம், அப்ப வகையறாக்களுக்கான மாவில் ஒரு பாளையங்கோட்டன் வாழைப்பழத்தை பிதுக்கிவிட்டால் சுவைகூட்டி, மென்மையாக்கிவிடும்.

வெ. நீலகண்டன்

நியூகினியா தான் வாழையின் தாயகம். காட்டுச்செடியை நாட்டுச்செடியாக்கியது நியூகினியா மக்கள் தான். இந்நாட்டுக் காடுகளில் இப்போதும் மூதாதை காட்டுவாழை இனங்களை காணலாம். கி.மு.300வாக்கில் இந்தியாவுக்கு வாழை வந்துவிட்டது.

பேரரசன் அலெக்சாண்டருக்கு இந்திய வாழைப்பழம் என்றால் உயிராம். அவனது வரலாறு சார்ந்த பதிவுகளே இந்திய வாழைசாகுபடியின் பழமைக்குச் சான்றாக உள்ளன. அலெக்சாண்டர் மூலமாகத் தான் கிரேக்கத்துக்கு வாழை சென்றது.

உண்ணியப்பத்தில் மென்மைக்காக வாழைப்பழம் சேர்க்கிறார்கள். பார்க்க மொறுமொறுப்பாகத் தெரிந்தாலும் சாப்பிட மென்மையாக இருக்கிறது. கேரளாவின் பல கோவில்களில் உண்ணியப்பம் பிரசாதமாக வழங்கப்படுகிறது. குறிப்பாக ஐயப்பன் கோவில். கோவிலில் தரப்படும் உண்ணியப்பத்தில் பழம் சேர்ப்பதில்லை. அதனால் சற்று கடினமாக இருந்தாலும் நீண்ட நாட்கள் தாங்குகிறது.

அரிசிமாவுடன் கோதுமை, சர்க்கரை கலந்தும் உண்ணியப்பம் செய்கிறார்கள். சாலையோரக் கடைகளில் ஒரு உண்ணியப்பம் ஒரு ரூபாய். வாயளவு தான் இருக்கிறது.

நீங்களும் செய்யலாம்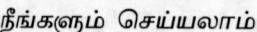

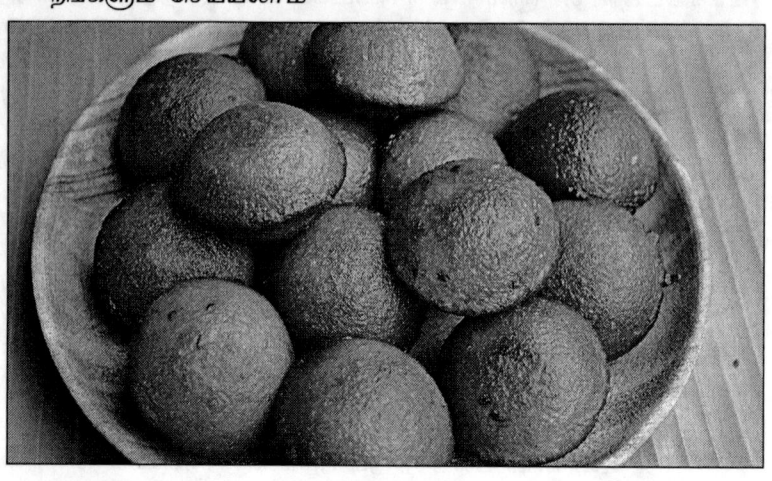

பச்சரிசி	- அரைகிலோ
மைதா	- 100 கிராம்
ரவா	- 100 கிராம்

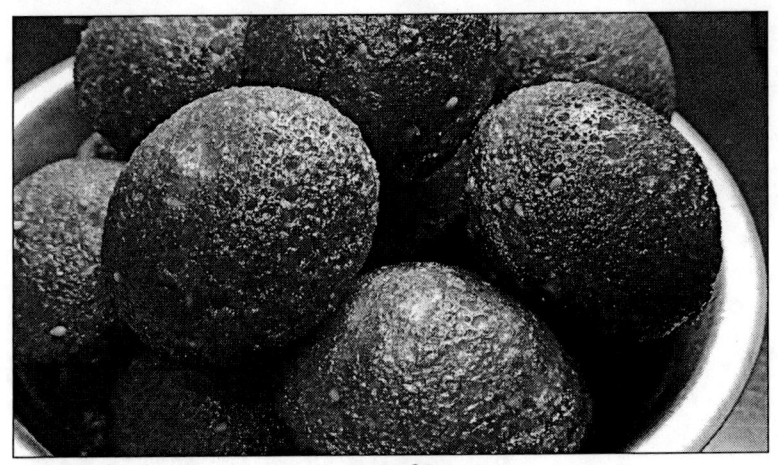

வெல்லம்	-	அரைகிலோ
பூவன் வாழைப்பழம்	-	2 (சிறியது)
எள்	-	25 கிராம்
சுக்கு	-	சிறிதளவு
தேங்காய்	-	கால்மூடி
நெய்	-	சிறிதளவு
ஏலக்காய்	-	5 கிராம்
தேங்காய் எண்ணெய்	-	பொரிக்கத் தேவையான அளவு

அரிசியை ஊறவைத்து புட்டுக்கு அரைப்பது போல் அரைத்துக் கொள்ளுங்கள். வெல்லத்தை கொஞ்சமாக தண்ணீர் சேர்த்து பாகுகாய்ச்சி, அடியில் தங்கும் கசடுகளை அரித்தெடுத்து தனியாக வைத்துக் கொள்ளுங்கள். ரவா, எள், ஏலக்காய், சுக்கு, வாழைப்பழத்தைப் போட்டு மிக்சியில் ஒரு அடி அடித்துக் கொள்ளுங்கள். தேங்காயை சிறுசிறு பல்லாக வெட்டிக்கொள்ளுங்கள். அரிசிமாவு, மைதா, மிக்சியில் அரைத்த கலவை, தேங்காய், நெய் அனைத்தையும் பாகில் சேர்த்து சற்று கெட்டியாக கிளறி அரைமணி நேரம் புளிக்க வையுங்கள். பின் சிறுசிறு உருண்டைகளாக போட்டு தேங்காய் எண்ணெயில் பொரித்தெடுங்கள். உண்ணியப்பம் ரெடி..

வெ. நீல்கண்டன்

59
வல்சியம்

விளங்காத காரியங்களைச் செய்பவர்களை 'மூதேவி' என்று திட்டுவார்கள். 'மூதேவி' என்றால் ஸ்ரீதேவிக்கு எதிர்பதம் என்று பலர் நினைத்துக் கொண்டிருக்கிறார்கள். உண்மையில் மூத்ததேவியே மூதேவி. பல்லவர்கள் தங்கள் தாய் தெய்வமாகவே மூதேவியைக் கொண்டாடினார்கள். சோழர்களும் கூட மூதேவியை வணங்கியதற்கு சான்றுண்டு. அதன் நீட்சியை இன்றைக்கும் ஒருங்கிணைந்த தஞ்சை மாவட்ட கோவில்களில் பார்க்கலாம். மயிலாடுதுறைக்கு அருகில் உள்ள வீரட்டேஸ்வர் கோவிலில் மூதேவியை குழந்தை பேறு வழங்கும் தெய்வமாக வணங்குகிறார்கள்.

வல்சியத்துக்கும், மூதேவிக்கும் என்ன தொடர்பு..?

மூதேவிக்கு இரண்டு பிள்ளைகள். மகளின் பெயர் மாதி. மகனின் பெயர் குளிகன். இந்த மாதியும், குளிகனும் பழங்குடி மக்களின் குலதெய்வங்கள். கேரளமலையில் வசிக்கும் பல பழங்குடி சமூகங்கள், மாதியையும், குளிகனையும் சுடுமண் சிற்பங்களாக வடித்து, பெரிய வேருள்ள மரத்தடிகளில் வைத்து வணங்குகிறார்கள். அத்தெய்வங்களுக்கு உகந்த பலகாரம் தான் இந்த வல்சியம். வேண்டுதல் நிறைவேற, நோய்நொடி அண்டாமல் இருக்க, ஆவி அகல, பஞ்சம் தீர, வெள்ளாமை விளைய... வல்சியம் செய்து படையலிட்டு வழிபடுவார்கள்.

வல்சியம் என்பது, நம்மூர் பூரணக் கொழுக்கட்டையை ஒத்த பதார்த்தம். ஆனால் அதை அப்ப வகைகளில் வரிசைப்படுத்துகிறார்கள் கேரளமக்கள். கேரளத்தை ஒட்டியுள்ள குமரியில் இதன் பெயர் இலையப்பம். கேரளத்தில் இதை வழிபாட்டுப் பொருளாக மட்டுமின்றி, பண்டிகைக்கால பதார்த்தமாகவும் செய்து ருசிக்கிறார்கள். அரிசி, மைதா கலந்த மேலோட்டுக்குள், அவல், வெல்லம், பாசிப்பயறு கலந்த பூரணத்தை வைத்து அதை வாழை இலையில் சுற்றி வேகவைத்து எடுக்கிறார்கள். வாலை இலையின் மணமும், பூரணத்தின் ருசியும் வல்சியத்தை கொண்டாட்டப் பண்டமாக்குகிறது.

கேரளத்தில் இருபதுக்கும் மேற்பட்ட அப்ப வகைகள் உண்டு. ஒவ்வொன்றும் ஒவ்வொரு விதமாக அம்மக்களின் வாழ்க்கையோடும், பண்பாட்டோடும் தொடர்புடையதாக இருக்கிறது.

மூதேவியின் பிள்ளைகளுக்கு வல்சியம் என்றால் மூதேவிக்கு அசைவ அப்பம். கேரளத்து மலைப்பகுதிகளில் வசிக்கும் ஊராளி பழங்குடிகள், ஊர்த் தலைவனின் நிலத்தில் விளையும் உயர்தர அரிசியைக் கொண்டு திருகையில் மாவரைத்து, உயிர் அகலாமல் விலங்குகளை வேட்டையாடி கொண்டுவந்து அதன் இறைச்சியை அரிசிமாவுக்குள் வைத்து அவித்தெடுத்துப் மூதேவிக்குப் படைப்பார்கள்.

இதைப்போல சுருளப்பம் என்றொரு வகையுண்டு. கார்த்திகையன்று அரிசிமாவைப் பிசைந்து தேங்காய்ப்பூ, வெல்லம் சேர்ந்த பூரணத்தை அதில் வைத்து, தென்னை ஒலையால் மடக்கிச் சுருட்டி சொக்கப்பனை நெருப்பில் வாட்டி வேகவைத்து படையலிடுவார்கள். கார்த்திகையை குதூகலமாக்கும் பதார்த்தம் இது. பகவதியம்மன் வழிபாட்டில் பழ அப்பத்துக்கு பிரதான இடமுண்டு. அதுவும் வல்சியத்தை ஒத்தது தான் என்றாலும், சேர்மானங்களில் சிறிது வேறுபாடு உண்டு. அரிசிமாவை தேங்காய்ப்பால், பழம் சேர்த்துப் பிசைகிறார்கள். சுக்கு ஏலம் போட்டு வெல்லப்பாகு காய்ச்சி, அதில் தேங்காய்ப்பூவைப் போட்டு கலந்து, பிசைந்த மாவின் நடுவில் அள்ளிவைத்து சுருட்டி அவித்தெடுப்பார்கள். வாசனையே இனிக்கச் செய்யும்.

ஓணம், விஷு போன்ற பண்டிகைக் காலங்களில் கேரள வீடுகளில் வல்சியம் மணக்கும். கேரள டீக்கடைகளில், வல்சியத்தை அவித்து அடுக்கி வைத்திருக்கிறார்கள். திறந்தவெளியில் வைத்திருப்பதால் ஈ

மொய்க்குமே என்ற சங்கடம் இல்லாமல் எடுத்துச் சாப்பிடலாம். மேலே வாழையிலை வேலி இருக்கிறதே..!

வாலையிழையில் ஏகப்பட்ட மகத்துவங்கள் உண்டு. உடல் வெப்பத்தை சமப்படுத்தி ஆயுளை நீட்டிக்கும். வாழையிலையோடு சேர்த்து வேகவைப்பதால் வல்சியமும் மருந்தாகிறது. பனைஓலை, பலாயிலை, பூவரசு இலை, தெரளி இலைகளிலும் வல்சியம் செய்வதுண்டு. பலாப்பழ சீசன் காலங்களில் வாழைப்பழத்துக்குப் பதில் பலாப்பழம் சேர்ப்பார்கள்.

பண்டிகை, பக்தி, பண்பாடு என கேரளத்து மக்களின் வாழ்க்கை அடையாளங்களில் முக்கிய இடம்பெறுகிறது வல்சியம்.

நீங்களும் செய்யலாம்

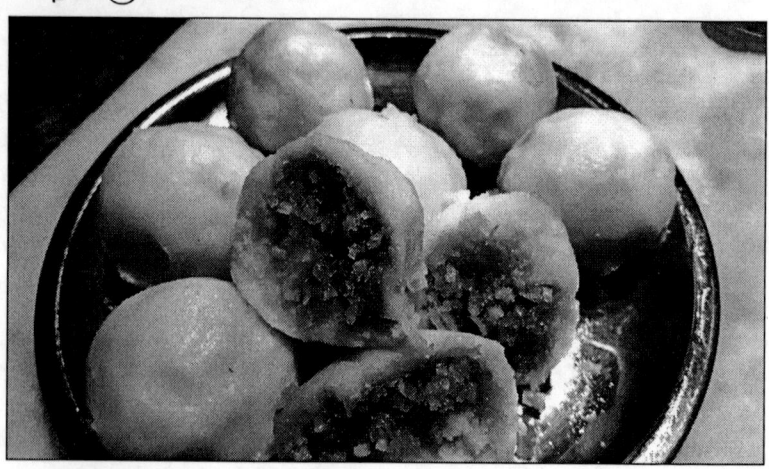

பச்சரிசி மாவு	*- 400 கிராம்,*
வெல்லம்	*- அரைகிலோ*
அவல்	*- 150 கிராம்*
பாசிப்பயறு	*- 150 கிராம்*
நேந்திரம் பழம்	*- 2*
உப்பு	*- தேவையான அளவு*
வாழையிலை	*- தேவையான அளவு*

வெல்லத்தை உடைத்துப் போட்டு பாகு காய்ச்சுங்கள். அவலை ஊறவையுங்கள். பாசிப்பயிறை குழைய வேகவையுங்கள். வாழைப்பழத்தை

கையால் மாவாக மசித்துக் கொள்ளுங்கள். வாழையிலையை சிறிது, சிறிதாக சதுர வடிவத்தில் வெட்டியெடுத்துக் கொள்ளுங்கள். வெல்லப்பாகில் பாசிப்பயிறு, வாழைப்பழம், அவலைப் போட்டு கெட்டியாக பூரணம் போல பிசைந்து கொள்ளுங்கள். அரிசி மாவில் சிறிதளவு உப்பு சேர்ந்து தண்ணீர் ஊற்றி இடியாப்ப மாவு பதத்துக்குப் பிசைந்து கொள்ளுங்கள். வாழை இலையில் மாவை அள்ளிவைத்து இலை அகலத்துக்கு பரப்பி, நடுவில் பூரணத்தை அள்ளிவைத்து, மடித்து சொருகி, இட்லிச்சட்டியில் வைத்து வேக வையுங்கள். இலை பிரிந்து விடுவது போலிருந்தால் சிறிய தென்னை ஓலையால் கட்டி வேக வைக்கலாம். வாழையிலை வாசனையும், பூரணத்தின் மணமும் நாசியில் உரசும்போது எடுத்துச் சுவையுங்கள்.

வெ. நீலகண்டன்

60

உளுந்தங்கஞ்சி

தமிழர் வாழ்க்கையில் விருந்தும், விருந்தோம்பலும் ஆழ வேறோடிய அம்சங்கள். பிறப்பு முதல் இறப்பு வரை எல்லா சங்கட, சந்தோஷங்களிலும் விருந்து முக்கிய இடம்பெறும். மரியாதையின் அடையாளமாக மட்டுமின்றி, வாழ்க்கைத்தரத்தின் வெளிப்பாடாகவும் அமைகிறது விருந்து. தஞ்சாவூர் பக்கம் பெரிய மனிதர்களின் வீட்டு திருமணங்களில் 'தாட்டெலை விருந்து' சிறப்பு.

குமரி வட்டாரத்தில் அதுவே தும்பு இலை விருந்து. உணவுகளை வண்ணக் கோலங்களாக்கி மிரட்டுவார்கள். கொங்கு பகுதியில் தலைவாழை விருந்து. உணவோடு சேர்த்து அன்பும் உள்ளிறங்கும். தஞ்சைபுதுகை மாவட்டங்களின் எல்லையில் இருக்கும் பேராவூரணி, ஆலங்குடி, பட்டுக்கோட்டை, கீரமங்கலம் வட்டாரங்களில் ஆடிமாதம் பிறந்துவிட்டாலே மொய் விருந்துகள் தொடங்கிவிடும். 'சின்னக்கவுண்டர்' படத்தில் சுகன்யா நடத்தும் மொய்விருந்துக்கும், இதற்கும் தொடர்பில்லை. இது இனம், மதம் கடந்து உறவை வலுப்படுத்தும் ஒருவித பொருளாதாரப் பிணைவு.

இதன் தொடக்ககால பின்னணி சுவாரஸ்யமானது. மாமன், மச்சான் உறவுகளை விட பங்காளி உறவு இறுக்கமானது. மாமன், மச்சான்களின் முன்னால் தம் பங்காளிகளின் மரியாதை கெடக்கூடாது என்பதில் கிராமத்து மக்கள் உறுதியாக இருப்பார்கள். பங்காளி

வீடுகளில் நல்லதோ, கெட்டதோ நடக்கும்போது, அவர்கள் பணத்தட்டுப்பாட்டால் மாமன், மச்சான்உறவுகளை கவனிக்காமல் விட்டு, அந்த உறவுகள் அவமானமாகப் பேசிவிடக்கூடாதே என்பதற்காக பங்காளிகள் தங்களால் ஆன பொருளுதவியை செய்வார்கள். காலப்போக்கில் இந்த உதவிக்கென்று ஒரு கணக்கு நிர்ணயிக்கப்பட்டது. இன்று இவர் செய்தால் நாளை அவர் செய்ய வேண்டும். பின்னர் உறவுகள் கடந்து நட்பு வட்டத்திலும் நீண்ட இந்த பந்தம் தற்போது தனியொரு நிகழ்வாகவே விஸ்வரூபம் எடுத்து நிற்கிறது. சிலர் இதை கருப்பை வெள்ளையாக்கும் நுட்பமாகவும் உபயோகிப்பது வேறுகதை.

ஆடி பிறப்பதற்கு முன்பாகவே, தெருவுக்கு தெரு விழா அரங்கங்கள் முளைத்துவிடும். மேலே பொய்விருந்து நடத்துபவரின் பெயர் எழுதிய அட்டையை தொங்கவிட்டு கீழே நோட்டும், பாத்திரமுமாக ஆட்கள் அமர்ந்திருப்பார்கள். அவர்களிடம் பணத்தைக் கொடுத்து பெயரை பதிவு செய்ய வேண்டும். மொய்விருந்து நடத்துபவர், ஒருவருக்கு 100 ரூபாய் மொய் செய்திருந்தார் என்றால் இவர் அதைவிட கூடுதலாக செய்ய வேண்டும். மொய் எழுதியபின் விருந்து களைகட்டும். அகப்பைக்கறி, கப்புக்கறி என தகுதிக்கேற்ற விருந்து. விருந்தில் மரியாதைக் குறைவு நிகழ்ந்தால் வெட்டு, குத்து வரைக்கும் போகும். என்ன சேர்ப்பார்களோ தெரியாது. இந்த மொய்விருந்துகளில் ஊற்றப்படும் கறிக்குழம்பின் வாசனைக்கும், ருசிக்கும் வேறெதையும் இணையாகச் சொல்ல முடியாது.

இதைப்போலவே கேரளாவில் உளுந்தங்கஞ்சிக்கு சைடிஷாகத் தரும் கறிக்குழம்பும். மலப்புரம், வயநாடு, பாலக்காடு, இடுக்கி, கோட்டயம் பகுதிகளில் உளுந்தங்கஞ்சி அன்றாட உணவு. உளுந்தங்கஞ்சியை இருவிதமாக செய்கிறார்கள் கேரளமக்கள். தண்ணீர் நிறைய வைத்து நீரும், சோறுமாக செய்வது. இதற்கு பருப்புத்துவையல் சைடிஷ். இன்னொன்று, தண்ணீரை திட்டமாக வைத்து சாதமாக வடித்தெடுப்பது. அதற்கு கறிக்குழம்பு சைடிஷ்.

நம்மூரில், கருப்பர், பட்டவர் கோவில்களில் கிடாய்வெட்டு நடக்கும். அவற்றைச் சமைத்து நள்ளிரவில் விருந்து வைப்பார்கள். மண்ணும், சோறுமாக உள்ளிறங்கினாலும் அதற்கு தனியொரு சுவையும், சக்தியும் உண்டு.

கேரளாவில், வசிக்கும் ஊராளிப் பழங்குடிகள், அறுவடை தொடங்கும் முன்பாக தங்கள் குலதெய்வத்துக்கு மாமிசம் வெட்டி உளுந்தங்கஞ்சி செய்து படையலிட்டு தம் உறவுகளுக்கு விருந்து

வெ. நீலகண்டன்

வைக்கிறார்கள். அறுவடைப்பணி கடுமையானது. அறுத்தெடுத்து அரிசியாக்குவதற்குள் இடுப்பும், காலும் கனத்துப்போகும். அதற்குரிய உடல்வலுவை உளுந்தங்கஞ்சி தரும் என்பதாலேயே, வழிபாட்டுச் சடங்கின் பேரில் அறுவடைக்கு முன்பாக அதை சமைத்து விருந்து வைக்கிறார்கள்.

பூப்படைந்த பெண்களுக்கு உளுந்தங்கஞ்சி செய்துதரும் மரபு தமிழ்நாட்டிலும் உண்டு. நோய்வாய்பட்டு தேறியவர்களுக்கும் இதை செய்து தருவதுண்டு. சிரமமில்லாத, நேரமிழுக்காத உணவு என்பதால் எல்லோருமே வாரம் ஒருமுறை உளுந்தங்கஞ்சி செய்து சாப்பிடலாம். உடம்புக்கு மிகவும் நல்லது.

நீங்களும் செய்யலாம்

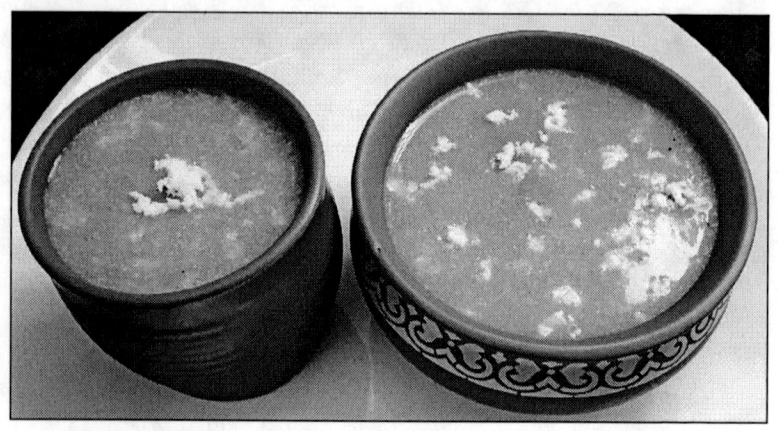

உடைத்த கருப்பு உளுந்து	*- கால்கிலோ*
அரிசிக்குருணை	*- 1 கப்*
வெந்தயம்	*- 25 கிராம்*
பூண்டு	*- 10 பல்*
தேங்காய்	*- 1 மூடி*
உப்பு	*- தேவையான அளவு*

தேங்காயை துருவிக் கொள்ளுங்கள். உளுந்து, அரிசி, பூண்டு, வெந்தயத்தைச் சேர்த்து மூழ்கும் அளவுக்கு தண்ணீர் ஊற்றி வேகவையுங்கள். வெந்து வரும்போது உப்பு, தேங்காய்ப்பூவைப் போட்டு மேலும் 2 கொதிவிட்டு இறக்கி விடுங்கள். சுவையும், மணமும் நிறைந்த உளுந்தங்கஞ்சி ரெடி.

61
சக்கப் புழுக்கு

சக்கப் புழுக்கு கேரளாவின் பாரம்பரிய சைடிஷ்களில் ஒன்று. புழுக்கு என்றால் கூட்டு. சக்க புழுக்கு என்பது பலாக்காயில் செய்யப்படும் கூட்டு. ஓண 'ஸத்ய'வில் மட்டுமின்றி, விஷு போன்ற பிற பண்டிகைக் காலங்களிலும் இது செய்யப்படுவதுண்டு. திருமண விருந்துகளில் கட்டாயம் இடம்பெறும்.

பலா இந்தியாவின் பொதுத்தன்மை மிகுந்த மரவகையைச் சேர்ந்தது. ஆனால் பல பகுதிகளில் பலாக்காயை சமைக்கும் வழக்கம் இல்லை. பழத்தை மட்டுமே பயன்படுத்துவர். தென்னிந்தியாவைப் பொறுத்தவரை இலை, காய், விதை, சக்கை, நரம்பு என பலாவின் எல்லாப் பாகங்களையும் உணவில் சேர்த்துக் கொள்வதுண்டு. பலா இலையை தொன்னையாகத் தைத்து, அதில் மாவை ஊற்றி அவித்தெடுக்கும் 'கொட்டே கடுபு' கர்நாடகத்தின் பிரதான பண்டிகை பட்சணம். தமிழகத்தில் பலா பிஞ்சை ஒவ்வொரு வட்டாரத்திலும் ஒவ்வொரு மாதிரி சமைக்கிறார்கள். துவட்டல், பிரட்டல், பொரியல், வதக்கல் என ஏகப்பட்ட சூட்சுமங்கள் செய்கிறார்கள். பலாக்காய் அவியல் கொங்கு நாட்டு ஸ்பெஷல். செட்டி நாட்டில் பொடிமாஸ் பேமஸ். பலாக்காயை குழைய வேகவைத்து, அம்மியில் வைத்து நன்கு தட்டி உதிர்த்து, கடுகு, உளுந்து, வெங்காயம், காய்ந்தமிளகாய் போட்டு தாளித்து இறக்கினால் பொடிமாஸ். தஞ்சாவூர் பக்கம், பெரிது, பெரிதாக பலாக்கையை வெட்டிப்போட்டு மணக்க, மணக்க குருமா செய்வார்கள்.

வெ. நீலகண்டன்

கேரளாவைப் பொறுத்தவரை நேந்திரன் பழத்தைப் போலவே பலாவும். சீசன் காலத்தில் அன்றாட உணவில் ஏதாவது ஒரு விதத்தில் பலா இடம்பெற்றுவிடும். பலா வாசனை இல்லாவிட்டால் உணவு இறங்காது. பலாப்பழத்தில் செய்யப்படும் பாயசத்துக்கு இந்த உலகத்தில் எந்த இனிப்பும் இணையில்லை.

பலாக்கொட்டை இரும்புச்சத்து மிகுந்தது. அதைக்கொண்டும் சாம்பார், கூட்டு, பொறியல், பொடிமாஸ் செய்கிறார்கள். மென்மையான இனிப்புச்சுவை கொண்ட இந்தக் கொட்டையை வேகவைத்து மாவாக்கி மலபார் பகுதிகளில் பக்கோடாவும் செய்கிறார்கள். பலாக் கொட்டைகளைச் சுட்டுத்தின்பதும் சுகமே. பலாவைக் கொண்டு கேரளாவில் செய்யப்படும் டிஷ்களில் சக்கப் புழுக்கு மிகச்சுவையான, வாசனையான சைடிஷ்.

பொதுவாக, பலாக்காயை சமைக்கும்போது சில விஷயங்களை கவனத்தில் கொள்ளவேண்டும். காயை வேகவைக்கும் நீரை சமையலுக்கு பயன்படுத்தக்கூடாது. புளிப்பும், காரமும் சற்று மிகுதியாக பயன்படுத்திக்கொள்வது நல்லது.

நீங்களும் செய்யலாம்

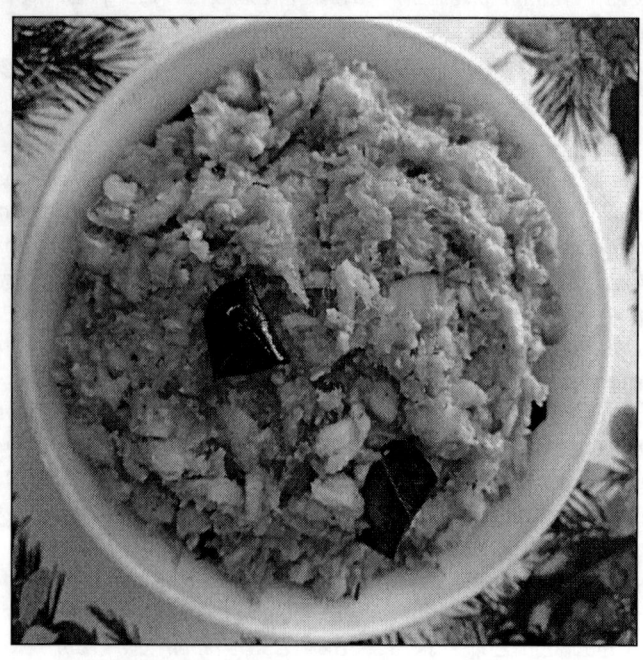

நடுத்தரமான பலாக்காய்	- 1
தேங்காய்ப்பூ	- 2 கப்
மிளகாய்த்தூள்	- முக்கால் டீஸ்பூன்
பச்சை மிளகாய்	- 2
பூண்டு	- 5 பல்
சீரகம்	- கால் டீஸ்பூன்
மஞ்சள்தூள்	- கால் டீஸ்பூன்
(தாளிப்பதற்கு) கடுகு, உளுந்து	- தேவையான அளவு
தேங்காய் எண்ணெய்	- 2 டேபிள் ஸ்பூன்
கறிவேப்பிலை	- தேவையான அளவு
உப்பு	- தேவையான அளவு

பலாக்காயை தோல் நீக்கி, சிறு, சிறு துண்டுகளாக வெட்டி உப்பு சேர்த்து வேக வைத்துக் கொள்ளுங்கள். தேங்காய், பூண்டு, சீரகம், பச்சைமிளகாய் நான்கையும் சேர்த்து நடுத்தரப் பதத்தில் அரைத்துக் கொள்ளுங்கள். வாணலியை அடுப்பில் வைத்து, எண்ணெய் ஊற்றி, கடுகு, உளுந்து, கறிவேப்பிலை போட்டு தாளித்து, வெந்த பலாக்காயோடு மஞ்சள்தூள், மிளகாய்த்தூளைப் போட்டு கிளறுங்கள். பின் அரைத்து வைத்துள்ள மசாலாவைப் போட்டு லேசாக தண்ணீர் ஊற்றி வேகவையுங்கள். வாசனை பரவியதும் இறக்கினால் சக்கப் புழுக்கு ரெடி.

வெ. நீலகண்டன்

62
இடிச்சுப் பிழிஞ்ச பாயசம்

செட்டிநாடு அசைவ உணவுகளைப் போலவே, பாலக்காட்டு சைவ சாப்பாட்டுக்கும் உலகம் முழுதும் ரசிகர்கள் உண்டு. பண்பாட்டை பருகுவதற்கும் உணவை ருசிப்பதற்கும் ஏராளமான வெளிநாட்டுப் பயணிகள் பாலக்காடு வருகிறார்கள். செட்டிநாட்டுக்கு மசாலா பலம் என்றால் சேரநாட்டுக்கு தேங்காயும் நெய்யும். இனிப்பு, காரம் எதுவாகினும் தேங்காயும் நெய்யுமே பிரதானம்.

பாலக்காடு உணவு உலகப்புகழ் அடையக் காரணம் தேங்காயைப் பயன்படுத்தும் விதம்தான். நம்மூரில் தேங்காயை அரைத்து அப்படியே உணவில் சேர்ப்பார்கள். அல்லது தேங்காயைத் துருவி அந்தப்பூவை பயன்படுத்துவார்கள். பாலக்காட்டு நளமகராஜாக்கள், தேங்காய் சக்கைக்கு மதிப்பளிப்பதில்லை. பாலுக்குத்தான் முக்கியத்துவம் தருகிறார்கள். பாலைப் பயன்படுத்துவதிலும் கூட சில நுணுக்கங்கள் இருக்கின்றன. முதல் தரம், இரண்டாம் தரம், மூன்றாம் தரம் என மூன்று தரத்தில் தேங்காய் பால் எடுக்கப்படுகிறது. முதல் பிழியலில் கிடைப்பது முதல் தரப்பால். லேசாக தண்ணீர் விட்டு இரண்டாம் முறை பிழியும்போது கிடைப்பது இரண்டாம் தரம். இறுதியாக சக்கையில் கிடைக்கும் நீர்த்துப் போன பால் மூன்றாம் தரம். இந்த பால்களை எப்போது, எந்த விகிதத்தில் கலப்பது, எதற்குப் பயன்படுத்துவது என்பதுதான் பாலக்காட்டு சமையல் சூத்திரம்.

அவர்கள் உணவைப் போலவே உணவுக்கு வைக்கிற பெயர்களும் ஈர்க்கும். தமிழும் மலையாளமும் இணைந்து உறவாடும் பகுதி. மலையாளம் தமிழைப் போலவும், தமிழ் மலையாளத்தைப் போலவும் தொனிக்கும். தேங்காய் பாலெடுப்பதை 'இடிச்சு பிழியுறது' என்கிறார்கள்.

பாலக்காட்டு சமையலுக்கு இன்னொரு சிறப்பு, பாரம்பரிய சமையல் முறைகளை கையாள்வது. எதற்காகவும் சமரசம் செய்யமாட்டார்கள். அம்மி, திருகை, ஆட்டுக்கல், குந்தாணி உரலென பழங்கருவிகளை இன்றளவும் பயன்படுத்தும் வீடுகள் பாலக்காட்டில் உண்டு.

தேங்காயைத் துருவி, உரலில் போட்டு இடித்துப் பிழிந்து பாலெடுக்கிறார்கள். அதனால் தேங்காய் பாலே மருந்தாகிவிடுகிறது. உரலை வெறும் சமையல் சாதனம் என்று சில பெண்கள் நினைக்கிறார்கள். உண்மையில் அது ஒரு மருத்துவ சாதனம். வேம்பு அல்லது பாலை மரத்தில்தான் உரலும் உலக்கையும் செய்வார்கள். இரண்டுமே மருத்துவ குணம் வாய்ந்த மரங்கள். தானியங்களைப் போட்டு இடிக்கையில் உரலின் தன்மையும் அதில் கலந்து உணவுவழி உடலுக்குள் செல்கிறது. கைமாற்றி கைமாற்றி இடிப்பதால் ஆரோக்கியத்தையும் உடற்கட்டையும் கொடுக்கிறது உரல். அதனால்தான் வயதை மதிக்கவியலாத அளவுக்கு அக்காலப் பெண்கள் கம்பீரமாக நிமிர்ந்து நடந்தார்கள்.

மூன்றாம் தரத் தேங்காய்ப்பாலில் பாலக்காட்டு மக்கள் காய்கறிகள் வேக வைக்கிறார்கள். அதனால் மெல்லிய இனிப்பும் சுகந்த வாசனையும் உணவில் இணைந்து விடுகிறது. பிற சுவைகள் கூடக் குறைவாக இருந்தாலும் அனைத்தையும் சமப்படுத்தும் தன்மை தேங்காய்க்கு இருப்பதால் பாலக்காடு, சைவ சமையலில் நம்பர் 1 என கம்பீரம் காட்டுகிறது.

பாலக்காட்டு உணவின் பிரதான அயிட்டம் இந்த இடிச்சுப் பிழிஞ்ச பாயசம். செய்முறை எளிதென்பதால் இந்த பாயசம் பரவலாகச் செய்யப்படுகிறது. இதுவற்ற விருந்தே இல்லை. திளைக்கத் திளைக்க தேங்காய்ப்பாலும் நெய்யும் மிகுந்திருப்பதால் சுவை நாக்கிலே தங்கிவிடுகிறது.

நீங்களும் செய்யலாம்

கடலைப்பருப்பு - 250 கிராம்
தேங்காய் - 1

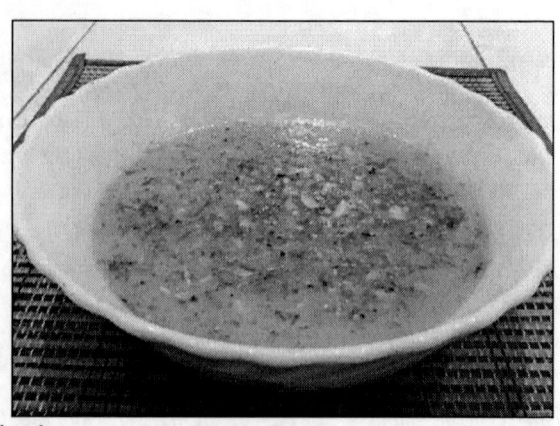

வெல்லம் - அரைகிலோ
நெய் - 100 கிராம்
முந்திரி, திராட்சை - தேவையான அளவு

முந்திரி, திராட்சையை நெய்யில் வறுத்துக் கொள்ளுங்கள். தேங்காயை துருவி, மூன்று தரத்தில் பால் எடுத்துக் கொள்ளுங்கள். மூன்றாம் தரப் பாலில் கடலைப்பருப்பைப் போட்டு வேக வையுங்கள். இன்னொரு அடுப்பில் வெல்லத்தை உடைத்துப் போட்டு பாகு காய்ச்சுங்கள். வேக வைத்த கடலைப்பருப்பை இந்த பாகில் போட்டு நன்றாகக் கொதிக்க விடுங்கள். கொதித்துத் திரளும்போது நெய் ஊற்றுங்கள். நெய் நன்கு உருகிக் கலந்ததும், இரண்டாம் தரத் தேங்காய்ப்பாலை ஊற்றி ஓரிரு நிமிடம் கொதிக்கவிட்டு, முதல்தர பாலை ஊற்றி நன்றாக கிளறி, முந்திரி, திராட்சை போட்டு இறக்கி விடுங்கள். இடிச்சுப் பிழிஞ்ச பாயசம் ரெடி!

63
பருப்பு தோசை

இந்தியாவில் 46 சதவிகித குழந்தைகளுக்கு போதிய சத்துணவு கிடைக்கவில்லை என்று புள்ளி விபரங்கள் தெரிவிக்கின்றன. காங்கோ, தான்சானியா, ருவாண்டா நாடுகளை விடவும் இதில் நாம் பின்தங்கி இருக்கிறோம். 56 சதவிகித பெண்களும், 24 சதவிகித ஆண்களும் ரத்தசோகையால் பாதிக்கப்பட்டிருக்கிறார்கள். இதற்கும் சத்துக்குறைபாடுதான் காரணம். இத்தனைக்கும் தண்ணீர் வளமிக்க நாடுகளின் பட்டியலில் முதன்மை பெற்றிருக்கிறோம். ஆனால் உற்பத்தியில் பின்தங்கி இருக்கிறோம்.

நாட்டின் ஒரு பகுதியில், மூன்றில் ஒரு குழந்தை இரவு உணவு கிடைக்காமல் தூங்கச் செல்கிறது. இன்னொரு பகுதியில் தானிய மூட்டைகள் புழு, பூச்சிகளுக்கு இரையாகி அழிகின்றன.

இன்னொரு பக்கம் நம் பொருளாதாரப் புலிகள் செய்கிற காமெடி... உலகின் அதி அற்புத தேயிலையை உற்பத்தி செய்து வெளிநாட்டுக்கு அனுப்பிவிட்டு நாம் 'டஸ்ட் டீ'யைக் குடிக்கிறோமே... அதைப்போல, விளையும் சத்துத்தானியங்களை வெளிநாட்டுக்கு அனுப்பிவிட்டு நாம் அரிசி சாப்பிடுகிறோம். அரிசியிலும் ஏகப்பட்ட சத்துகள் இருக்கவே செய்கின்றன. அந்த சத்துகளை இயந்திரங்கள் சுரண்டி எடுத்துவிடுகின்றன. அதனால் அரிசி சரிவிகித சத்துணவாக இயங்குவதில்லை.

இன்னொன்று நம் நவீன விவசாயம் நிகழ்த்திய விளைவு. வெள்ளைச்சோளம், செஞ்சோளம், கருஞ்சோளம், இருங்கு, செந்தினை, கருந்தினை, பெருந்தினை, சிறுதினை, குதிரைவாளி, செஞ்சாமை, கருஞ்சாமை பைந்தினை, காடக்கண்ணி, வரகு, சாமை, புல்லு, தினை, கம்பு என ஏகப்பட்ட புஞ்சை தானியங்கள் தமிழகத்தில் விளைந்தன. இவற்றில் பல நம் மண்ணைவிட்டு காணாமல் போய்விட்டன. அண்மைக்காலம் வரை சாமை, தினை விளைவித்த ஜவ்வாது மலை மலையாளி பழங்குடிகள் கூட அவற்றைக் கைவிட்டு இப்போது 'ஹைபிரிட் காட்டன்' பயிரிடுகிறார்கள்.

தென்னிந்தியாவில் தமிழகம் தவிர்த்த பிறமாநிலங்கள் அதிவேகமாக தானிய உணவுக்கு மாறி வருகின்றன. குறிப்பாக கர்நாடகா, கேரள மாநிலங்கள். உலகின் முக்கிய மின்னணு நகரமாக வளர்ந்து நிற்கும் பெங்களூரில் சாலையோர கையேந்திபவன் முதல் நட்சத்திர ஹோட்டல் வரை எங்கு சென்றாலும் உருட்டிய ராகிக்களியை கீரைக்குழம்பில் மிதக்கவிட்டு சாப்பிடலாம். வெளிநாட்டு கார்பரேட் ஆட்கள் கூட ரசித்து, ருசித்து களியை உருட்டி உள்ளே தள்ளுகிறார்கள். நாமோ களியை கைதிகளின் தண்டனைக்கால உணவாகவும், கூழை வறுமையின் சின்னமாகவும் கருதி ஒதுக்கி வைத்திருக்கிறோம்.

தட்பவெப்பத்துக்கு தகுந்தவாறு நம் மூதாதைகள் செய்த சமையல் முறைகளை நாம் கைவிட்டு விட்டோம். கேரளாவில் அதுவே நடைமுறை. கோடை காலத்தில் குளிர்ச்சியூட்டும் கூழ் என்றால் மழைக்காலத்தில் ஜலதோஷம் போக்கும் களி. இதைப்போலவே தட்பவெப்ப உணவு தான் பருப்பு தோசை. மேலும், இது ஒரு சரிவிகித சத்துணவு.

கடலைப்பருப்பு, துவரம்பருப்பு, பாசிப்பருப்பு, உளுந்தம்பருப்பு ஆகிய நான்கையும் இதில் சேர்க்கிறார்கள். அனைத்தும் சத்து ஆகாரங்கள். விளையும் காலங்களில் திருகையில் அரைத்து பத்திரப்படுத்திக் கொள்கிறார்கள். பெண்கள் பூப்பெய்தும் காலங்களில் இத்தோசையை செய்து தருவது வழக்கம். சிறுதெய்வ வழிபாடுகளின்போது இத்தோசையை செய்து படைக்கிறார்கள். மிகவும் சுவையான பதார்த்தம்.

பாலக்காடு பகுதியில் உள்ள உணவகங்களில் காரச்சட்னியோடு பருப்பு தோசை ருசிக்கலாம்.

நீங்களும் செய்யலாம்!

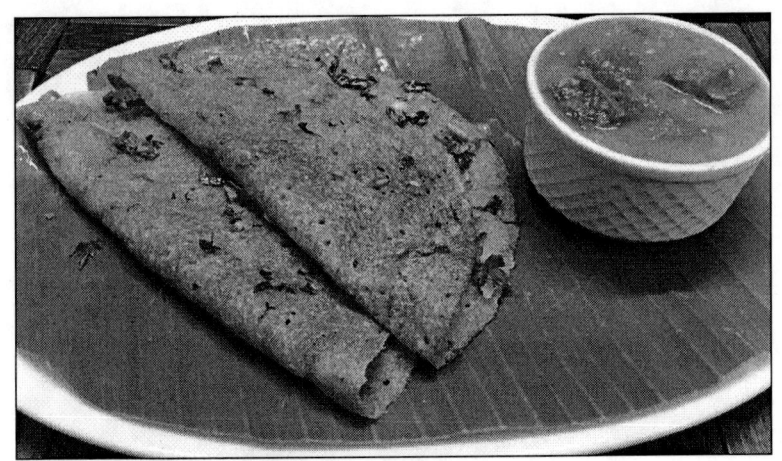

கடலைப்பருப்பு	–	150 கிராம்
துவரம்பருப்பு	–	100 கிராம்
உளுந்து	–	50 கிராம்
பாசிப்பருப்பு	–	50 கிராம்
அரிசி	–	கால் கிலோ
உப்பு	–	தேவையான அளவு
காய்ந்த மிளகாய்	–	6
சோம்பு	–	1 டேபிள்ஸ்பூன்
வெங்காயம்	–	3
முருங்கைக்கீரை	–	1 கைபிடி

பருப்பு வகைகளோடு அரிசியைச் சேர்த்து இரவு ஊற வையுங்கள். மறுநாள் காலை அதில் மிளகாய், சோம்பு சேர்த்து அரைத்துக் கொள்ளுங்கள். வெங்காயத்தை பொடியாக நறுக்கிக் கொள்ளுங்கள். கீரையை காம்பில்லாமல் உருவி அதையும், வெங்காயத்தையும் மாவில் சேர்த்து உப்பு போட்டு கரைத்து தோசைக்கல்லில் ஊற்றி நடுத்தரப் பதத்தில் எடுங்கள். சத்தும் சுவையும் நிறைந்த பருப்பு தோசை மணக்கும்!

வெ. நீலகண்டன்

64
மலபார் அப்பம்

மலபார் என்று சொன்னாலே இதயம் இதமாகிவிடும். இயற்கை தன் வாளிப்பு முழுதையும் வாரிக்கொட்டி உருவாக்கிய பூமி. விழிக்கு குளுமை தரும் பசுமை, ஓங்கி உயர்ந்து நிற்கும் மலைகள், அம்மலைகளின் அடிவாரத்தை நொடிக்கு நொடி வந்து தழுவிச்செல்லும் கடல் என வாழ்க்கையின் உன்னதத்தை கற்றுத்தரும் மலபாரில் மிகப்பழமையான உணவுகளை ருசிக்க முடியும். அதிலொன்றுதான் மலபார் அப்பம்.

பல்வேறு தானியங்களை ஒன்றாக்கி, அரவைக்கல் மூலம் தூளாக்கி, தேன்கலந்து அவித்து இறைவனுக்குப் படைப்பது பழங்குடி சமூகங்களில் இன்றளவும் உள்ள வழக்கம். அதன் நீட்சியே மலபார் அப்பம்.

அப்பம், கேரளாவின் தெய்வீக பண்டம். நெய்யப்பம், உன்னியப்பம், எண்ணெயப்பம், வெள்ளையப்பம் என கோவிலுக்கு ஒரு வகை அப்பம் பிரசாதமாக வழங்குகிறார்கள். மலபார் பகுதியின் சிறுதெய்வ வழிபாட்டில் படைத்து வணங்கி, பிரசாதமாக வழங்கப்படும் அப்பம்தான் மலபார் அப்பம்.

கேரளாவின் ஒட்டுமொத்த தேவைக்குமான காய்கறிகள், பழங்கள், உணவுப்பொருட்கள் சாகுபடி நடப்பது மலபார் பகுதியில்தான். தமிழகத்தில் வழக்கொழிந்து விட்ட கார், குண்டு, குன்றுமணி,

சீரகா, செஞ்சம்பா, கோடைச்சம்பா, ஈர்க்குச்சம்பா போன்ற மரபு அரிசி வகைகள் இன்றும் மலபார் பூமியில் விளைகின்றன. சாமை அரிசி, தினையரிசி, திப்பிலி அரிசி என நிலம் மறந்து போன ஆதிகாலத்து தானியங்களையும் இம்மண் முகிழ்ந்து தள்ளுகிறது. ரசாயனத் தொற்றற்ற காய்கறிகளால் செய்யப்பட்ட உணவுகளையும், உப்புத் தொற்றற்ற தண்ணீரையும் மலபாரின் சிறப்புகளில் சேர்க்கலாம்.

மலபார் அப்பத்தின் மூலம் அரிசி. மனித சமூகத்தை நாகரிகம் நோக்கி நகர்த்தியதில் அரிசிக்கு முக்கிய பங்குண்டு. அமெரிக்காவில் நெல் சாகுபடிக்காகவே மிகப்பெரிய அடிமைச்சந்தை நடந்ததாக சரித்திரம் சொல்கிறது. விவசாயம் தெரிந்த ஆப்பிரிக்கர்களை விலைக்கு வாங்கி, அவர்கள் மூலம் அமெரிக்க முதலாளிகள் நெல் உற்பத்தி செய்து பணம் பார்த்துள்ளார்கள். அதன் தொடர்ச்சியாக நடந்த உள்நாட்டு யுத்தத்தில் அமெரிக்க விவசாயமே அழிந்து போனதாக வரலாறு.

உலகம் முழுவதும் ஆண்டொன்றுக்கு 200 கோடி டன் அரிசி உற்பத்தியாவதாக அனைத்துலக நெல் ஆராய்ச்சி நடுவம் தெரிவிக்கிறது. இதில் இந்தியா போன்ற மூன்றாம் உலக நாடுகளின் பங்களிப்பு ஆண்டுக்கு ஆண்டு குறைந்து வருகிறது. அதே நேரம், மேலைநாடுகளில் உற்பத்தியளவு அதிகரித்து வருகிறது. என்ன முரண்பாடென்றால், அங்கு விவசாயிகள் குறைந்து விட்டார்கள். காரணம், பண்ணை விவசாயம். வரப்புகளே இல்லாத நீண்டநெடு வயற்காடுகள். முதலாளிகள் பண்ணை விவசாயிகள் ஆகிவிட, உண்மையான விவசாயிகள் வேறு தொழிலுக்கு போய்விட்டார்கள். இந்தியாவைப் போன்ற விவசாயத்தை அடிப்படையாகக் கொண்ட நாடுகளில் தங்கள் தொழில்நுட்பத்தை விற்பனை செய்து விவசாயத்தை குலைத்த மேலைநாடுகள், இப்போது அந்த வயற்காடுகளில் தங்கள் நாட்டு நிறுவனங்களின் காங்கிரீட் தளங்களை விதைத்துக் கொண்டிருக்கின்றன. அது வேறு கதை.

முதன்முதலில் காட்டு நெல்லை இனம் கண்டு, அதன் தோலகற்றி அரிசியாக உட்கொள்ளும் தொழில்நுட்பத்தைக் கண்டறிந்தவர்கள் ஆசியர்கள்தான். சீரான தட்பவெப்பம் கொண்ட இமயமலைப் பகுதிகளில் ஆதி காட்டுநெல் பத்தைகளை இப்போதும் காண முடியும் என்கிறார்கள் உணவு ஆராய்ச்சியாளர்கள்.

மலபார் அப்பம் எளிதாக செய்யத் தகுந்த பதார்த்தம். பச்சரிசியும் வெல்லமும் சேர்ந்தால் கிளம்பும் மெல்லிய வாசனைக்கே நாவூறும். போதாக்குறைக்கு தேங்காயும் ஏலக்காயும் வேறு... சொல்லத் தேவையில்லை. மிதமான இனிப்பில் நா சுரக்க வைக்கிறது. தொடக்கத்தில் மண்சட்டியில்தான் இதைச் செய்வார்களாம். பின் பித்தளைப் பாத்திரம். இப்போது குக்கர் பயன்படுத்துகிறார்கள்.

மலபார் மக்களின் ஓணம் கொண்டாட்டத்திலும், விஷு வழிபாட்டிலும் இடம்பெறும் மலபார் அப்பம் திருவனந்தபுரத்தில் உள்ள சில இனிப்பகங்களில் கிடைக்கிறது.

நீங்களும் செய்யலாம்!

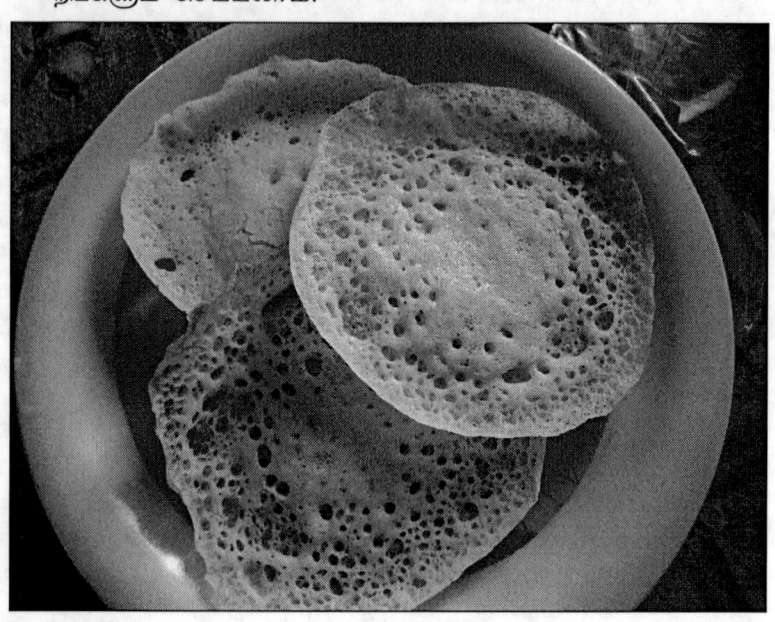

பச்சரிசி	- 250 கிராம்
வெல்லம்	- 250 கிராம்
ஏலப்பொடி	- சிறிதளவு
தேங்காய் எண்ணெய்	- 2 டேபிள்ஸ்பூன்
சிறிய வெங்காயம்	- 5
தேங்காய்	- கால்மூடி

பச்சரிசியை அரைத்து, அந்த மாவை வறுத்துக் கொள்ளுங்கள். வெங்காயத்தையும் தேங்காயையும் மிகச்சிறிய அளவில் வெட்டிக் கொள்ளுங்கள். வெல்லத்தைப் பாகு காய்ச்சுங்கள். பாகில் மாவையும், ஏலக்காய் பொடியையும் கொட்டி கிளறி வைத்துக் கொள்ளுங்கள். சாதம் வடிக்கும் குக்கரை மிதமான தீயில் வைத்து தேங்காய் எண்ணெய் விட்டு, தேங்காய், வெங்காயத்தைப் போட்டு நன்கு சிவக்கும் வரை வதக்குங்கள். வதங்கியதும், பாகில் கலந்த மாவை அதில் கொட்டி மூடி விடுங்கள் (கவனம்: வெயிட் போடக்கூடாது). மாவுவெந்து ஆவி வெளியேறும் தருணத்தில் குக்கரை இறக்கித் திறந்தால் வட்ட வடிவில் அப்பம் வெந்து நிற்கும். அதை முக்கோண வடிவில் துண்டு போட்டு பறிமாறலாம்!

65

மாம்பழ புளிசேரி

கருத்த கொளும்பான், வெள்ளைக் கொளும்பான், கட்டிக்காய், மல்கோவா, பங்கனப்பள்ளி, ருமானி, திருகுனி, கிளிமூக்கு, விலாட்டு, அம்புனி, கிளிக்கொண்டன், செம்பட்டன், பாண்டி, களைகட்டி, பச்சைத்திண்ணி, கொடிமா, மத்தளக்காச்சி... இப்படி உலகெங்கும் ஆயிரத்துக்கும் அதிக மாம்பழ வகைகள் விளைகின்றன. உலகிலேயே அதிகம் உண்ணப்படும் பழமும் மாம்பழமே. இது ஆசியா, அமெரிக்கா, ஆப்பிரிக்கா, ஆஸ்திரேலிய கண்டங்களின் பொதுத்தன்மைகளில் ஒன்றும்கூட. இந்தியாவில் 4000 ஆண்டுகளுக்கு முன்பே மாம்பழம் அறிமுகமாகி விட்டது. தொடக்கத்தில் இது இறைவனின் உணவாக கருதப்பட்டது. சில பழங்குடி சமூகங்களில் கடும் நோய்களுக்கு இறைவன் திருவடியில் படைத்த மாம்பழங்களை மருந்தாகக் கொடுப்பது இன்றளவும் வழக்கம். முடியாட்சி காலத்தில் சிற்றரசர்கள் கப்பமாக கட்டும் பொருட்களில் மாம்பழங்கள் முக்கிய இடம் பெற்றிருந்தன. 1800களில் ஆங்கிலேயர், போர்ச்சுக்கீசியர், பிரெஞ்சுகாரர் வழியாக இந்தியாவில் இருந்து இப்பழம் பிற நாடுகளுக்குப் பரவியது.

தமிழகத்தில் 40க்கும் அதிக சுவையான மாம்பழ வகைகள் விளைகின்றன. 'அம்மா ஊட்டாத சோறை மா ஊட்டும்' என்று பழமொழி சொல்லும் அளவுக்கு மா தமிழர் வாழ்க்கையில் கலந்திருக்கிறது. பாஸ்பரஸ், கால்சியம், சோடியம்,

பொட்டாசியம் போன்ற மனிதர்களுக்குத் தேவையான சத்துகள் மாம்பழத்தில் மிகுந்திருக்கின்றன. வெண்ணெய்க்கு இணையாக வைட்டமின் ஏ இருக்கிறது. இந்தியப் பெண்களை பெரிதும் அச்சுறுத்தும் ரத்தசோகைக்கு மாம்பழம் மாமருந்து என்று மருத்துவ விஞ்ஞானம் கூறுகிறது.

மாங்காய் மற்றும் மாம்பழங்களைக் கொண்டு உலகம் முழுதும் சுவைமிகுந்த பல்வேறு உணவுகள், பதார்த்தங்கள் செய்யப்படுகின்றன. ஆண்டுதோறும் பலகோடி ரூபாயளவில் தமிழகத்தில் மாம்பழ வர்த்தகம் நடக்கிறது. ஐஸ்கிரீம், பழரச பயன்பாட்டிலும் மாம்பழம் பயன்படுகிறது. இந்தோனேஷியா, மலேசிய நாடுகளில் நடுத்தர மாம்பழங்களைக் கொண்டு செய்யப்படும் 'ரொஜாக்' என்ற பச்சடி சுற்றுலாப்பயணிகளை ஈர்க்கிறது. பிலிப்பைன்ஸ் நாட்டில் 'பகூங்க்' என்ற கூழ் மாம்பழத்தில் செய்யப்படுகிறது. தமிழகத்தின் ஒவ்வொரு வட்டாரத்திலும் ஒவ்வொரு விதமான 'மா சமையல்' உண்டு. செட்டிநாட்டில் இனிப்பும் உறைப்பும் கலந்து செய்யப்படும் மாங்காய் பச்சடி முக்கியமானது. குமரி வட்டாரத்தில் மாம்பழத்துண்டுகளில் தேன் ஊற்றி ஊற வைத்துத் தந்து தித்திப்பூட்டுவார்கள். அதையும் மறக்க முடியாது.

கேரள உணவுகளில் பழங்களுக்கு நிறைய முக்கியத்துவம் உண்டு. ஓணக்காலத்து மாம்பழ பாயசம் மிகவும் புகழ்பெற்றது. மலபார் வட்டாரத்தில் மாம்பழ அல்வா கிடைக்கிறது. புளிச்சேரி கேரளத்து அன்றாட உணவு. நம்மூர் மோர்க்குழம்பு போன்றது. ஆனால், மாம்பழப் புளிச்சேரியின் சுவையே வேறு. விசேஷ நாட்களில் "ஸத்ய"வோடு பறிமாறப்படும். மாம்பழம் கலப்பதால் இனிக்கும் என்றோ, புளிசேரி என்பதால் புளிக்கும் என்றோ நினைக்காதீர்கள். எல்லாம் கலந்த ஒரு அருசுவைக் குழம்பு இது. வாசனையே வயிற்றைக் கிள்ளும். குமரி, கோவை போன்ற எல்லையோர மாவட்டங்களில் சில உணவகங்களில் இதை ருசிக்கலாம்.

நீங்களே செய்யலாம்!

தேவையான பொருட்கள்

பெரிய மாம்பழம்	– 1
கெட்டித்தயிர்	– 2 கப்
தேங்காய்	– அரைமூடி
மிளகாய்த்தூள்	– அரை டீஸ்பூன்

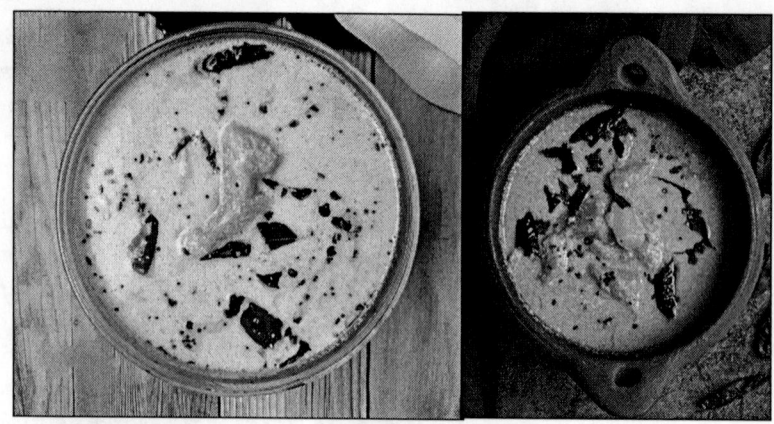

மஞ்சள்தூள் - அரை டீஸ்பூன்

தேங்காய் எண்ணெய் - 2டீஸ்பூன்

கடுகு - அரை டீஸ்பூன்

வெந்தயம் - அரை டீஸ்பூன்

காய்ந்த மிளகாய் - 1

பச்சை மிளகாய் - 3

சீரகம் - அரை டீஸ்பூன்

உப்பு - தேவையான அளவு

கறிவேப்பிலை - தேவையான அளவு

தேங்காயைத் துருவி அதோடு சீரகம், கொஞ்சம் கறிவேப்பிலை, பச்சை மிளகாய் சேர்த்து அரைத்துக் கொள்ளுங்கள். மாம்பழத்தை தோல்சீவி சற்று பெரிய துண்டுகளாக வெட்டி, தண்ணீர் ஊற்றி, மிளகாய்தூள், மஞ்சள் தூள் போட்டு வேக வையுங்கள். வெந்ததும் கெட்டியாக மசித்துக் கொள்ளுங்கள். அதில் அரைத்த கலவை, உப்பு, சிறிதளவு தண்ணீர் சேர்த்து கொதிக்க விடுங்கள். நுரைத்து வரும்போது தயிர் ஊற்றி, கிளறி இறக்கி விடுங்கள்.

வாணலியில் எண்ணெய் ஊற்றி கடுகு, வெந்தயம், காய்ந்த மிளகாய், கறிவேப்பிலை போட்டுத் தாளித்து, அந்தக் கலவையில் கொட்டினால் மாம்பழப் புளிச்சேரி ரெடி.

66
மலபார் பரோட்டா - ஆலப்பி கறி

மலபார் என்றதும் நினைவுக்கு வருவது தென்னை மரங்கள், எழில் கொஞ்சும் கடற்கரைகள், அலைகள் தொட்டு விளையாடும் மலையடிவாரங்கள், படர்ந்து கிடக்கும் பசுமை... இவற்றைத் தவிர இன்னொன்றும் இருக்கிறது. அதுதான், மலபார் பரோட்டா. அதற்கு சைடிஷாக ஆலப்பி கறி. ஒருமுறை இந்த இணையை ருசித்தவர்கள் எக்காலமும் மறக்கமாட்டார்கள்.

தமிழகத்தில் பரோட்டாவை வைத்து பல்வேறு சித்துவிளையாட்டுகளைச் செய்கிறார்கள். பரோட்டாவைப் பிய்த்துப் போட்டு முட்டையை உடைத்து ஊற்றி, கொஞ்சம் சேர்வா (கோழி குருமா)வையும் கலந்து 'டங்... டங்...' என்று கொத்திப் பிய்த்து வேகவைத்து எடுத்தால் வாசனையால் ஊரைக்கூட்டும் முட்டை பரோட்டா. முட்டைப் பரோட்டாவுக்கு ஆர்டர் கொடுத்து விட்டு அமர்ந்திருப்பது பெரும் அவஸ்தை. 'டங்...டங்' சத்தம் கேட்கும் போதெல்லாம் வயிறு 'வா..வா..' என்று கூவும். காரைக்காலும், புதுக்கோட்டையும் முட்டைப் பரோட்டாவுக்கு பெயர் போன ஊர்கள்.

மெல்லிய பேப்பர் அளவில் மாவை விரித்து தூக்கி வீசி விளையாண்டு பரோட்டாக்கல்லில் விரித்து மடிப்பார்கள். இதற்குப் பெயர் வீச்சுப்பரோட்டா. கண்ணுக்கு விருந்தான ஒரு கலைநிகழ்ச்சி நடந்து முடிந்தது போல இருக்கும். இதற்கு தேங்காய் சொதி சைடிஷ். சுள்ளென்று உள்ளே இறங்கும்.

வெ. நீலகண்டன்

தென்மாவட்டங்களில் 'லாப்பா' என்று ஒன்று உண்டு. இஸ்லாமிய சகோதரர்கள் நடத்தும் உணவகங்களில் விஷேசம். பரோட்டாவை விரித்து நடுவில் முட்டையை ஊற்றி அரை வேக்காட்டில் எடுப்பார்கள். என்ன மாயம் செய்வார்களோ பரோட்டா மட்டும் சிவக்க வெந்திருக்கும். இதற்கு சிக்கன் குருமா சைடிஷ். விருதுநகர் பக்கம் போனால் எண்ணெயில் பொறித்த மொறுமொறு பரோட்டாவை சேர்வாவில் ஊறவைத்து மொக்கலாம்.

இந்த ரகங்களைப் போலவே மலபார் பரோட்டாவும். கேரள உணவுகளில் மிகவும் தனித்தன்மை வாய்ந்தது. வெளிநாடுகளில் கூட இதற்கு ரசிகர்கள் உண்டாம். தொடக்கத்தில் இதை ருசிக்க மலபார் தான் போக வேண்டும். இன்று பிற கேரள நகரங்களுக்கும் மலபார் பரோட்டா ஃபீவர்' பரவி விட்டது. சைடிஷ் மட்டும் ஊருக்கு ஊர் வேறுபடும். சென்னைக்காரர்கள், போயஸ் கார்டனில் உள்ள 'என்டே கேரளம்' உணவகத்துக்குச் சென்றால் மலபார் பரோட்டாவை ஒரு பிடி பிடிக்கலாம்.

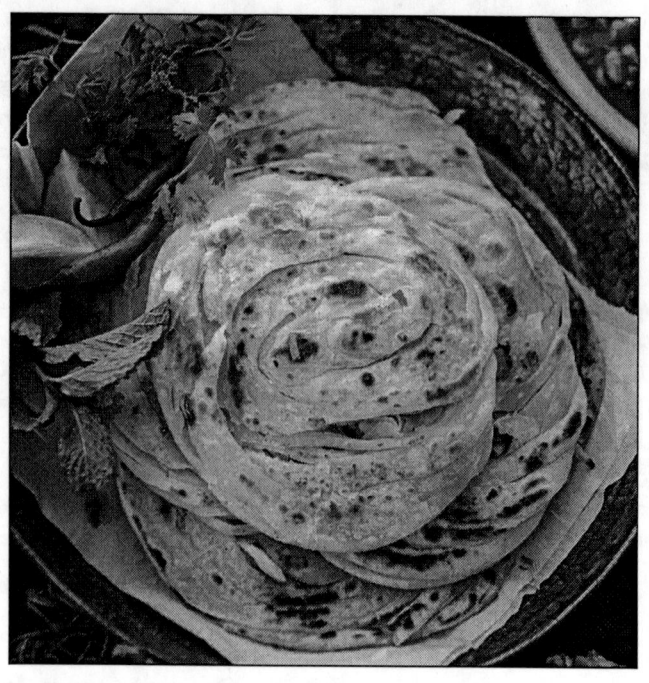

மலபார் பரோட்டா

தேவையான பொருட்கள்

மைதா	- அரைகிலோ
பால்	- 150 மில்லி
டால்டா	- 25 கிராம்
ரீபைண்ட் ஆயில்	- 25 கிராம்
சர்க்கரை	- 2 ஸ்பூன்
உப்பு	- தேவையான அளவு

மைதாவைப் பால் ஊற்றி நன்றாக அடித்துப் பிசைந்து கொள்ளுங்கள். இடையிடையே டால்டாவையும், உப்பையும் சேர்த்துக் கொள்ளுங்கள். நன்கு பிசைந்தபின் சிறுசிறு உருண்டைகளாக உருட்டி ரீபைண்ட் ஆயிலைத் தெளித்து ஊற வையுங்கள். ஒருமணி நேரம் ஊறியதும் உருண்டைகளை பரப்பி, சப்பாத்திக்கட்டையில் தேய்த்து, கல்லில் டால்டாவை விரவி வேக வையுங்கள். சிவக்க எடுத்தால், மலபார் பரோட்டா ரெடி.

ஆலப்பி கறி

தேவையான பொருட்கள்

உருளை	- 100 கிராம்
கேரட்	- 2
பீன்ஸ்	- 50 கிராம்
பச்சைப்பட்டாணி	- கைபிடி
பச்சை மிளகாய்	- 2
வெங்காயம்	- 100 கிராம்
மாங்காய்	- 100 கிராம்
தேங்காய்	- 1
மிளகாய்த்தூள்	- 1 டீஸ்பூன்
மஞ்சள்தூள்	- கால் டீஸ்பூன்
இஞ்சி	- ஒரு துண்டு
மைதா	- 1 டீஸ்பூன்
சீரகத்தூள்	- அரை டீஸ்பூன்
ஏலக்காய், பட்டை, கிராம்புத்தூள்	- 1 டீஸ்பூன்

வெ. நீலகண்டன்

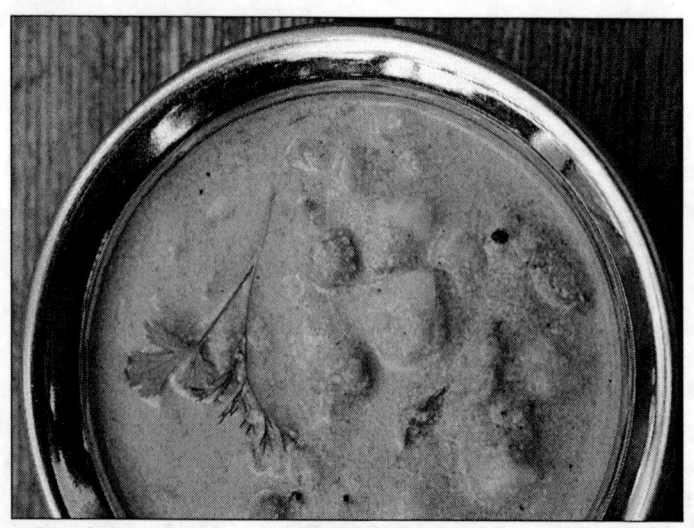

கறிவேப்பிலை, உப்பு - தேவையான அளவு
தேங்காய் எண்ணெய் - சிறிதளவு

வெங்காயம் உள்ளிட்ட காய்கறிகள் அனைத்தையும் கழுவி சிறு துண்டுகளாக வெட்டிக்கொள்ளுங்கள். தேங்காயை துருவி இரண்டு தரத்தில் பால் எடுத்துக் கொள்ளுங்கள். வாணலியை அடுப்பில் வைத்து எண்ணெய் ஊற்றி வெங்காயம், இஞ்சி, பச்சை மிளகாயைப் போட்டு வதக்குங்கள். வதங்கியதும் தேவையான அளவு தண்ணீர் ஊற்றி, மாங்காய் தவிர்த்த பிற காய்கறிகளையும், உப்பையும் போட்டு வேகவையுங்கள். காய்கறிகள் முக்கால் பதத்துக்கு வெந்ததும் மிளகாய்த்தூள், மஞ்சள்தூள், மாங்காய், சீரகத்தூள், ஏலக்காய் உள்ளிட்ட மசாலாத்தூள் அனைத்தையும் சேர்த்து இரண்டாம் தர தேங்காய்ப் பாலையும் ஊற்றுங்கள். நன்கு வெந்ததும் மைதாவைப் போட்டுக் கிளறி, முதல்தர தேங்காய்ப்பாலை ஊற்றி இறக்குங்கள். ஆலப்பி கறி ரெடி.

67
புட்டு+பழம்+பயறு+பப்படம்

கேரளாவில் ஊருக்கு ஒரு ஸ்பெஷல் உணவு உண்டு. கோட்டயம் போனால் 'மீன் வட்டிச்சது' என்றொரு டிஷ் ரொம்ப ஸ்பெஷல். கப்பாவுக்கு சைடிஷ்சாக வைப்பார்கள். வச்சிரம் மீனை அவித்து குடம்புளி போட்டு வரட்டி வைத்திருப்பார்கள். சொல்லும்போதே வாயூருகிறது.

நம்மூர் புளிக்கும் குடம்புளிக்கும் நிறைய வித்தியாசம் உண்டு. நம்மூர் புளியை ஒரு துண்டு வாயில் போட்டு சுவைத்தால் நாக்கு கிழிந்து விடும். ஆனால் குடம்புளி அப்படியல்ல... மருந்து. ஆயுர்வேதம் பழ நறுமணப் பொருள் வரிசையில் குடம்புளியைக் கொண்டாடுகிறது. கேரள முழுமையும் குடம்புளியைத் தான் சமையலுக்குப் பயன்படுத்துகிறார்கள். அல்சரோ செரிமானக்கோளாறோ... எதுவும் குடம்புளியின் முன் நிற்கமுடியாது. மலேசியா தான் இந்தப் புளியின் பூர்வீகம். மெல்ல மேற்குத் தொடர்ச்சி மலைக்கு வந்து கேரளாவுக்குள் புகுந்துவிட்டது. தமிழகத்தில் நீலகிரி மலைப்பகுதிகளில் மட்டும் கொஞ்சமாக இப்புளி விளைகிறது. அங்கு இதை மலபார் புளி என்கிறார்கள். மிதமான புளிப்பு, மிகுந்த சத்து கொண்ட இந்தப்புளியை காரசாரமாக விரும்பும் நம்மூர் நாக்குகள் ஏற்றுக்கொள்ளாது.

தலைச்சேரி பக்கம் போனால் பிரியாணி மயக்குகிறது. நம்மூர் திண்டுக்கல் தலைப்பாகட்டி பிரியாணி போல தலைச்சேரி

பிரியாணியும் உலகப்புகழ் பெற்றது. நம்மூரைப் போல பாசுபதி அரிசி உபயோகிப்பதில்லை. கைமா அரிசி என்கிற குட்டியூண்டு அரிசியால் செய்கிறார்கள்.

கண்ணூர் பக்கம் போனால் 'கூந்தல் கறி'. கூந்தல் என்றால் கணவாய் மீன். கணவாய் மீனுக்குள் மசாலாவைத் திணித்து அவிக்கிறார்கள். அப்படியொரு சுவை. ஆலப்புழா போனால் 'இறால் உலர்த்தியது'. மலபாரில் கப்பா பிரியாணி. திருச்சூர், பாலக்காட்டுப் பக்கம் 'ஸத்ய.'

இப்படி பகுதிக்கு ஒரு சிறப்பு உணவு இருந்தாலும் நில வேறுபாடுகளைக் கடந்து கேரளத்தின் பொதுமையான உணவாக இருப்பது புட்டு. பெரும்பாலும் இதுதான் கேரள மக்களின் காலை உணவு. மென்மையான உணவு என்பதால் எளிதாக ஜீரணம் ஆவதோடு பசியை கப்பென்று அடக்கும் சக்தியும் இதற்கு உண்டு. சைடிஷ்ஷாக ஊருக்கு ஒன்று வைத்திருக்கிறார்கள். மீன்கறி, கடலைக்கறி, கப்பாக்கறி... ஆனால் விருந்தினர்களுக்கு பரிமாறும்போது பழம், பயிறு, பப்படத்தையே சைடிஷ்சாக தருகிறார்கள்.

எப்படித்தான் இவ்வளவு மென்மையாக பப்படம் செய்கிறார்களோ... விரல்நுனி பட்டாலே தெரித்து விழுகிறது. இடையிடையே தேங்காய்ப்பூ வைத்து நெய்தது போலிருக்கும் புட்டை உடைத்து, தேனாக இனிக்கும் ரசகதலிப் பழத்தை உரித்து வைத்து, பப்படத்தை நொறுக்கிப் போட்டு பயறை விரவி பிசைந்து சாப்பிடுவதே ரசனையாக இருக்கிறது.

சத்தும், சுவையும் இணைகூடி வாய், வயிறோடு மனதையும் இனிக்கச் செய்கிறது இந்த கேரளத்து உணவு.

புட்டு

பச்சரிசி – கால்கிலோ

உப்பு – தேவையான அளவு

தேங்காய் – 1

பச்சரிசியை அலசி காயவைத்து அரைத்துக் கொள்ளுங்கள். அல்லது 'புட்டுமாவு' என்றே கடைகளில் கிடைக்கிறது. அதையும் வாங்கி பயன்படுத்தலாம். மாவில் உப்பைப் போட்டு சிறிதளவு வெதுவெதுப்பான தண்ணீரை விட்டுப் பிசைந்து கொள்ளுங்கள். அள்ளிப்பிடித்தால் பிடித்தபடியும், கீழே போட்டால் உதிரும்படியுமான

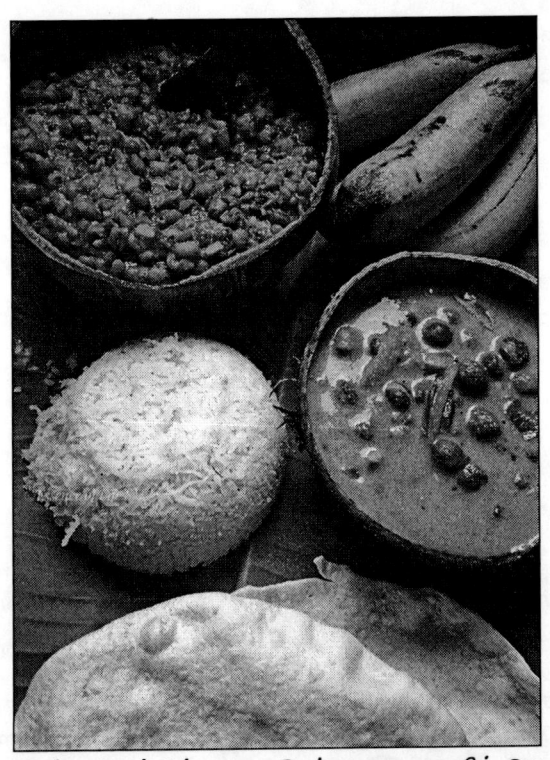

பதத்தில் இருக்க வேண்டும் மாவு. தேங்காயை துருவிக் கொள்ளுங்கள். பின் புட்டுக்குழலில் புட்டு அவிப்பதற்கென்றே பிரத்யேகமாக பாத்திரக் கடைகளில் கிடைக்கும்) தேங்காய் கொஞ்சம் மாவு கொஞ்சமாக மாற்றி மாற்றி நிரப்பி வேகவையுங்கள். 10 நிமிடத்தில் புட்டு தயார். புட்டுக்குழல் இல்லாத பட்சத்தில் மாவையும், தேங்காயையும் கலந்து இட்லித் தட்டில் பரப்பி வேக வைக்கலாம்.

பயறு

பச்சைப்பயிறு – 1 கப்
உப்பு   – தேவையான அளவு

பயிறை முதல்நாளே ஊறப்போட்டு மறுநாள் காலையில், ஊறிய பயிரில் உப்பு சேர்த்து குழைய வேகவைத்தால் பயிறு ரெடி.

68
ராமசேரி இட்லி

பாலக்காடு மாவட்டத்தில் கஞ்சிக்கோடு பகுதியை ஒட்டியுள்ள ஒரு குட்டியூண்டு கிராமம் ராமசேரி. இந்தியாவில் எத்தனை பேருக்குத் தெரியுமோ..? ஆனால் ஐரோப்பாவில் வசிக்கும் பலருக்குத் தெரியும். கேரள - தமிழக எல்லைச் சாலையில் ஒரு இடுக்கில் இருக்கிற ராமசேரியின் பெயரை ஐரோப்பா வரைக்கும் பரவச் செய்திருக்கிறது இட்லி. 'ராமசேரி இட்லி' என்றால் பசியாத வயிறும் பசிக்கும். ருசியாத நாக்கும் ருசிக்கும். நாற்பது, ஐம்பது கிலோ மீட்டர் கடந்தெல்லாம் ராமசேரி வந்து இட்லி சாப்பிட்டுச் செல்லும் ஆட்கள் இருக்கிறார்கள். அந்த அளவுக்கு அடிமையாக்கி வைத்திருக்கிறது ராமசேரி இட்லி. கேரளாவுக்கு வரும் வெளிநாட்டுப் பயணிகளை மெனக்கெட்டு ராமசேரி அழைத்து வந்து இட்லியை ருசிக்க வைத்து இன்பத்தில் ஆழ்த்துகிறார்கள் டூரிஸ்ட் கைடுகள்.

அப்படியென்ன இருக்கிறது ராமசேரி இட்லியில்..?

குட்டி ஊத்தப்பம் மாதிரியான வடிவம். கை வைத்தால் பூ மாதிரி இளகுகிறது. நாக்கில் பட்டவுடன் மாவாகி கரைகிறது. மணக்க, மணக்க வாழையிலையில் வைத்துத் தருகிறார்கள். தேங்காய் சட்னி, மிளகாய் சட்னி, உருளைக்கிழங்கு சாம்பார் என சிலப்பல சைடிஷ்கள் தருகிறார்கள். ஆனால், தேங்காய் எண்ணெய் மூழ்கியிருக்கும் பருப்புப்பொடியைத் தொட்டுக்

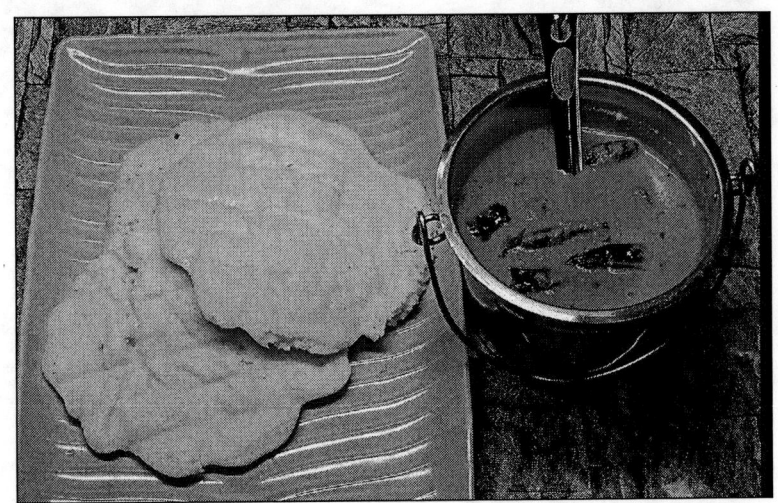

கொண்டு சாப்பிடுவது உயிருள்ளவரைக்கும் மறக்கமுடியாத உன்னதமான அனுபவம். வறுத்த அரிசி, மிளகு, கருப்புளுந்து, காய்ந்த மிளகாய் சேர்த்து அரைக்கிறார்களாம். வாசனையே அசத்துகிறது.

ஒரு காலத்தில் பாரம்பரியமான ஓரிரு குடும்பங்கள் மட்டும் தான் இட்லி வியாபாரம் செய்தன. இன்று குடிசைத்தொழில் போல ஆகிவிட்டது. ராமசேரி மட்டுமின்றி அதைச்சுற்றியுள்ள பல கிராமங்களில் ராமசேரி இட்லி தயாரித்து மொத்த வியாபாரம் செய்கிறார்கள். திருமணம் போன்ற விஷேசங்களுக்கு ஆர்டர் கொடுத்து ஆயிரம், இரண்டாயிரம் என்று வாங்கிச் செல்கிறார்கள். பேக் செய்து வெளிநாடுகளுக்கெல்லாம் வேறு அனுப்புகிறார்களாம். கேரளாவில் உள்ள பல பிரதான உணவகங்களும் இங்கே வாங்கி விற்கிறார்கள்.

ராமசேரி இட்லியின் ஸ்பெஷலுக்கு பல காரணங்கள் உண்டு. சேர்க்கும் பொருட்கள் முதல் செய்யும் நுட்பம் வரை எல்லாவற்றிலும் வித்தியாசம். பாரம்பரியம் மாறாத செய்முறை. 4 பக்கா பொன்னி அரிசிக்கு 1 பக்கா தோள் எடுக்காத கருப்பு உளுந்தும், ஒரு கைபிடி வெந்தயமும் சேர்க்கிறார்கள். கிரைண்டர் பயன்படுத்துவதில்லை. ஆட்டுக்கல் தான். அரிசியை தனியாகவும், உளுந்து, வெந்தயத்தை தனியாகவும் அரைத்து இரண்டையும் ஒன்றாக்கி உப்பிட்டு ஒரு இரவு புளிக்க வைக்கிறார்கள்.

வெ. நீலகண்டன்

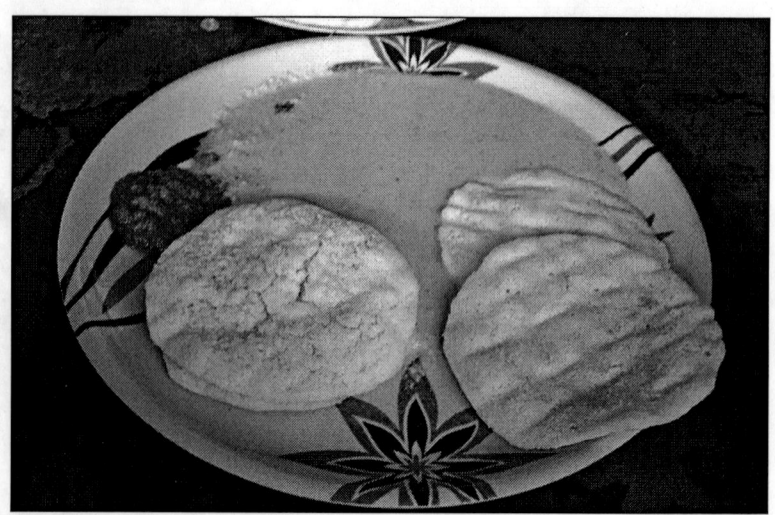

விறகு அடுப்பு தான். அதுவும் புளிய விறகு மட்டும் தான் பயன்படுத்துகிறார்கள். அதுதான் நின்று எரியுமாம். இட்லி பூவைப்போல மிருதுவாக இருப்பதற்கான சூத்திரம் இதுதான். அதிகமும் இல்லாமல், குறைவாகவும் இல்லாமல் மிதமான தீயில் வேகிறது இட்லி. குக்கர், இட்லிப்பானை பயன்படுத்துவதில்லை. அந்தக்காலத்தில் மண் பாத்திரம். இப்போது வெங்கலப் பானைக்கு மாறியிருக்கிறார்கள். கீழே ஒரு வெண்கலப்பானை. அதற்கு மேல் ஒரு அகன்ற தட்டை வைக்கிறார்கள். அந்த தட்டில் மாவை ஊற்றி தோசை வார்ப்பது போல லேசாக விரவுகிறார்கள். ஒரு ஈடில் நான்கு இட்லி அவிக்கலாம். வெந்ததும் பஞ்சுமொதி மாதிரி முகிழ்ந்து நிற்கிறது இட்லி.

ஒரு இட்லி 4 ரூபாய். அதிகப்பட்சம் 4 இட்லி சாப்பிட்டால் வயிறு மட்டுமின்றி மனசும் நிறைந்து விடுகிறது. கேட்க, கேட்க பருப்புப்பொடி வைத்து எண்ணெய் வார்த்து வயிற்றில் பாலை வார்க்கிறார்கள்.

வழக்கமாக காலையில் அவிக்கும் இட்லி, மாலையில் காய்ந்துவிடும். பிய்த்துப்போட்டு உப்புமா தான் செய்யமுடியும். ஆனால் ராமசேரி இட்லியின் மென்மை ஐந்து நாட்கள் வரை மாறாது என்கிறார்கள்.

ராமசேரி இட்லியின் தாத்தா நம் காஞ்சிபுரம் கோவில் இட்லி தான். காஞ்சிபுரத்தில் இருந்து ராமசேரிக்கு இடம் பெயர்ந்த குடும்பங்கள் தான் ராமசேரி இட்லியின் கர்த்தாக்கள். இட்லியை

அவித்தெடுத்து ஒரு கொட்டானில் வைத்துக்கொண்டு ஊர், ஊராகப் போய் விற்பார்களாம். மெல்ல, மெல்ல ராமசேரி இட்லியின் பெருமை பரவ, உள்ளூர் ஆட்களும் நுட்பத்தைக் கற்றுக்கொண்டு இட்லி வியாபாரத்தில் இறங்கிவிட்டார்கள். இதன் புகழை கேரள சட்டமன்றத்தில் எல்லாம் பேசியிருக்கிறார்களாம். அமைச்சர்கள் நேரடியாக ராமசேரிக்கு வந்து இட்லியை ருசித்து விட்டு பெரிய அளவில் ஏற்றுமதி செய்வது பற்றி பரிசீலிப்பதாக சொல்லிச் சென்றிருக்கிறார்.

நெல்லையில் எப்படி அல்வாக்கடைகளோ, அதைப்போல ராமசேரியில் ஏகப்பட்ட இட்லிக்கடைகள் முளைத்திருக்கின்றன. பாரம்பரியமான உணவகங்களில் சாப்பிடுவதே சிறந்த அனுபவம். சரஸ்வதி டீஸ்டால் பாக்கியலெட்சுமி, சங்கர் விலாஸ் ஜீவானந்தம் ஆகிய காஞ்சிபுர வாரிசுகளின் உணவகங்கள் பெஸ்ட்.

பாக்ஸ்

ராமசேரி இட்லியை ராமசேரியில் மட்டும் தான் ருசிக்க முடியும். அதனால் நோ ரெசிபி. கோவைக்கோ, கேரளாவுக்கோ செல்பவர்கள் ஒரு எட்டு ராமசேரிக்கு சென்று வாருங்கள். பாலக்காடு - கோவை சாலையில் 8வது கிலோ மீட்டரில் இருக்கிறது ராமசேரி.

எமது வெளியீட்டில்
வெ.நீலகண்டன் நூல்கள்

1. ஊர்கதைகள்
2. உறங்கா நகரம்
3. தமிழர் வாழ்வு
4. அந்தர மனிதர்கள்
5. தென்னிந்திய வட்டார உணவுகள் முதல் பாகம் தமிழகம் - ஆந்திரா
6. முதல் முகவரி
7. கிராமிய இசைக்கருவிகள் - ஒரு பண்பாட்டு வரலாறு